우리 어르신들은 한국의 어려운 역사의 과정을 겪어 오셨습니다.
오늘날 대한민국의 기적을 만드셨습니다.
그러나 세월 앞에는 장사가 없습니다.
자식을 위한 희생, 정작 자신을 위한 인생을 준비하지 못하고
가정과 사회로부터의 소외로 인한 고독,
그리고 아픔과 질병만 남았습니다.

그분들을 섬기고 인간으로서의 존엄성을 지켜
마지막 남은 삶을 아름답게 하고,
가정으로 복귀하여 아름다운 노년을 만들기 위해
존엄케어와 함께 4무 2탈 운동이 시작되었습니다.
지금까지 존엄케어를 위해 노력해주신 많은 분들과 함께
저 또한 이 길을 걸어가고자 합니다.
그리고 혼자서는 결코 할 수 없는 일입니다.

부족하지만 여러분들과 이 책을 함께 나누어,
존엄케어를 함께 할 수 있다는 희망의 출발점이 되었으면 합니다.

대한요양병원협회 회장 손 덕 현

노인에게도 내일이 있다 존엄케어, 4무2탈

노인에게도 **내일**이 있다

존엄케어, 4무2탈

의학박사 **손덕현** 지음

메디마크

추천사

존엄케어는 요양병원의 큰 흐름이다

대한노인요양병원협회 회장 **박용우**

2년 전 출판했던 『노년의 아름다운 꿈 이손으로 지키다』는 책자의 4장에서 '존엄성이 지켜질 때 노인의료가 완성 된다'는 부제를 달고 마지막 장을 끝냈다. 아주 인상적이면서도 공감하는 내용이라서 기억하고 있었는데, 이번에는 한 걸음 더 나아가 존엄케어를 메인타이틀로 책을 출판한다니 반갑기 그지없다.

손덕현 원장은 수년 동안 협회의 여러 가지 회무로 같이 활동을 했는데 이름 그대로 현명하면서도 두루 덕을 갖춘 사람이며, 모든 일에 진정성을 가지고 최선을 다하는 사람이다. 아마도 그런 진정성이 이 책의 씨줄과 날줄이 되지 않았을까 생각한다.

그동안 본인 병원에서 꾸준히 실천해온 4무(냄새발생 무, 욕창발생 무, 낙상발생 무, 신체구속 무) 2탈(탈 기저귀, 탈 침대) 운동을 바탕으로, 환자들을 단순히 돌봄의 대상으로 생각하지 않고, 한 사람의 인격으로 존중하고, 잃어버린 신체 기능을 되찾도록 돕는 존엄케어를 해야 한다고 주장하고 있다.

  손 원장은 그동안 직원들과 함께 유럽, 일본 등 여러 선진국의 노인의료 시설과 시스템을 둘러보고 좋은 점을 벤치마킹해서 본인의 병원에 접목해 왔다.

  직원들에게는 다양한 교육의 기회를 제공하고 좋은 환경에서 일할 수 있도록 배려함으로써, 직원들이 자기가 하는 일에 자부심을 느낄 수 있도록 했다.

  이러한 일련의 과정은, 자연스럽게 환자에게 한 단계 높은 의료 서비스를 제공하는 결과를 가져왔을 것이다.

  또한 미래의 노인 의료와 요양 제도는 호주의 '저부담 중복지'의 형태를 모델로 해서 지역포괄 케어시스템으로 가야 한다고 주장하고 있다.

  일본에서는 1998년에 환자의 강제 결박을 금지하는 내용의 '후쿠오카 선언'이 있은 후, 일본 노인 의료와 요양의 대전환이 이루어졌다. 우리도 지금이 그러한 시기라고 생각한다. 1년 전 화재사건으로 실추된 노인요양병원의 이미지를 회복하기 위해서는, 대부분 잘하고 있는 병원들도 손 원장이 실천하고 있는 존엄케어를 시작해서 우리 국민의 눈높이에 맞는 의료 서비스가 이루어지기를 바란다.

추천사

국민으로부터 신뢰와 사랑을 받는 병원

대한병원협회 회장 **박상근**

손덕현 원장님의 책 발간을 진심으로 축하드립니다.

어려운 병원경영 여건 속에서도 그간의 경험과 지식을 담은 책을 통해 우리나라 노인의료 발전에 힘쓰고 계시는 손덕현 원장님의 노고에 깊은 감사를 드립니다.

책의 저자인 손덕현 원장님은 지난 2005년에 병원을 개원한 이후, 지금까지 '존엄케어'를 실천하며 우리나라 노인의료의 새로운 모델을 제시하는 등 참 실천요양병원의 귀감을 보여주신 분입니다.

환자를 치료하는 의사이자 병원의 경영자로 지난 10년간 손 원장님이 직접 느끼고 경험한 내용을 담은 이 책은 노인요양병원에 대한 잘못된 편견을 바로잡고 국민의 신뢰를 높이는 데 큰 도움이 될 것입니다.

'경험은 지식의 어머니이다'라는 말처럼 직접 운영하고 있는 이손노인요양병원의 경험을 토대로 한 지식을 이 책은 담고 있습니다.

특히 이손요양병원에서의 '존엄케어' 실천을 위한 다양한 노력들과 '환자중심'의 병원을 만들어 가는 과정들을 재미있고 흥미진진한 일화로 설명하여, 더 쉽고 마음속에 와 닿는 것 같습니다. 또한, '역지사지(易地思之)'의 관점에서 환자를 이해하려는 손 원장님의 철학이 담겨있어 병원인이라면 한번은 꼭 읽어야 할 지침서라고 생각합니다.

아울러 우리나라 노인의료가 나아가야 할 방향과 의료와 복지를 어떻게 연결시켜야 할지에 대한 진지한 고민이 담겨 있어 앞으로 우리나라 노인의료 정책방향을 세우는 데도 큰 도움이 될 것입니다.

이 책은 모든 노인요양병원뿐만 아니라 개원을 준비 중인 의료인들에게도 소중한 참고가 되고, 국민으로부터 신뢰와 사랑을 받는 병원을 만드는 데 크게 기여할 것입니다.

추천사

존엄을 가지는 의료 · 간호 · 간병을 향하여

医療法人笠松会 有吉病院 病院長
有吉通泰(아리요시 미치야스)

이손요양병원의 창립 10주년을 진심으로 축하드립니다.

아리요시병원은 이손요양병원과 5년 전부터 자매병원 관계를 맺어 정기적인 교류를 지속해오고 있습니다. 아리요시병원은 후쿠오카현 미야와카 시(후쿠오카와 키타큐슈의 중간에 위치함)에 있으며, 병원을 설립한 지 35년이 지나고 있어 일본의 노인의료의 역사와 거의 동일합니다.

설립 당시의 일본의 노인의료에 대한 상황을 살펴보면, 입원 환자에게 많은 주사를 주거나, 검사를 하거나, 투약을 하는 편이 더 많은 이익이 남아 오로지 이익을 목적으로 하는 무의미한 의료가 횡행하였습니다.

입원 환자를 와상 상태로 두어 엉덩이뼈 부분이나 발뒤꿈치 부분에 욕창이 발생하거나, 병상에서 내려가려고 할 경우 손발을 묶거나, 기저귀를 벗을 수 없도록 하는 옷을 입히기도 하였습니다. 이 모든 행위는 병원 직원들의 편의를 위한 일이었습니다.

이와 같은 일본의 노인의료의 상황을 크게 바꾼 것은 25년 전에 시행되었던 '입원의료관리비제도'입니다. 아무리 많은 주사를 주고, 검사를 하고, 투약해서 청구한들 일정한 금액 외에는 지급하지 않는 제도입니다.

입원 환자를 위해 팀 체제로 진료하면서 간호·간병의 질적 수준이 올라가게 되어, 아리요시병원에서도 팀제 시행 후 2년 만에 욕창 환자를 거의 찾아볼 수 없게 되었습니다. 더 나은 의료의 질적 향상을 목표로 30년 훨씬 이전부터 입원 환자를 묶어서는 안 된다고 주장하는 동경 하찌오우지 시에 있는 카미카와병원의 원장님과 간호부장을 후쿠오카로 초청하였습니다.

그분들이 묶지 않는 간호·간병은 그 자체가 목적이 아니라 의료의 질적 향상을 위한 수단이라는 가르침을 주어, 이러한 가르침을 바탕으로 간호·간병의 현장에서 조금만 궁리하는 것으로도 환자를 묶는 행위가 불과 3개월 만에 85% 이상 개선되었습니다.

와상 상태로 두지 않고 병상에서 일으켜 세우는 것, 입으로 섭취할 수 있도록 궁리하는 것, 기저귀를 차지 않고 배설하도록 가르치는 것, 몸을 청결하게 하는 것, 자신에게 맞는 하루 일과를 지낼 수 있도록 하는 것 등 다섯 가지의 기본적 케어에 대한 보다 나은 의료의 질적 향상을 위해 노력하고 있습니다.

17년 전에 일본의 노인병원 전국대회가 후쿠오카 시에서 개최되었을 때 억제폐지 '후쿠오카 선언'을 하였습니다. 16년 전에는 후생성령으로 개호보험적용시설에서는 목숨과 관련하여 긴급한 것, 일시적일 것, 다른 대체 수단이 없을 것 등의 3가지 조건을 충족시키지 못하면 원칙적으로 묶을 수 없도록 하였습니다.

만일 위반할 경우에는 시설 인가를 취소하는 처분도 가능한 엄격한 내용의 후생성령입니다. 후생성의 뒷받침도 있어서 지금은 병상을 이용해서 기저귀를 벗겨낼 수 없도록 묶는다든지, 신체활동을 구속하는 옷을 입힌다든지, 링거를 맞을 경우 손을 묶는다든지 하는 등의 행위는 거의 찾아볼 수 없게 되었습니다. 다만, 휠체어에 부착하는 T자 모양의 띠나 침대의 사각 울타리 등은 종종 볼 수 있습니다.

당연한 일입니다만, 본인이 하고 싶지 않은 것은 상대방도 하고 싶지 않다고 생각해야 합니다. 아리요시병원은 본인이나 가족이 입원하고 싶은 병원이라고 생각하고 있습니다.

손 원장님이 말씀하시는 4무2탈은 정말로 공통의 목표입니다. 짧은 기간 동안에 엄청난 변혁을 이루어내신 손 원장님에 대해 진심으로 존경하는 마음입니다.

    성실하고 인간미가 넘치는 인품을 가지신 손 원장님과 함께 앞으로도 협력하면서 한일 양국의 노인의료의 향상을 위해 노력하고 싶다고 생각하고 있습니다.

    이손요양병원이 앞으로 더욱더 큰 발전을 이루기를 기원합니다.

추천사

노인의료를 위한 열정과 향상심에 박수를 보냅니다

富家病院 理事長
富家隆樹(후케 다카키)

『노인에게도 내일이 있다 존엄케어, 4무2탈』는 본인의 부모를 모시고 싶고, 본인도 입원하고 싶은 생각이 드는 병원을 위해 오랫동안 심혈을 쏟아온 이손요양병원의 노인의료 지침서이다.

일본에서는 베이비붐 세대가 후기고령자가 되는 2025년 문제가 거론되고 있으며, 이러한 문제를 극복하기 위해 지역포괄 케어시스템의 구축이 시급한 상황이다. 그리고 한국의 경우 일본을 바싹 따라잡을 기세로 급속하게 고령화가 진행되는 사회가 될 것으로 예상하고 있다.

그러한 상황에서, 『노인에게도 내일이 있다 존엄케어, 4무2탈』은 노인의 존엄 확보에 전념하고 있는 이손요양병원의 실천을 기록한 고령자 의료·간병에 있어서 최고의 존엄을 유지하는 책이라고 하겠다.

손 원장님께서 지난 번에 우리 병원을 견학하기 위해서 방문하였을 당시 향후 한국의 노인의료에 대해서 이야기를 나눈 적이 있었다. 노인의료에 대해서 열정적으로 말씀하셨던 손 원장님의 정열과 향상심에 그저 놀랍기만 하였다.

그때도, 손 원장님이 주창하던 '4무2탈'에 의거한 의료를 실천하고 있는 병원이었고, 고령자를 바라보는 시각에 대해 지지하고 싶은 점이 많았으며, 손 원장님이 향후 한국에서의 노인의료를 보다 높은 수준으로 끌어올릴 것이라는 느낌이 강하게 들었다.

그리고 무엇보다 손 원장님의 고령자에 대한 마음을 향유하며, 그러한 생각을 실천할 수 있는 환경에서 근무하는 모든 병원 직원과 환자 분들은 최고로 행복할 것이다.

손 원장님의 그러한 철학은 한국뿐만 아니라 아시아, 나아가 전 세계에도 통하며, 퍼져나갈 것이다.

추천사

따듯한 손길을 나누는 사람들의 이야기

한국환자단체연합회 대표 **안기종**

'요양병원' 하면 화재참사, 신체결박, 사무장 병원이 먼저 떠오른다. 환자 안전사고와 인권 침해의 사각지대, 환자 건강보다 이윤이 먼저인 돈벌이 병원이라는 인식이 요양병원에 대한 우리나라 국민의 일반적인 정서이다. 그래서 요양병원에 부모를 입원시키는 가족의 심정은 불효자요, 죄인이다.

고령화 사회에 살고 있는 우리도 언젠가는 인생의 마지막을 요양병원에서 보낼 것이다. 누구도 피할 수 없는 우리의 미래이지만 그 미래를 생각하면 우울할 수밖에 없다. 그러나 '요양병원'에 대해 새로운 기대를 갖게 하는 병원이 있다. 노인요양 및 재활치료에 '존엄케어' 슬로건을 내건 이손요양병원이다.

요양병원은 환자에게 인생의 마지막 정거장이 아니라 다시 이전의 삶으로 돌아갈 수 있는 준비를 하는 곳이어야 하고 이를 위해 '냄새발생 무, 욕창발생 무, 신체구속 무, 낙상발생 무, 탈 기저귀, 탈 침대'를 의미하는 '4무2탈'을 실천해야 한다는 이손요양병원의 주장은 신선함을 넘어 감동이다. 한여름 땡볕에 냉수를 마시는 것처럼 요양병원에 대한 그동안의 갈증을 말끔히 씻어주기에 충분하다.

저자인 손덕현 원장은 우리나라 노인요양 및 재활치료 현장의 고질적 병폐를 진단하는 것에서 그치지 않고 대안까지 제시하며 온 힘을 다해 실천하고 있다. 여기에 이러한 현상의 사회학적 의미를 환자의 입장에서 이해할 수 있도록 세심하게 배려하는 친절까지 베풀었다.

이 책의 가장 큰 매력은 말이 아니라 몸으로 실천하는 과정에서 묻어나오는 진정성이다. 그리고 누구보다도 따듯한 손길을 나누는 이손요양병원 사람들의 가슴 먹먹한 들꽃 같은 이야기이다. 일반인의 눈높이에서 이해하기 쉽게 썼고 현장의 풍부한 사례들이 많아 마음만 먹으면 하루만에도 다 읽을 수 있다. 한 권씩 구입해 책꽂이에 꽂아두고 읽을 것을 추천한다.

추천사

환자중심 경영을 실천하는 병원

전 대림대학교 총장 / 감사나눔신문 편집인 **제갈정웅**

손덕현 원장은 이미 2년 전에 『노년의 아름다운 꿈 이손으로 지키다』를 출간하여 존엄케어를 통하여 많은 사람들에게 감동을 선물한 바 있습니다. 이제 두 번째의 저서 『노인에게도 내일이 있다, 존엄케어 4무2탈』을 또 출간하게 되었습니다. 그동안 병원을 두 번 방문할 기회가 있었고, 그의 저서 두 권을 읽을 수 있는 행운을 갖게 되었습니다.

두 권의 저서를 읽고, 두 번의 병원 방문을 통하여 손 원장과 이정화 행정원장과의 만남을 가졌고, 비전을 실현해 가는 대단한 부부라는 생각을 하게 되었습니다. 이 세상의 모든 현상은 생각에서 출발한다는 것이 양자물리학의 결론입니다. 손 원장은 비전을 실현하기 위하여 병원의 주요 수입원이 되고 있는 장례식장을 없앴습니다. '이손의 목표는 환자의 가정복귀이다'라고 하면서 장례식장이 있는 것은 목표와 맞지 않는다고 생각한 것입니다. 실행에 옮기기 어려운 것을 실행하고 그곳을 재활센터로 만들었습니다. 의사라기보다 철학이 있는 경영자입니다.

손 원장 부부의 그러한 생각은 그동안 이손의 식구들에게 전달이 되고 실천으로 이어져 이제 두 번째 책 속에 고스란히 담겨 있습니다. 내용은 크게 두 가지로 나누어져 있다고 생각합니다. 첫째는 존엄케어를 실현한 결과에 대한 자신감의 표현이고, 둘째는 한국 노인의료와 복지 전체를 내다보는 비전이라고 할 수 있습니다.

첫째는 '좋은 요양병원을 선택하는 가이드라인' 8가지에 잘 나타나 있습니다.

① 병원은 반드시 직접 가서 확인한다.
② 간병 인력을 확인한다.
③ 병원의 치료의사의 전문 과목을 확인한다.
④ 병원의 운영 주체가 의사인지 아닌지 확인한다.
⑤ 밤에 당직의사가 있는지 아니면 담당의사가 가까운 위치에 있어 즉각적인 대처가 가능한지 확인할 필요가 있다.
⑥ 영양관리 상태를 확인한다.
⑦ 다양한 프로그램의 운영 여부를 확인한다.
⑧ 환경과 시설을 확인한다.

이 8가지 가이드라인은 부모님을 요양병원에 모시려는 사람들에게 중요한 기준이 되리라는 생각이 듭니다. 이손을 방문해보면 자연채광과 간접 조명등으로 가정과 같은 따스함을 느낄 수 있었고, 로비와 카페 공간은 마치 호텔 느낌이 들 정도였습니다.

  이 책에서는 아직 다루지 않았지만 지난 5월부터 새로 도입하기 시작한 '감사나눔경영'은 앞으로 이손병원의 존엄케어를 한 차원 높은 수준으로 이끌 것입니다. 환자 중심의 경영을 지향하는 이손의 경우 환자를 병든 어르신이 아니라 존엄한 존재로 인식하고, 그 존엄한 존재들을 케어하는 의사, 간호사, 요양보호사, 치료사, 영양사, 사무직 직원들 모두가 존엄한 존재라는 것을 무의식까지 각인하는 것이 '감사나눔경영'이기 때문입니다.

  둘째 한국의 의료복지를 포괄하겠다는 비전입니다. 병원 경영에 바쁘지만 울산 KBS 라디오에 매주 출연하여 노인의 의료복지에 대한 의견을 제시하고, 또 일본의 아리요시병원 등 선진국의 요양병원을 여러 번 방문, 벤치마킹하며 얻은 것이 의료복지복합체, 한 걸음 더 나아가 그림으로까지 제시한 지역포괄 케어시스템입니다. 어르신들에 대한 생활, 복지, 의료 등을 한 곳에서 관리해주는 시스템을 갖추자는 큰 그림을 제시한 것입니다. 이미 이러한 그림에서 신관을 증축하여 자신의 비전을 실현해 가고 있습니다.

  일본의 아리요시병원의 미치야스 원장이 이야기한 대로 손 원장은 그 꿈을 실현시켜 우리나라 요양병원의 바람직한 모델을 만들 것이라고 생각합니다.

  그리고 부록으로 엮은 〈건강 100세를 위한 이손이 드리는 Tip〉은 이미 2011년에 OECD 국가의 평균 수명을 두 살이나 넘어선 우리나라의 모든 사람들이 읽으면 건강을 돌보는 데 도움이 되리라 생각합니다.

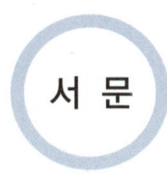

서 문

21세기의 병원이 나아가야 할 방향은 환자중심의 병원이다

    많은 병원들이 '환자중심의 병원'을 표방하고 있지만 진료, 행정 등 실제의 모든 업무나 케어는 병원 위주로 행해지고 있는 경우가 많다. 나 자신도 초기에는 환자중심으로 병원을 운영한다고 생각하였지만 실제적으로는 그렇지 못한 경우가 많았다.
    환자중심의 병원은 존엄케어가 이뤄지는 병원이다.
    일본은 우리보다 먼저 존엄케어를 시작하였다. 일본의 노인병원들을 여러 번 탐방하면서 노인의료에서 존엄케어란 무엇이며, 이것을 어떻게 현장에서 접목하는지를 보면서 우리의 현실을 진단하였고, 새로운 눈을 뜨게 되었다.
    그리고 우리 이손요양병원도 이러한 존엄케어를 해야겠다고 결심하고 실천하기 시작한 지 5년이 되었다. 하지만 그 과정에서 앞으로 우리가 가야 할 길이 너무나 멀고 어렵다는 것을 절감할 수밖에 없었고, 지금도 마찬가지 심정이다.
    이 일은 나 혼자의 노력만으로 결코 할 수 없는 것이며, 전 직원이 이에 대해 동참해야 가능하기에 많은 시행착오를 겪을 수밖에 없었다. 여전히 아직도 많이 부족하며, 따라서 우리의 노력은 진행형이다.

　존엄케어를 실천하기 위해 수많은 교육을 통해 철학을 공유하고자 우리 모두 함께 노력해오고 있다. 하지만 그것은 하루아침에 이루어지는 것이 아니다. 거기에다 존엄케어 실천에 힘을 보태줄 수가적인 보상 등 제도적인 뒷받침이 없기 때문에 지속적인 실천은 정말 어려운 일이다.

　결국 그 과정에서 많은 직원들이 이직을 하였다. 더구나 요양병원이 많이 생기면서 간호 인력들이 힘 안 들고 쉽게 일할 수 있으며 야간근무가 없는 편한 조건의 병원을 찾아 많이 빠져나갔다.

　그러나 존엄케어는 누군가는 반드시 해나가야 할 일이기에 많은 어려움 속에서도 지속적인 교육과 철학 공유를 바탕으로 하는 노력을 멈추지 않았다. 그리고 이제 그러한 결과로 존엄케어를 실천하는 환자중심의 병원으로 점점 면모를 갖추어가고 있다. 특히 존엄케어 철학에 동참하는 직원들이 하나 둘 늘어나며 이직률도 줄어들고 있어 새로운 희망으로 더욱 힘차게 도전하고 있다.

　이 책에는 지금까지 싸워왔던, 아직은 미완성이지만 존엄케어를 위해 어려움을 극복해가는 이손병원의 치열한 몸부림이 담겨 있다.

이를 통해 한국의 요양병원도 존엄케어를 함께 할 수 있다는 희망의 출발점이 마련되었으면 한다.

급속한 요양병원의 증가로 인한 여러 가지 문제점 때문에 현재 한국의 요양병원은 국민들의 불신을 받고 있는 것이 현실이다. 요양병원의 긍정적인 역할이 많음에도 불구하고 이보다는 부정적인 면들이 노출되고 강조되면서 외면당하고 있어 마음이 아프다.

그러나 우선해야 할 것은 내부적인 철저한 반성과 이를 통한 질적 개선이다. 고령사회를 눈앞에 두고 있는 우리의 현실로 볼 때 요양병원의 필요성과 중요성이 뚜렷함에도 불구하고 지금은 부정적인 시각이 강하지만, 그렇기 때문에 존엄케어가 절실한 시점이라고 생각한다.

존엄케어가 전국으로 확산되어 가기를 바라는 마음이 간절하다.

이손은 존엄케어를 하나의 운동으로 승화시키기 위해 '4무2탈 운동'이란 이름의 실천방법을 진행하고 있다. 4무2탈은 냄새발생 무, 욕창발생 무, 낙상발생 무, 신체구속 무, 탈 기저귀, 탈 침대를 말한다. 이 운동은 어르신의 삶을 존중하고, 남아있는 삶을 아름답게 만들며, 잔존능력을 보존하고 향상시켜 마지막까지 스스로 활동하고 움직일 수 있게 하는 것이다. 즉 남의 손을 빌리지 않고 스스로 하고 싶은 일을 할 수 있게 만드는 것이다.

　이 운동은 존엄케어의 아주 작은 부분이고 일부이다. 그러나 이것부터 우리가 실천한다면 더욱더 깊은 영역까지 나아갈 수 있다고 확신한다.

　입원하고 있는 어르신들의 질병 치료뿐 아니라 남아있는 잔존능력을 유지하고 향상시켜 인간으로서의 존엄성을 지켜드리고 존중하는 것이 노인의료를 하는 우리의 철학이 되었으면 한다.

　'4무2탈 운동'은 병원에서 마지막 삶을 보내는 것이 아니라 자신이 거주하는 익숙한 환경에서 마지막을 보내는 'Aging in place'의 실현이라는 궁극적인 목표를 향해 나아가는 첫걸음이기 때문이다.

　책의 내용은 4장으로 구성되어 있다.

　1장은, 이손의 업으로 규정한 존엄케어에 대해 조명하고 그것을 실천하는 과정을 담았다. 지속적이고 수많은 교육을 통해 직원들이 공감할 수 있도록 노력하는 과정과 이를 받아들이고 함께 만들어가는 직원들의 변화하는 모습을 그리고 있다. '내가 환자라면, 내 가족이라면?'이라는 '역지사지(易地思之)'의 입장에서 우리 이손사람들이 '환자중심이 무엇인가'를 다시 한 번 새기면서 노력을 더해가는 내용이다.

2장은, 실천하기에 너무나 어려운 존엄케어를 지켜 나가면서 겪게 된 우리의 좌충우돌에 대한 이야기다. 특히 함께 만들어가는 간호와 간병 그리고 재활과 영양 등의 분야에서 아직은 부족하지만 수많은 시행착오를 통해 조금씩 전진하고 있는 모습을 담았다.

그리고 4무2탈을 시작하려는 병원과 시설에도 용기를 주고, 또한 그 길이 쉽게 이루어지지 않기에 절망하지 않았으면 하는 마음이다. 아직 우리도 많이 부족하기 때문에 함께 해나간다면 가능할 것이라는 소망도 함께 담았다.

3장은, '4무2탈 운동'을 통해 호전되고 회복한 생생한 사례를 기록했다. 좋아진 환자들을 통해 자신감을 갖게 되었음을 확인하고, 존엄케어 실천이 너무나 힘든 과정이지만 우리가 나아가야 할 방향이라는 것을 다시 한 번 깨우치기 위해서이다. 그동안의 우리의 과정이 결코 헛되지 않았음을 확인하면서 다시 재충전하자는 의미를 담고 있다.

4장은, 앞으로 노인의료가 나아가야 할 방향과 의료와 복지를 어떻게 연결할 것인지에 대해 부족하지만 경험을 통해 축적된 정책적인 방향에 대한 생각을 적었다.

부록으로는 울산 KBS 라디오 '위풍당당 실버시대'의 한 코너를 매주 맡으면서 지난 9개월간 방송했던 내용 중에서 몇 개를 골라 노인의 의료복지에 필요한 의학상식을 추가하였다.

성경에 '누구든지 이 소자 중 하나에게 냉수 한 그릇이라도 주는 자는 결단코 하늘의 상을 잃지 아니하리라'(마태복음 10:42)란 말이 있다.

한국 근대화의 어려운 시기를 살아온 우리의 어르신들, 남은 것은 질병과 고독밖에 없는 그분들을 우리가 따뜻하게 그리고 존경하는 마음으로 최선을 다해 섬기는 것은 냉수 한 그릇을 대접하는 것과 같다고 생각한다.

존엄케어를 실천하면서 가장 힘들고 어려운 직원은 간호부와 진료부, 요양보호사들이다. 24시간, 밤낮을 함께 지내면서 그분들의 어려운 부분을 함께 헤쳐 나가는 진정한 노인의료의 히든 챔피언들이다.

열악한 환경 속에서도 최선을 다하는 그분들께 존경과 감사를 함께 드린다.

"고맙습니다. 감사합니다. 그리고 사랑합니다."

2015년 6월

이손요양병원장 **손 덕 현**

추천사 4
서문 _ 21세기의 병원이 나아가야 할 방향은 20

1장 이손의 업(業), 존엄케어

- 01. 내가 늙었을 때 오고 싶은 병원   30
- 02. 수명 연장이 아니라 삶을 돌려드리는 케어   42
- 03. 일이 아니라 업이라는 태도   50
- 04. 환경과 안전은 존엄케어의 기본이다   61
- 05. 진심은 진심을 낳는다   72
- 06. 일하는 기쁨을 느끼고 꿈을 키워가는 곳   90
- 07. 이손의 마음은 교육에서 나온다   99

2장 존엄케어의 길, 4무2탈

- 01. 4무2탈은 존엄케어의 나침반이다   110
- 02. 기저귀는 버리고 침대는 멀리 – 탈 기저귀, 탈 침대   115
- 03. 향기롭게 쾌적하게, 자유롭고 안전하게
  – 냄새발생 무, 욕창발생 무, 신체구속 무, 낙상발생 무   128
- 04. 노인의료의 주역, 간호부의 눈물과 땀   143
- 05. 살아 있는 기쁨을 다시 느낄 수 있도록   154
- 06. 따로 또 같이 완성해가는 4무2탈   166

CONTENTS

3장 이손이 실천하고 있는 존엄케어

01. 님아, 우리 손잡고 함께 꽃구경 가오! **176**
02. 이 분이 정말 우리가 알던 그 환자 분이 맞아요? **186**
03. 긴 절망의 터널을 벗어나게 해준 이손, 고마워요! **196**
04. 웃어요, 찰칵! **202**
05. 우리는 요리사! **210**

4장 모두가 새로운 시각으로 함께할 때 진정한 노인의료는 이뤄진다

01. 노인의료는 개인의 문제가 아니다 **244**
02. 2015년 요양병원의 수가개정 방향을 보면서 **252**
03. 요양병원과 요양시설의 역할은 다르다 **259**
04. 요양병원이 완화의료의 대안이다 **265**
05. 노인의료복지의 모델, 의료복지복합체, 지역포괄 케어시스템 **270**

부록 _ 건강 100세를 위해 이손이 드리는 Tip **282**

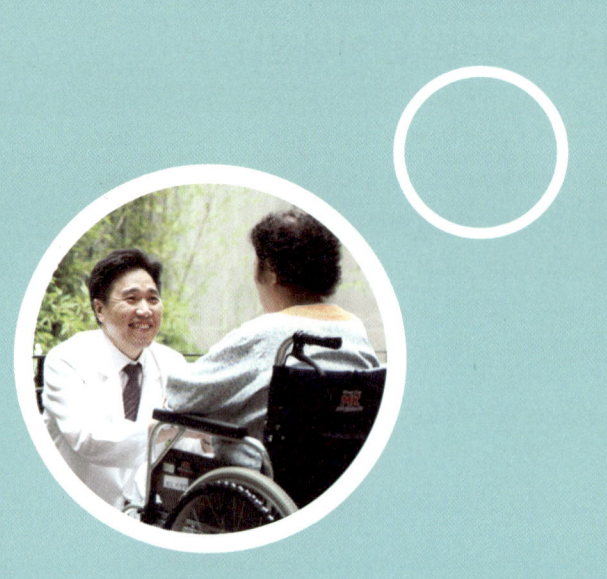

1장

이손의 업(業), 존엄케어

|01|

내가 늙었을 때
오고 싶은 병원

●●●● 2013년 9월 6일, 뜨거웠던 여름과 작별하고 청명하고 아름다운 가을의 시작을 알리듯 세상을 촉촉이 적시는 비가 내리던 날, 울산 울주군 삼남면에 있는 이손요양병원에는 오전 일찍부터 많은 사람들의 발길이 이어졌다. 이손요양병원의 증축 개원식을 축하해주기 위한 지역사회 각계각층의 인사 100여 명과 지역주민 600여 명의 발걸음이었다.

비가 오는 날임에도 불구하고 새로운 이손의료재단의 출발을 축하하며 응원해주기 위해 찾아온 사람들과 그들을 반갑게 맞으며 분주히 움직이는 이손사람들의 활기로 잔칫날의 분위기는 점점 무르익어 갔다.

어느새 신관 강당에 마련된 500여 개의 의자는 사람들로 가득 찼고, 손덕현 병원장의 기념사와 울주군 군수를 비롯한 지역 인사들의 축사로 본격적인 잔치가 시작되었다.

　병원에 들어서면서부터 깔끔한 인테리어에 적잖이 놀랐던 하객들은 이번에는 손덕현 병원장의 기념사를 통해 알게 된 이손병원의 철학과 8년이라는 시간 동안의 성과에 다시 한번 놀랐다. 그리고 슬라이드로 소개되는 신관의 이곳저곳을 보며 고개를 끄덕였고, 짧은 탄성을 지르기도 했다.

　"요양병원 아닌 거 같데이. 나도 더 늙으면 이런 병원에 보내도. 알았제."

　옆 좌석에서 들려오는 한 어르신의 이야기에 손덕현 병원장은 순간 가슴이 울컥했다. 감사한 마음과 아직은 부족하지만 가고자 하는 길을 제대로 가고 있다는 감회 때문이었다. 목소리의 주인공은 아들과 함께 참석한 지역 어르신이었다.

　고급스럽고 쾌적한 실버타운과 같은 느낌의 이손요양병원 신관을 보며 하객들이 놀라고 감탄하는 모습은 '요양병원'에 대한 사람들의 인식을 단적으로 보여주는 것이라 할 수 있다. 요양병원 하면 으레 칙칙하고 낙후된 모습을 떠올리기 쉬운데 이손요양병원의 신관은 그러한 선입견을 무너뜨릴 만큼 충분히 멋지고, 병원의 구석구석 어르신을 위한 세심한 배려가 숨어있었다.

　이손요양병원의 신관은 2005년 개원 이후, 이손사람들이 얼마나 열심히 달려왔나를 보여주는 증거이며, 이손이 가고자 하는 노인의료의 방향을 보여주는 청사진이다. 즉, 이손요양병원의 철학을 담은 공간이다.

부산에서 잘나가던 개인의원을 접고 손덕현 병원장이 연고지도 아닌 울산에 '소망병원'이란 이름의 요양병원을 개원했을 때, 대부분의 사람들은 미래에 대해 회의적이었다. 하지만 이러한 우려와는 달리 개원 1년 만에 건물을 증축하고, 그 다음해인 2007년에는 규모가 238병상이 될 만큼 이손요양병원은 눈부신 발전을 했다. 이런 결과는 손 원장을 비롯하여 밤낮을 마다하지 않고 함께 노력해온 이손사람들조차 믿기지 않을 정도였다.

그리고 요양병원을 운영한 지 8년 만인 2013년, 기존의 본관보다 더 쾌적하고 넓으며 치료 환경이 뛰어난 신관을 증축하면서 총 455병상 규모를 갖추게 되었다. 규모뿐만 아니라 내과, 가정의학과, 신경과, 일반외과, 재활의학과, 한방과, 치과, 비뇨기과, 피부과 등 노인의료의 통합적인 서비스를 제공할 수 있는 시스템을 갖추어 미래 노인요양병원의 모델을 제시하였다.

건축 구조 또한 다른 일반 병원이나 요양병원들에서는 쉽게 찾아볼 수 없는 특성을 갖추었다. 입원 대상자들이 주로 노인과 장기입원 환자들인 만큼 비록 병원이지만 가정처럼 따뜻함과 세심함이 건물 구석구석에 숨어 있고, 이런 이손요양병원을 보기 위해 전국의 요양병원과 일본의 노인병원에서도 탐방을 오고 있다.

이손요양병원의 놀라운 성장에는 분명한 이유가 있다. 그 이유는 우리나라 노인병원이 가야 할 방향에서 찾을 수 있으며, 이손요양병원의 성장이 이를 증명하고 있다.

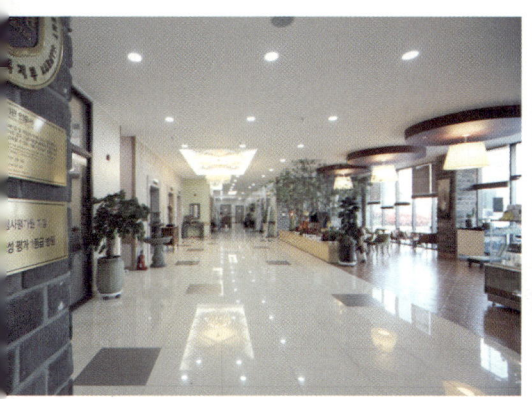
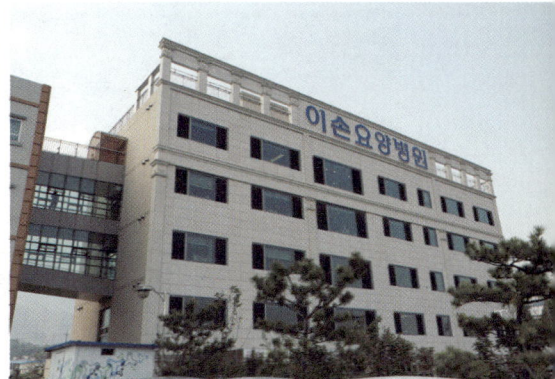

　이손요양병원 신관의 특징은 외관에서부터 드러난다. 이제까지 우리가 접해온 요양병원들은 노인 환자들이 자식들과 괴리됨으로써 느끼는 소외감과 돌발적인 사고를 우려하여 병원 구조를 다소 폐쇄적으로 지어 분위기가 칙칙한 곳이 많았다.

　하지만 이손요양병원은 이러한 고정관념을 벗어나 병동이 시작되는 1층부터 4층까지의 휴게 공간을 모두 통유리로 만들어 탁 트인 전망과 함께 어르신들이 햇볕을 마음껏 쬘 수 있도록 배려하였다. 그뿐만 아니라 병실 창문도 전부 통유리로 넓게 만들어 주위의 멋진 풍광과 함께 삶의 아름다운 모습을 조금이라도 더 보여주고자 노력하였다.

　또한 로비와 카페테리아, 통합사무실과 외래진료실 등이 자리한 로비 층만이 아니라 모든 층과 병실의 내부는 자연채광으로 안정감을 주면서, 환한 느낌의 인테리어로 고급스러움과 세련미가 느껴진다. 앞에서

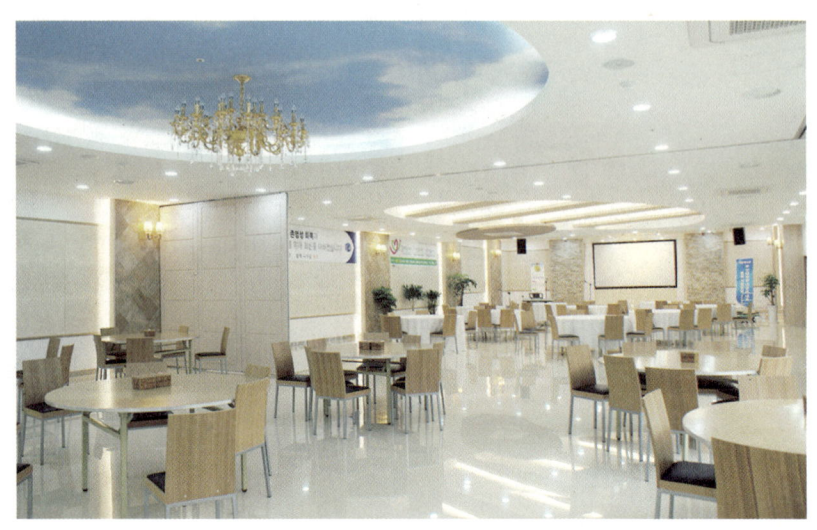

언급했듯이 일반적으로 요양병원이라 하면 떠오르는 이미지와는 사뭇 다르다. 특히 그린, 분홍, 아이보리, 보라 등의 다양한 파스텔색의 병실은 일반 병원에서도 찾아볼 수 없는 모습이다. 이손은 이처럼 각 병동마다 각기 다른 색깔로 변화를 줌으로써 환자들의 무료한 생활에 생동감과 화사함을 전해주려고 노력하였다.

 이손요양병원을 찾은 사람들은 병원이 노인요양병원 같지 않고 멋진 호텔 같은 느낌이라고 말한다. 손 원장은 요양병원을 운영하면서 느끼고 추구하고 싶었던 부분을 실현할 수 있는 한국적 노인요양병원의 모델을 만들고 싶다는 소망으로 오랜 기간 일본과 호주 등의 선진 노인병원들을 방문하고 연구하였다. 그 과정에서 단순히 흉내 내는 것에 그치지 않고 한국적인 문화를 잘 접목시켜 내용은 물론이고 시설까지도 그의 노인의료 철학을 담고자 하는 마음으로 신관을 구상하고 또 구상하였다.

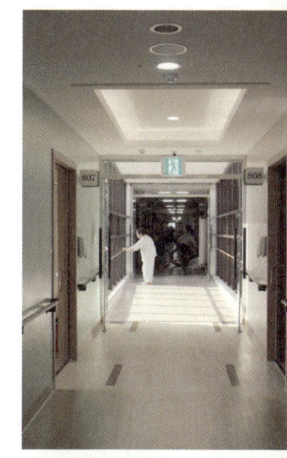

그래서 이손의 신관은 시작부터 환자에 초점을 맞춰 설계하였으며, 생활하기에 불편함 없는 병실과 환경이 되도록 아주 사소한 부분까지 꼼꼼하게 챙겼다. 무엇보다 어르신들이 생활하는 공간인 병동과 병실에 대해 신경을 많이 썼다. 사생활 보호를 위한 2, 4인실을 기본 병실로 구성하였으며, 병실에 전실을 만들어 생활공간과 수납장을 따로 구분하여 집과 같은 분위기를 만들었다. 침대는 모두 자동 전동침대를 설치하여 요양보호사의 도움 없이 어르신 스스로 몸을 움직일 수 있도록 하였고, 배변활동에 도움을 주

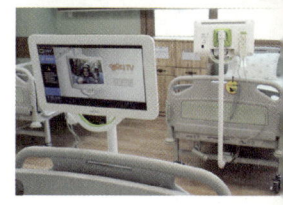

는 비데를 전 병실에 설치하였다. 또한 복도나 병실의 조명은 눈부심을 방지하기 위해 간접 조명을 설치하였으며, 불을 밝혔을 때 환자들 특히 노인환자들이 편안함을 느낄 수 있는 밝기로 조절하는 등 세심하게 배려하였다.

이와 함께 전 침대에 스마트TV를 설치하여 침대에서 텔레비전 시청을 통해 교육과 다양한 문화행사를 공유할 수 있도록 하였다. 각 층마다 이야기꽃을 피우며 프로그램도 진행할 수 있는 커뮤니티 홀을 만들고, 대규모 문화 활동을 경험할 수 있는 강당, 그리고 환우들이 야외활동과 보행을 할 수 있게 만든 산책로, 보고만 있어도 시원함이 느껴지

는 분수대 등등 건강한 몸과 마음을 위한 이런 시설들은 이손요양병원의 자랑이다.

또한 요양병원의 핵심은 질병치료와 재활치료이지만, 어르신들이 집과 같은 분위기에서 가정의 따뜻함을 느낄 수 있어야 한다는 생각으로 3대가 함께 어우릴 수 있는 로비와 카페 등의 공간도 만들었다.

이러한 특징들은 바로 이손요양병원이 추구하는 노인병원의 철학이자 손 원장의 신념인 존엄케어를 실천하는 대표적인 상징이며, 시설이라 할 수 있다.

이손요양병원의 목표는 환자의 가정 복귀이다

환자들의 정서와 생활을 위한 배려만이 이손요양병원의 차별화는 아니다. 이손요양병원의 대표적인 장점이자 차별화는 바로 재활치료센터에 있다. 재활전문의 3명, 재활치료사 70여 명이 환자의 재활을 위해 땀 흘리고 있는 450평 규모의 재활센터는, 단순히 규모만이 아니라 시설과 전문성에서 대학병원에 결코 뒤지지 않는다. 이손요양병원을 재활전문병원으로 자타가 공인하는 이유이다.

손 원장이 재활센터에 특히 투자를 아끼지 않은 까닭은, 그가 생각하는 노인요양병원은 삶의 마지막 시간을 보내는 곳이 아니라 이전의 삶으로 최대한 돌아갈 수 있게 최선을 다해 돕는 곳이기 때문이다.

"신관을 다르게 표현하면 재활전문병동이라 할 수 있습니다. 어르신에게 재활이란 정말 중요합니다. 대개 나이가 들면 질환이나 고령으로 인해 신체기능이 떨어지고 결국 남의 도움을 받게 됩니다. 그런 분들이 재활을 통해 삶의 활기를 되찾고 남의 도움 없이 스스로 움직이며 생활하게 하는 것, 즉 잔존능력을 회복하고 유지 및 향상시켜 남은 삶의 질을 높이도록 돕는 것이 노인병원의 가장 중요한 역할이라고 생각합니다. 그래서 자립과 가정 복귀를 돕는 시설과 시스템을 갖춘 재활센터를 만들고자 했습니다. 신관 지하에 450평 규모의 재활전문치료센터를 만들고 1:1 치료를 통해 가정 복귀를 준비할 수 있도록 시설을 확충하였습니다. 아마 재활치료센터가 저희만큼 넓고 시설이 좋은 곳은 흔하지 않을 것입니다."

이손요양병원이 요양병원으로서는 처음으로 진료과로 개설한 치과 또한 중요한 차별화이다. 이름뿐인 치과가 아니라 디지털 파노라마 촬영기, 컴퓨터단층촬영(CT) 장치 등 고가의 장비를 갖추고 있으며, 인근에서 외래환자들도 찾고 있는 실정이다. 하지만 개원한 지 1년이 지나도록 치과는 적자였다. 이러한 경제적 손실을 예상하지 못한 바가 아니었음에도 치과에 과감하게 투자한 이유는 역시 이손요양병원의 노인의료 철학에서 찾을 수 있다. 건강한 치아를 유지하고 잘 먹어야 이손요양병원이 지향하는 존엄케어의 가능성도 높아지기 때문이다.

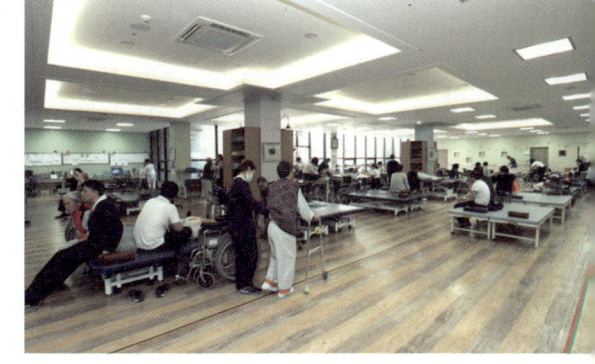

450평 규모의 재활치료센터

또한 현대화된 의료시설과 각 진료과의 협진으로 통합치료가 가능하게 된 팀 어프로치 시스템, 그리고 일본의 아리요시병원, 후케병원과 협약을 체결하고, 교류를 통해 선진의료를 도입한 점도 이손요양병원의 자랑거리다. 뿐만 아니라 지역민들의 건강을 위해 외래진료 및 일반검진과 5대 암 검진을 운영하고 있어 지역주민들의 건강 지킴이로서의 역할도 담당하고 있다.

이처럼 이손요양병원은 한국의 대표 요양병원으로서의 역할을 하기 위해 모든 부분에서 노력을 기울이고 있다.

인간 존엄성 회복을 실현하는 대한민국 최고의 노인의료 복지 시스템을 갖춘 병원을 향한 이손사람들의 발걸음은 그래서, 언제나 활기차고 멈춤이 없다.

내가 환자라면? 내 가족이 환자라면?

어떤 사람들은 이손요양병원을 보고 노인병원인데 필요 이상으로 화려하다고 말하기도 한다. 하지만 손 원장의 생각은 다르다.

"평생을 열심히 살아온 우리 어르신들은 좋은 시설과 환경에서 치료 받으실 수 있는 권리가 있는 분들이에요. 노인요양병원이라고 일반 종합병원보다 못할 이유도 없습니다. 오히려 여러 면에서 더 좋아야 한다고 생각합니다. 나이가 들거나 거동이 자유롭지 못할 경우에는 거주하는 공간이 활동 영역이 되기 때문에 시설과 환경이 좋아야 합니다."

일본의 한 의료학자는 "병원은 환자를 열심히 치료하여 나았다. 그러

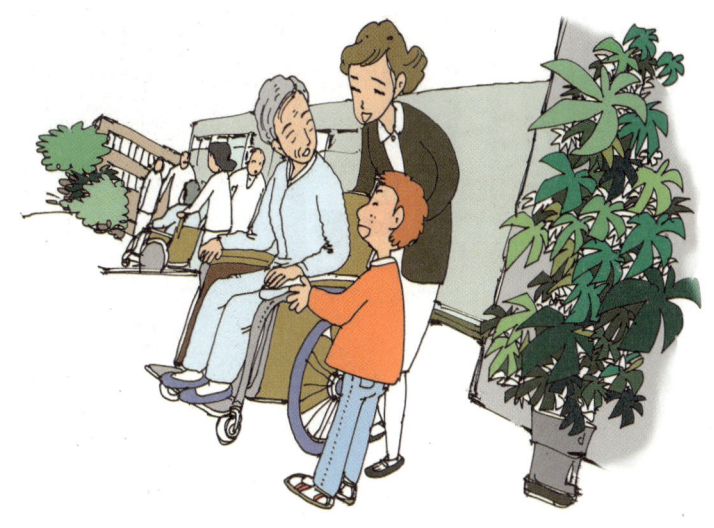

나 병원은 망했다."라고 했다. 손 원장은 이 말의 의미를 너무 잘 안다. 병원을 운영하는 사람의 입장에서 경영과 치료는 놓칠 수 없는 것이자, 가장 어려운 과제라는 사실을 개원 초기는 물론이고 현재까지도 충분히 겪고 있기 때문이다.

그런데 요양병원을 시작한 지 10년이 지나는 동안 그는 아주 소중한 진실을 깨닫게 되었다. 경영과 치료가 서로 상반작용을 할 수도 있지만, 의사로서의 도리와 병원의 존재 이유라는 기본에 충실해야 한다는 것이다. 이렇게 진심을 다하면 결국 경영과 치료라는 두 마리 토끼를 함께 키워갈 수 있다는 것을 경험을 통해 알게 된 것이다.

손 원장도 노인병원에 대한 확고한 철학을 처음부터 갖고 있지는 않았다. 뭔가 더 의미 있는 일을 하고 싶다는 바람으로 시작한 요양병원

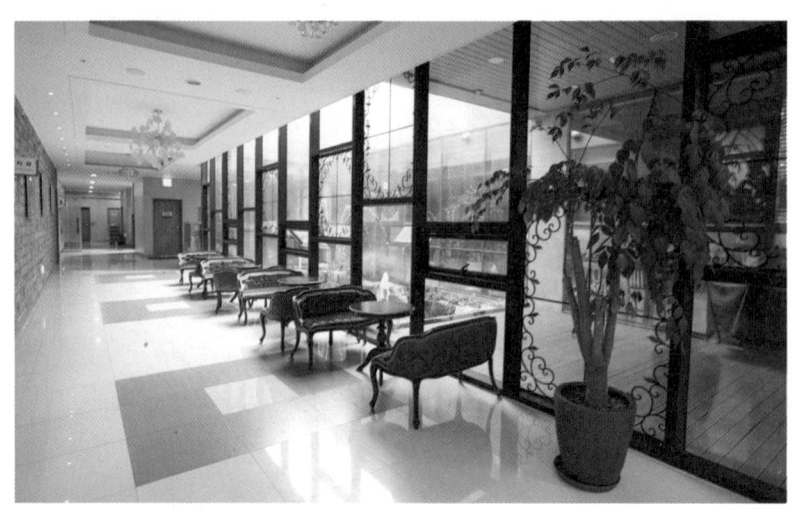

이었고, 초창기에는 노인의료에 대한 개념과 철학이 부족한 상태에서 그저 최선을 다해 노력할 뿐이었다. 물론 '의사의 소명의식을 잃지 않는다', '진심으로 환자를 대한다'는 대원칙은 그가 의사라는 직함을 갖게 된 이후부터 언제나 그랬듯이 요양병원을 운영하면서도 변함없이 지켜졌다.

그 과정에서 다양한 사연을 지닌 환자들을 직접 접하면서 책을 통해서는 알 수 없었던 많은 것을 체득하였고, 시간이 지날수록 병원장으로서 가져야 할 철학이 분명해졌다. 그에 따라 손 원장과 이손사람들의 노력 또한 치열해졌으며, 그 결과 이손요양병원은 어느새 대한민국 요양병원의 새로운 모델을 만들어 나가는 선두대열에 서게 되었다.

그러니까 이손요양병원이 주목받을 만한 성장을 이룬 이유는 바로 노인의료에 대한 확고한 철학과 그 실천에 있는 것이다.

이손요양병원이 추구하는 노인의료에 대한 철학은, 인간의 존엄성에 기반을 둔 존엄케어가 실천되어야 한다는 것이다. 늙고 거동이 불편한 어르신에게 품위 있는 삶을 돌려드리고자 하는 강한 소망이 환자들에게 '희망을 주는' 오늘날의 이손요양병원을 만든 원동력이다.

"노인요양병원을 운영하는 사람이 갖춰야 할 기본은 바로 존엄케어와 같은 노인의료에 대한 철학입니다. 돈을 벌겠다는 목적이나 단순히 노인환자들을 돌본다는 개념만으로는 해낼 수 없는 일이에요. 노인에 대한 이해나 철학 없이 노인병원을 운영한다면 영리적인 면에서도 성공할 수 없고, 사람을 돕는다는 보람도 느낄 수 없다고 생각합니다. 사람은 누구나 나이 들고 결국 우리 모두 다른 사람의 도움을 받으면서 생을 마감할 수밖에 없지요. 내가 늙었을 때 오고 싶은 병원, 치료를 거쳐 가정으로 복귀할 수 있게 해주는 병원, 짧은 기간이나마 인간답게 살다간다는 말을 할 수 있는 병원으로 만드는 게 우리의 목표입니다. 이 목표를 향해 나와 모든 직원들이 매일 최선을 다하고 있습니다."

이손사람들이 환자들을 대하면서 존엄케어라는 철학을 실천하기 위해 매 순간 스스로에게 던지는 질문이 있다. 그것은 바로 "내가 환자라면? 내 가족이 환자라면?"이라는 질문이다. 이 질문은 질문 자체가 답이다. 질문을 함으로써 어떻게 해야 하는지에 대한 답을 알 수 있기 때문이다. 이손사람들이 항상 화두처럼 지니는 이 질문이 '내가 늙으면 오고 싶은 병원'이라는 답으로 이어지며, 환자를 대하는 나침반이 되고 있다.

| 02 |

수명 연장이 아니라
삶을 돌려드리는 케어

●●●● "어제 약속하셨잖아요? 오늘부턴 혼자 드시겠다고. 자, 어서 드세요."

"밥맛이 없어… 안 먹어."

"고집 피우면 제가 또 먹여드릴 줄 알고 그러시는 거죠? 오늘은 절대 안 그럴 거예요. 그러니 한 번 해보세요. 흘려서도 괜찮아요."

마치 아이를 달래는 듯한 표정과 목소리로 오영희(가명) 요양보호사는 숟가락을 들어 김상구(가명·남·74세) 어르신의 손에 쥐어드렸다. 하지만 어르신은 고개를 가로저었다.

"제가 자꾸 먹여드리면 혼자 식사하기 점점 더 어려워져요. 우리 몸의 기능은 안 쓰면 점점 없어져요. 저번에 보니까 영은이도 혼자 먹던데, 아버님은 계속 다른 사람이 먹여드려야 드실 거예요? 영은이가 오기 전까지 수저질을 잘할 수 있게 자꾸 해보셔야죠. 네?"

영은이는 김상구 어르신의 세 살배기 손녀. 손녀 이야기가 나오자 그제야 어르신은 숟가락을 손에 쥐었다.

오영희 요양보호사는 어르신이 왜 스스로 식사하길 꺼려하는지 알고 있다. 맘대로 수저질이 되지 않아 밥을 뜨거나 반찬을 집게 되어도 입으로 가져가는 것이 힘들어 늘 반 이상을 흘리기 십상이다.

뇌졸중으로 인한 우측편마비를 겪기 전, 워낙 깔끔했다는 어르신은 재활치료센터에서의 각종 치료에는 열심이지만 스스로 식사하는 것을 꺼렸다. 어르신의 표현으로 '질질 흘리며 먹는 모습이 더럽다'고 생각하기 때문이다. 그래서 '치료 열심히 해서 안 흘리고 먹을 수 있게 될 때까지 요양보호사 선생이 도와줘'라며 요양보호사가 먹여주기를 원하였다.

하지만 오영희 요양보호사는 며칠 전부터 김상구 어르신이 스스로 하게끔 자꾸 권해드리고 있는 중이다.

"치료실에서 열심히 손가락 운동, 팔 운동 하는 것도 중요해요. 하지만 직접 먹어보아야 빨리 예전처럼 드실 수 있어요. 아시죠? 그리고 흘리는 건 신경 쓰지 마세요. 너무 맛있으면 저도 아버님과 똑같이 막 흘리면서 먹어요."

오영희 요양보호사는 어르신이 아직 어설픈 동작 때문에 미안한 마음을 가질까 봐 편안한 마음으로 직접 수저질을 할 수 있도록 식사할 때마다 곁을 지킨다. 그리고 흘리는 음식을 어르신이 눈치 채지 못하도록 재빠르게 치워드렸다.

이손요양병원에서는 요양보호사들이 환자의 식사를 도울 때 가능하면 스스로 드시게 한다. 하루빨리 예전의 일상으로 돌아갈 수 있게 하기 위해서다.

처음에는 이손에서도 식사하는 게 불편한 분들의 경우, 요양보호사들이 직접 먹여드렸다. 하지만 그런 행위는 결과적으로 그분들을 위하는 게 아니며, 어떻게 보면 결국 보조하는 사람의 입장에서 편한 것이었다. 이렇게 판단한 손 원장은 교육을 통해 왜 음식을 먹여드리면 안 되는가를 강조함으로써 기존 간병 역할에 대한 요양보호사들의 생각을 바꾸도록 하였다.

어르신들의 손동작이 불편하면 식사하는 동안 많이 흘리게 되니까 치울 일도 생기고, 식사 시간도 길어지므로 간병하는 사람이 힘든 건 사실이다. 요양보호사가 먹여드리면 당장은 환자도 편하고 보조하는 사람

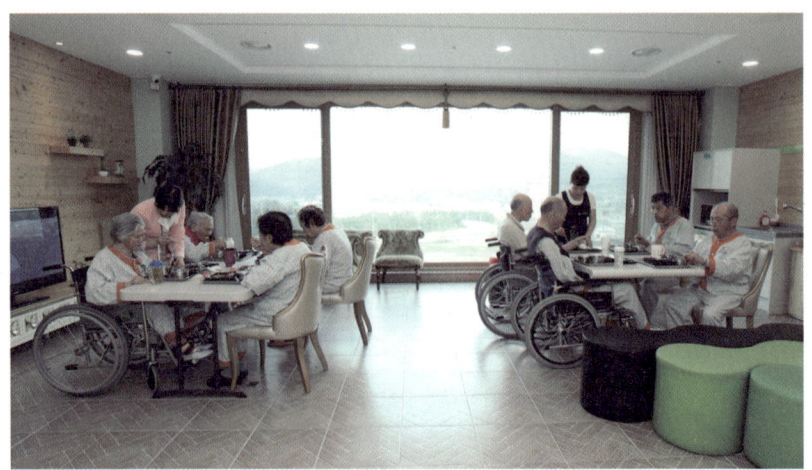

탈 침대를 위한 휴게실 식사

도 편하기 때문에 교육 후에도 여전히 먹여드리는 경우가 많았다. 하지만 그렇게 하면 환자의 팔 기능은 점점 퇴화한다. 재활을 돕는 게 아니라 오히려 잔존능력마저 점점 사라지게 하는 것이다.

"노인의료 서비스의 기본은 잔존능력을 염두에 둔 어르신들에 대한 존엄성 케어가 무엇보다 중요합니다. 그분들의 인격을 존중하며 온전한 삶을 돌려드리고자 노력하는 것이 바로 존엄케어예요. 먹여드리는 게 정성스레 보이지만, 존엄케어는 먹여드리는 게 아니라 스스로 드실 수 있게 해드리는 것입니다. 그래야 남아 있는 잔존능력을 최대한 유지할 수 있고 스스로 움직일 수 있습니다."

손 원장의 말에서 알 수 있듯이 이손요양병원의 가장 중요한 의료철학은 바로 존엄케어이다. 존엄케어만이 환자들에게 진정한 삶을 돌려드리는 방법이라 믿기 때문이다. 이러한 존엄케어를 실천하기 위해 이손이 내세운 방법이 바로 4무2탈이다.

'냄새발생 무, 욕창발생 무, 낙상발생 무, 신체구속 무, 탈 기저귀, 탈 침대'의 4무2탈 운동은 존엄케어를 위한 이손의 목표이며, 환자를 한 인간으로서 존경하고 치료하고자 하는 마음과 남아있는 잔존능력을 최대한 유지하고 향상시키기 위한 노력이다.

"우리 병원도 아직 4무2탈을 충분히 달성하지 못했지만, 나와 직원 모두는 4무2탈을 꾸준히 진행해야 할 사명이라 생각하고 있습니다. 4무2탈은 환자의 존엄성과 자존감을 지키기 위한 노력이며, 단순히 환자를 위한 실천이 아닌 한 인간을 향한 존중과 배려의 첫 걸음이라고 생각해요. 신체 활동과 정신 건강 측면에서도 좋은 결과를 얻고 있고, 환자들의 병세 호전으로 전 직원들이 힘을 얻고 있습니다."

존엄케어의 목표는 환자들이 예전처럼 생활할 수 있도록 최대한 돕는 것이다. 때문에 의료진과 간호부, 재활치료센터는 물론이고 이손의 모든 구성원이 하나가 되어 4무2탈 운동을 실천하는 한편, 환자 상태에 맞는 1:1 맞춤식 전문 재활치료에 초점을 맞추고 있다. 그리고 진정성 있는 이런 노력은 많은 환자의 잃어버린 삶을 되찾아주는 놀라운 결과로 이어졌다.

요양병원은 인생의 마지막 정거장이 아니다

김호성(가명·50세·남) 씨는 뇌출혈로 인한 의식저하와 사지마비 상태로 발견되어 일반 병원에서 치료받은 후, 이손요양병원으로 온 분이다.

입원 초기에는 인지기능이 떨어지고 사지마비로 스스로 움직이기도 어려웠고, 특히 왼쪽 다리는 전혀 움직일 수 없었다. 보호자와 환자는 상태를 잘 알기에, 도움을 받더라도 화장실만이라도 다닐 수 있으면 하는 강한 바람을 가졌다.

환자가 재활의지가 없더라도 적극적으로 노력하는 이손요양병원에서 스스로 재활의지를 가진 환자의 경우에는 빠르게 회복할 가능성이 훨씬 높다. 특히 김호성 씨의 경우처럼 젊은 사람의 경우에는 회복의 속도와 정도가 더욱 빠르고 좋다.

이손요양병원이 존엄케어의 실천 방법으로 삼고 있는 4무2탈에 성공했다는 것은 재활치료에 성공했다는 뜻도 된다. 재활치료에 성공해야 4무2탈도 가능하기 때문이다. 그렇기 때문에 이손에서는 환자 한분 한분에 맞게 병동생활과 재활치료를 부서 간의 협력으로 과제를 정해 함께 진행한다.

김호성 환자 역시 병동에서의 4무2탈을 위한 노력과 함께 의료진 및 여러 재활치료사, 사회복지사, 영양사 등으로 구성된 재활치료센터의 맞춤 재활치료가 시작되었다. 병동에서는 가장 먼저 탈 기저귀를 위해 환자가 입원한 뒤 일주일간 환자의 배뇨습관을 파악하는 것에 집중하였다. 동시에 재활치료센터에서는 주간 환자평가회의를 통해 물리치료 부분에서 '보행기를 이용한 실내보행'을 기능적 움직임 향상의 1차 치료목표로 정하였다.

치료 초기에는 서먹하던 관계는 치료 횟수가 거듭될수록 '해낼 수 있다'는 서로의 믿음과 의지로 차츰 가까워졌으며, 치료 시작 한 달을 넘어서면서 회복에 탄력이 붙기 시작했다. 기능적 움직임에 근거한 바른 자세에서 옆으로 이동하기, 옆으로 돌아서 침대 가장자리에 앉기, 침대 가장자리에서 보행기를 사용하여 일어서기 등 일상생활과 연관된 활동에 중점을 둔 훈련을 집중적으로 실시하였다.

보행기에 의지하여 일어서게 된 후에는 보행기를 이용하여 실내 보행을 연습하고, 동시에 신체기능의 세밀한 동작을 가능하게 하는 작업치료도 병행하였다.

처음 작업치료 평가에서는 사지 중에서도 왼쪽의 근력이 약하고, 운동실조를 보이며, 사지의 감각저하 등으로 일상생활활동(ADL)의 대부분을 간호사나 요양보호사의 도움을 받아야 했다. 자기 몸에 대한 인식 저하, 이해력, 기억력, 판단력, 주의집중력 저하로 인해 지속적인 과제 수행은 물론 일상적인 대화도 어려운 상태였다.

환자평가회의 후, 작업치료 부분에서는 독립적인 앉기, 앉은 자세에서의 다양한 과제수행, 왼쪽 팔과 손의 운동능력 개선, 기억력 개선을 1차 목표로 하여 치료를 진행하였다. 치료실에서의 다양한 작업치료 외에도 기억력 훈련을 위해서 매일 일기 쓰기, 재활치료사 선생님 이름 외우기, 식사 후 그날의 반찬 외우기 등의 과제까지 주어졌다.

그 결과 입원한 지 8개월 만에 빨래집게 꽂기, 단추 끼우기, 바늘 잡기 등 손가락의 미세한 운동이 필요한 과제도 곧잘 해내게 되었다. 그리고 12개월 후에는 몸통과 팔의 근력이 향상되고 운동실조 증상이 개선되어 바른 자세로 앉아서 책을 읽고 따라 적기까지 할 수 있게 되었다. 일상생활에서 식사를 하거나, 세수, 양치, 옷을 입고 벗을 때도 다른 사람의 도움이 많이 필요 없는 상태가 된 것이다.

15개월 후에는 드디어 혼자 힘으로 걸을 수 있게 되고 일상생활을 더욱 자연스럽게 할 수 있게 되어 그렇게 기다리던 퇴원을 했다.

"처음 입원할 때는 누군가의 도움을 받더라도 화장실이라도 갈 수 있게 되기만 간절히 바랐는데 웬만한 것은 혼자 힘으로 가능해 외래로 재활치료만 하게 되었습니다. 정말 아직도 믿기지 않습니다. 막상 재활치료를 시작했을 땐 모든 것이 너무 힘들어 포기하고 싶었지만 그때마다 힘든 저에게 용기와 희망을 주며 이끌어주신 이손의 모든 가족들에게 정말 감사한 마음입니다. 이손은 끝나버렸다고 여긴 내 삶을 다시 찾게 해준 진정한 의미의 생명의 은인입니다. 기본적인 생활도 스스로 할 수 없는 상태로 살아가야 한다면 살아 있더라도 산 것이 아니었을 겁니다. 앞으로 더 열심히 재활치료를 해서 일터로도 복귀할 것입니다. 이손이 응원해주고 도와주니 분명히 가능하다고 생각합니다."

환자의 말에 아내와 다른 가족들도 연신 고개를 끄덕였다.

스웨덴의 장애인복지정책에서 도입된 '노멀라이제이션(Normalization)'은 장애를 지닌 사람을 포함한 모두가 원하는 곳에서 거주하고, 원하는 일을 하며, 원하는 활동을 할 수 있는 사회를 구현하는 것을 뜻한다. 인간의 존엄성에 기반을 두는 이손요양병원의 4무2탈과 전문 재활치료를 통한 존엄케어 실천 역시 노멀라이제이션을 기본 사고방식으로 하고 있다.

요양병원은 생의 마지막 정거장이 아니라 다시 이전의 삶으로 돌아갈 수 있도록 준비하는 곳이어야 한다. 입원 환자들이 가정과 사회로 돌아갈 수 있다는 믿음을 가질 수 있고, 재활에 적극적으로 임할 수 있도록 케어하는 것이 요양병원의 역할임을 이손사람들은 항상 잊지 않으려 노력한다.

| 03 |

일이 아니라
업(業)이라는 태도

●●●● 질환이나 사고로 인해 건강과 몸의 기능을 잃어버려 이전과는 다른 삶을 살게 된 사람은 삶에 대한 의지조차 잃어버리기 쉽다. 특히 어르신은 대부분 한두 가지 내과적 질환과 근골격계 질환을 갖고 있다. 뿐만 아니라 사회적 역할이 줄어드는 등의 이유로 심리적 위축까지 겪기 때문에 남의 도움 없이 생활하기 어려운 상황에 처하면 더욱 소극적이 되고 삶을 포기하기 쉽다. 그래서 요양병원을 마치 당신이 죽기 전에 머무는 곳으로 여기는 안타까운 어르신이 많다.

몸도 마음도 병든 어르신들이 다시 삶의 희망을 갖고 몸의 기능을 되찾기 위한 재활치료에 적극적으로 임하도록 돕기 위해 가장 중요하고 필요한 것이 바로 존엄케어이다.

인간의 존엄성에 기반을 둔 존엄케어가 가능하기 위해서는 요양병원 근무자의 마인드가 아주 중요하다. 존엄이란 상대방을 자신과 같이 생각하는 역지사지(易地思之)의 마음이 들 때 비로소 이루어지는 것이다. 즉, 요양병원 근무자가 환자를 자신처럼 생각하고 보살필 때 환자는 예전의 기능을 되찾고 집과 사회로 돌아갈 수 있는 확률이 높아진다.

"환자의 의지가 4무2탈을 실천하기 위한 기본 조건이지만, 요양병원 근무자가 어떤 마음으로 환자를 대하고 자신의 역할을 하느냐에 따라 환자의 의지가 달라질 수 있습니다. 그렇기 때문에 요양병원 근무자에겐 일반 병원 근무자보다 더 많은 것이 요구되지요. 특히 자신이 하는 일에 대해 스스로 가치를 느끼는 자세가 필요합니다."

손덕현 병원장은 직원들이 자신이 하는 일을 단순히 돈벌이를 위한 직업이 아니라 자신의 천직, 즉 업(業)으로 생각하기를 바란다. 업으로 생각하면 자신이 맡은 일뿐 아니라 모든 것을 잘 해낼 수 있는 힘이 생긴다. 10~20년이 지나면 자신이 하고 있는 일을 업으로 생각하는 사람과 직(職)으로 생각하는 사람의 미래는 엄청난 차이가 난다. 동시에 그 사람들이 일하는 조직의 미래도 달라진다.

그래서 이손에서는 직원들이 사명감과 자부심을 갖고 일할 수 있도록, 즉 일을 업으로 생각할 수 있도록 바른 가치관을 심어주는 교육을 지속적으로 하고 있다.

일을 바라보는 생각의 차이가 미래를 가른다. 미국 서부개척시대, 한 철도회사에 새로 부임한 사장이 현장을 순시할 때, 수염이 덥수룩한 직

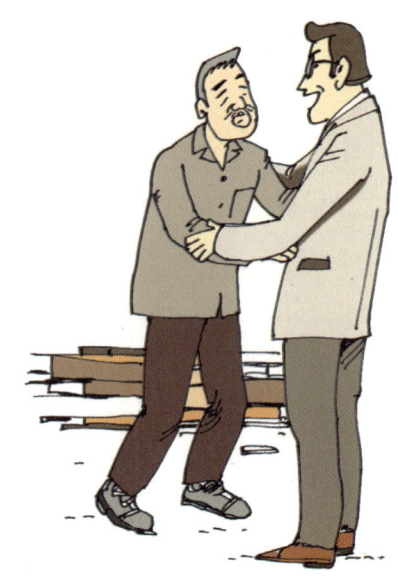

원이 다가와 손을 덥석 잡고 말했다.

"날세, 자네와 나는 20년 전 텍사스에서 하루 5달러를 받기 위해 같이 일했었지. 기억이 나는가?"

사장도 그를 알아보곤 반가이 포옹했다. 그리고 이렇게 말했다.

"정말 반갑네. 그런데 20년 전에 자네는 단순히 5달러를 벌기 위해 일했는가? 나는 온전히 철도 발전을 생각하며 일했다네."

이손요양병원의 직원 교육 때 자주 등장하는 이 내용은 아시아경제신문사 권대우 회장의 칼럼에 나오는 내용이다. 직업과 일에 대한 생각의 차이가 그 사람의 운명을 만든다는 것을 아주 잘 표현한 예화이다. 물론 누구나 돈을 벌기 위해 일을 한다. 하지만 그것을 뛰어넘어 자신의 일이 가치 있다고 믿을 때 그 사람은 더욱 진정성을 가지고 최선을 다하게 된다. 당연히 결과도 좋기 마련이다. 자신이 하는 일에 스스로 가치를 부여하고 사명감을 가질수록 결과적으로 그 인생의 가치도 높아지는 것이다.

흔히 소방관, 경찰, 교사 등의 직업은 봉사정신이나 사명의식이 없으면 해내기 힘들다고 말한다. 손 원장은 요양병원을 운영하는 사람이나 근무자 역시 사명의식을 가져야 한다고 믿는다.

요양병원에서 근무한다는 것은 사실 힘든 일이다. 특히 환자들을 직접 돌보는 요양보호사와 간호사의 경우에는 심리적으로나 육체적으로도 많이 힘들다. 하지만 그만큼 보람 있고 가치 있는 일이 분명하다.

요양병원에서 간호와 간병의 역할은 그 무엇보다 중요하다고 할 수 있다. 그런데 요양보호사나 간호사 중에는 스스로 자신의 일을 하찮게 생각하며 사명의식 없이 정해진 틀 속에서만 일하는 사람들이 있다. 바로 이 문제가 요양병원을 운영하는 입장에서 가장 풀기 어려운 숙제이다. 요양보호사와 간호사가 자신이 하는 일을 가치 있게 여기지 않는다면 환자를 위한 존엄케어 또한 당연히 불가능하기 때문이다.

"물론 간호 인력이 부족한 점 때문에 일하는 입장에서 더 힘든 것도 사실입니다. 4무2탈 등 다른 병원에서 하지 않는 일이 많은 우리 병원에서는 일하기가 더욱 힘들다는 것도 압니다. 일이 힘드니 이직률이 높아 환자에 대한 이해가 필수인 업무의 질이 떨어지고 팀원끼리의 협력이 어려워지기도 하고요. 하지만 가장 중요한 것은 요양보호사나 간호사들의 마음가짐입니다. 우리보다 노인의료의 역사가 길고 발전한 일본도 간호사 수는 결코 많지 않습니다. 일본과 우리의 차이점은 바로 직원들의 인식과 가치관에 있고, 그것은 바로 지속적인 교육의 결과라고 봅니다."

손 원장이 교육에 큰 관심을 두고 집중하는 이유이다.

존엄케어는 스스로를 존중하는 마음 없이는 실천할 수 없다

우리나라는 지금까지 주로 일반 병원 위주로 간호에 대한 교육이 이뤄졌다. 일반 병원은 질병에 대해 집중적으로 치료하는 곳이고, 요양병원은 오랜 기간 장기 입원을 하는 병원의 특성상 의료 행위만이 아니라 환자의 일상생활까지 관리하고 집중해야 한다. 당연히 혈압이나 혈당, 체온 등의 수치만이 아니라 환자의 일상적인 습관이나 특징을 파악하고 챙기는 것이 필요하다.

그런데 우리나라에선 일반 병원의 특성과는 다른 요양병원 간호 인력에 대한 적절한 교육이 학교 현장에서도, 병원에서도 이뤄지지 못하는 것이 현실이다. 그래서 손 원장은 내부 교육에서는 물론이고 간호대학 등에서 초청강의를 할 때마다 요양병원 간호의 특징을 강조한다.

특히 환자와 접촉이 많고 직접적인 도움을 주는 요양보호사의 경우 간병에 대한 인식 변화가 우선해야 한다. 자부심과 직업적인 능력이 부족한 인력이 간병을 담당할 경우 존엄케어는 불가능하기 때문이다.

"돈을 벌긴 벌어야겠고, 할 수 없이 남들이 하기 싫어하는 기저귀 가는 일과 같은 하찮은 일을 한다는 생각으로 일하는 요양보호사가 환자를 존중하고 가족처럼 돌볼 리 없습니다. 그래서 자체 직원인 간호사들은 물론이고 외주업체 직원인 요양보호사도 업체와의 협력을 통해 이손의 철학인 존엄케어에 대한 교육을 지속적으로 하고 있어요. 교육을 통해 자신이 하고 있는 일에 대해 자부심과 긍지를 갖게 하는 것입니다."

존엄케어의 실천 방법인 4무2탈을 하려면 요양보호사의 역할이 아주 중요하다. 예를 들어 기저귀를 없애고, 침대를 벗어나 조금씩 움직이게 하거나 신체구속을 하지 않고, 동시에 낙상 사고를 예방하고, 욕창이나 냄새를 없애려면 누구보다도 요양보호사가 관심과 애정으로 환자에게 집중하고, 더 많이 움직이며 신경을 써야 하기 때문이다.

"다른 병원에서는 안 그러는데 왜 이손에서는 기저귀를 사용하지 않고 신체구속을 하지 않아 요양보호사를 힘들게 하는지에 대해 처음에는 이해도 안 되고 짜증이 났습니다. 하지만 시간이 지날수록 4무2탈로 인해 어르신들이 좋아지는 것을 확인할 수 있었고, 그런 과정을 통해 나 자신의 삶까지 변하게 되었어요. 전에는 요양보호사 일을 한다는 말을 어디서도 잘 하지 않았지만 이제는 당당하게 말해요. 그리고 내가 하는 일이 얼마나 중요한지도 자랑하고요. 4무2탈은 어르신들만이 아니라 내게도 새로운 삶을 주었어요."

이손에서 4년째 일을 하고 있는 이경란(가명) 요양보호사는 어려운 형편 때문에 요양보호사를 시작할 때만 해도 어쩔 수 없이 한다는 생각 때문에 늘 우울한 마음이었다. 그러니 당연히 그녀의 행동에는 환자에 대한 진심어린 정성이 없었다. 이손에서 강조하는 4무2탈 역시 환자가 하기 싫어한다는 이유를 내세워 적극적으로 실천하지 않았다. 하지만 손 원장의 생각과 철학을 잘 이해한 다른 간호사들이 정성을 다해 4무2탈을 실천함으로써 환자들이 놀라운 변화를 보이는 것에 감동하였다. 그리고 자신도 이를 실천하려고 노력하기 시작하면서 자신이 돌보는 어르신만이 아니라 본인 스스로도 달라졌다.

자신이 돌보는 어르신을 단순히 환자라는 대상으로 보지 않고 그 어르신의 삶을 이해하게 되면서 자연스레 존중하는 마음이 생겨 존엄케어를 실천할 수 있었으며, 나아가 요양보호사 일을 하는 자신도 소중하게 여기게 된 것이다.

최경선 수간호사 역시 이손병원에서 4무2탈을 통한 존엄케어를 실천하면서 간호사라는 직업과 자신의 인생에 대해 새로운 시각을 갖게 되었다.

일반 병원에서 일했던 최경선 수간호사는 부득이한 사정으로 이손요양병원으로 오게 되었다. 처음 이손요양병원에 오게 되었을 때에는 요양병원이니 일반 병원처럼 응급상황도 별로 없고 일도 편하겠다고 막연하게 생각하였다. 하지만 그 생각은 그리 오래 가지 않았다. 일반 병원과 요양병원의 차이는 단순히 일이 많고 적음이나 응급상황이 있느냐 없느냐가 아니었다. 환자를 대하는 방법과 그에 따른 간호사의 역할이 달랐으며 업무도 달랐다. 일반 병원보다 예상하지 못한 일들이 오히려 더 많아 힘든 근무환경이었다. 더구나 이손요양병원에서는 다른 요양병원에서는 아예 시도하지 않거나 형식적인 슬로건에 그치는 4무2탈 운동을 전력을 다해 실천하는 병원이었다.

"한 달쯤 지나 내가 잘못 생각했다는 판단이 들어 그만두려고 했어요. 그런데 행정원장님과 간호부장님이 참고 석 달만 일해보라고 하셨어요. 그분들이 보시기에 저는 분명 잘할 수

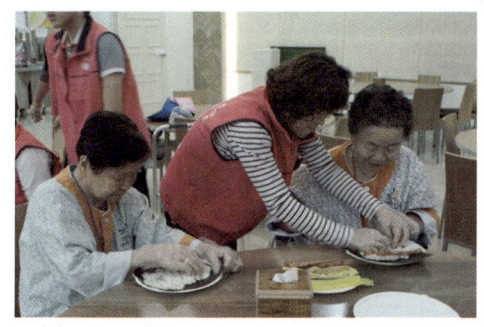
요리치료 프로그램

있을 거라고 하시면서… 그래서 수습기간이라 생각하고 석 달만 더 해보자 마음먹었죠. 그런데 길지 않은 그 기간이 내 인생을 바꿔놓은 셈이에요. 우리 병원의 전체 교육프로그램이나 간호파트 교육프로그램을 통해 요양병원에서의 간호의 역할과 가치 등을 머리가 아닌 가슴으로 알게 되었고, 현장에서 실천하다 보니 일반 병원에서는 잘 정립되지 않았던 간호사라는 직업에 대한 개념과 가치관이 새로이 생겼어요."

꼼짝 못하고 죽는 날만 기다린다고 입버릇처럼 말하던 어르신께서 침대를 벗어나 화장실도 이용하고 병원 마당까지 산책하게 되었을 때, 그리고 '살고 싶게 해줘서 고맙다'고 말씀하던 어르신의 눈을 보았을 때, 그녀는 말로 표현할 수 없는 뜨거운 기운이 가슴 가득 차오르는 것을 느꼈다. 그리고 자신이 간호사라는 사실이 자랑스러웠다. 그저 돈을 벌기 위한 일이라 생각했던 간호사라는 직업이 천직이라는 생각도 이손병원에서 처음 하게 되었다.

이손에서 일한 지 2년이 지나가고 있는 요즘, 그녀는 힘들어하는 신

입 간호사들에게 자신의 경험을 들려주는 좋은 언니이자 친구가 되었다. 입원해 있는 어르신들에게도 '미소천사'라는 별명으로 불리며 최고의 인기를 누리는 수간호사이다.

이경란 요양보호사와 최경선 수간호사의 변화는 두 사람만의 모습이 아니다. 이손의 많은 요양보호사와 간호사들이 조금씩 다른 사연을 갖고 있다. 하지만 존엄케어를 실천하는 과정에서 자신의 일을 새로운 시각으로 바라보게 되고 단순한 일이 아니라 업으로 보게 되는 변화를 경험했다. 그리고 매일 매일을 힘들지만 보람 있게 보내고 있다.

일이 아니라 업이라는 태도로 환자를 대하는 마음, 이것이 바로 이손 요양병원이 빠른 성장을 하게 된 이유이다.

이손사람들이 변화할 수 있었던 것은 4무2탈을 왜 하는지에 대해 스스로 생각하고 깨달았기 때문이다. 아무리 교육을 해도 그것을 스스로 깨닫고 공감하지 못한다면 4무2탈을 위한 노력은 좋은 성과로 이어지지 않았을 것이다.

"우리가 보살피고 있다는 우월감이 아니라 어르신을 어떻게 도울 것인가라는 질문이 존엄케어의 시작입니다. 또한 도움을 받는 사람의 존엄을 지키기 위해서 도움을 주는 사람도 존중됨으로써 존엄케어는 가능해집니다. 존엄케어는 환자를 위한 것이지만 결과적으로 의료진을 위한 일도 되는 것이죠. 존엄케어를 실천하면서 환자 분의 삶에 대해서 한 번 더 생각하고, 환자 분의 생각과 행동에 대해 고민합니다. 그리고 자기 자신을 되돌아 보면서 삶의 의미를 찾게 되는 것입니다. 결과적으로 환자가 만족하는 존엄케어를 실천할 수 있고, 직원들도 스스로의 삶에 가치를 부여하며 만족하게 됩니다."

남성헌 진료부장의 말처럼 존엄케어는 케어의 대상인 환자만이 아니라 그것을 실천하는 사람들까지 새롭게 태어나게 해주는 힘이다.

이손요양병원의 철학을 이해하고 공유하지 못하는 사람들은 결국 이손을 떠날 수밖에 없다. 이렇게 존엄케어 철학은 이손의 장점이자 동시에 이직의 원인도 되기 때문에 어떻게 직원들과 소통하고 공유할 것인가는 큰 과제이기도 하다.

"외부에 알려진 원장님의 철학과 이손에 대한 평가가 좋아서 입사를 원하는 사람들이 늘고 있는 것은 반가운 일입니다. 하지만 이손의 철학에 공감하여 입사한 사람들이 실제 일을 하면서 다른 요양병원에 비해 훨씬 힘드니까 손들고 나가는 바람에 이직율이 아직은 높은 편이에요. 그래서 원장님은 직원들이 교육을 통해 이손의 철학을 이해하고 공유하는 것은 물론, 일하기 좋은 직장을 만들기 위한 노력에도 큰 힘을 쏟고 있습니다. 다양한 복지 시스템을 만드는 것만이 아니라 외부강사를 초빙하여 다양한 내용의 수준 높은 강의를 듣게 하고 해외연수에도 투자를 아끼지 않습니다. 직원들 스스로가 자생력을 가지고 전인적인 성장을 할 수 있도록 하는 것이죠. 자신이 성장할 수 있는 곳이라면 힘들어도 최선을 다하는 것이 인간의 속성이라 믿기 때문이에요. 그래서 이직율은 시간이 지날수록 낮아질 것이라 확신합니다."

이손요양병원의 10년 역사에 처음부터 함께해온 차용덕 행정부장은 지금까지의 이손사람들의 노력이 차곡이 쌓여 반드시 이손의 미래를 빛나게 할 것이라 믿는다는 말을 덧붙였다.

2015년 현재, 이손요양병원의 인력은 직원 270여 명에 외주인력 포함 380여 명이 된다. 단순히 돈을 벌기 위해서 일한다는 생각을 가졌거나, 편하게 일하고 싶은 사람들은 이손요양병원에서 견디기가 어렵다. 그래서 자신의 일에 자부심을 갖고 노인의료에 이바지하겠다는 직원이 현재 30%라 가정한다면, 앞으로 40%, 50%로 늘어날 수 있는 환경이나 시스템을 만들기 위해 어떻게 해야 할까 손 원장은 늘 궁리하고 고민하고 있다.

"아직 많이 부족하지만 이손이 이렇게 성장할 수 있었던 것은 다른 요양병원과의 차별화에 있고, 우리 직원들이 있었기에 그런 차별화가 가능했다고 생각합니다. 물론 결코 쉬운 일이 아니었고, 아직도 갈 길이 멀지요. 하지만 우리 이손사람들은 그 길을 치열하게 걸어가면서 새로운 요양병원의 역사를 거듭해서 써내려갈 것입니다."

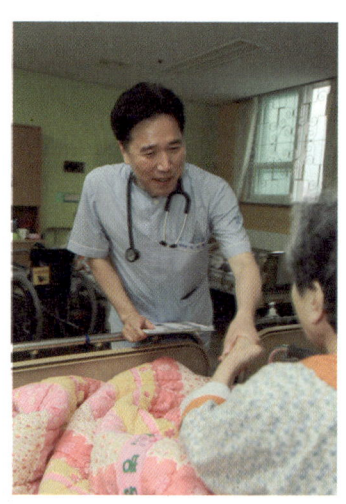

손 원장의 침착하지만 단호한 표정에서 이손의 밝은 미래가 그려졌다. 타인과 자신을 존중하는 생각과 일을 업으로 여기는 이손사람들이 있기에 그 그림은 완성을 향해 진화하고 있다.

|04|

환경과 안전은 존엄케어의 기본이다

●●●● "Together 인증, Yes We Can!"

지난 2012년 9월부터 8개월 동안 이손사람들이 외치던 구호이다. 다음해인 2013년에 있을 인증평가를 준비하면서 이손사람들은 서로서로 격려하는 의미로 이렇게 외치며 하루를 힘차게 시작했다.

이손사람들은 8개월이 넘는 시간 동안 매일 디데이(D-Day)를 체크하고, 각 부서와 개인이 맡은 부분을 점검하며 체계적으로 인증을 준비했다. 그 과정에서 울고 웃을 일도 많았고, 긴장감 넘치는 날의 연속이었다. 인증 준비는 업무 이외의 일로 몹시 힘들고 고된 일정이었지만 모두가 한마음으로 목표를 향해 달렸다.

그 결과 인증을 좋은 평가로 마무리할 수 있었으며, 2013년 5월 울산, 경남, 부산 지역의 요양병원 중에서는 가장 먼저 인증을 획득하였다. 뿐만 아니라 2013년 10월에는 인증제를 통과하기 위해 노력하는 요양병원들에게 교육과 병원 탐방을 통해 노인의료의 질 향상을 위한 노하우를 공개한 것이 인정되어 최우수 인증의료기관으로 보건복지부 장관상을 수상하는 기쁨까지 누렸다.

요양병원과 정신병원의 경우에 2013년부터 의무적으로 인증평가를 받도록 법으로 정해졌는데, 해당 병원이 의료의 질 향상과 환자의 안전을 잘 지키고 있는지를 판단하기 위해서이다.

의료기관에서 환자 안전과 의료의 질은 둘 다 아주 중요한 문제이다. 병원은 병을 치료하는 곳이지만 환자들이 여러 질병으로 입원하기 때문에 감염의 우려가 있고, 약물사고나 의료사고가 날 수도 있다. 그래서 사고를 방지하기 위한 안전 시스템이 잘 갖춰져 있는지, 시설은 문제가 없는지 등에 대한 203개의 항목을 체크하여 문제가 없다고 판단될 때 인증을 내어준다.

인증을 받았다는 것은 환자 안전과 의료의 질에서 안전하고 믿을 수 있는 병원이라는 사실을 국가가 검증했다는 의미이다.

"안전 문제는 존엄케어에서 빠질 수 없는 핵심입니다. 요양병원의 인증조사가 의무화되었을 때 울산, 경남, 부산 지역의 요양병원 중 가장 먼저 인증신청을 했죠. 인증기관의 공식적인 조사를 통해 우리가 놓치고 있는 부분을 객관적으로 진단받는 것이 환자의 안전과 의료의 질 향상에 필요하다고 생각했습니다. 인증조사를 준비하는 과정은 다름 아닌 환자를 위한 우리의 노력입니다. 환자를 생각하는 마음이 인증을 위한 준비로 이어졌고, 인증평가 통과라는 결실을 얻게 되었다고 생각합니다. 우리 직원들이 고생 많이 했습니다. 늘 고마운 마음이죠."

손덕현 병원장의 말처럼 모두가 한마음으로 인증을 위해 노력할 수 있었던 것은 평소 실천하고 있던 존엄케어 철학에 대한 이손사람들의 공유가 바탕이 되었다. 단지 인증만을 위한 일시적인 노력이었다면 그렇게 하나된 힘이 나올 수 없었을 것이다.

인증을 위한 인증이 아니라 환자를 위하는 이손사람들의 진정어린 노력은 언제나 현재 진행형이다. 2014년 6월에 있었던 아리요시병원 탐방도 그러한 노력의 일환이었다.

지난 2014년 5월, 21명의 인명을 앗아간 비극적인 장성요양병원 방화사건이 발생한 후, 손 원장은 직원들과 함께 협약체결을 맺고 있는 아리요시병원을 다시 찾았다. 이미 환자의 안전을 위해 시설을 비롯하여 많은 부분에 대해 준비를 하고 주의를 기울여온 이손이지만, 장성사건으로 인해 더 철저한 대비가 필요하다는 판단을 했다. 그래서 일본에서 안전관리 측면에서 모범이 되고 있는 아리요시병원을 방문하여 일본의 안전관리 시스템과 위험대응 전략을 살펴보고 벤치마킹할 점을 찾아보기로 했다.

환자 강제결박을 금지하는 내용의 '후쿠오카 선언(1998년)'에 주도적으로 참여한 아리요시병원은 보호자들로부터 '부모님을 믿고 맡길 만큼 매우 안전하다'는 신뢰를 얻고 있다.

아리요시병원의 야간화재 대비 훈련을 보면서 손 원장은 느낀 점이 많았다. 시범훈련은 한 시간에 걸쳐 이루어졌는데, 환자 역할을 한 직원이 훈련 도중 허리를 다칠 만큼 실제 상황처럼 긴박하게 진행되었다. 화재 경보가 울리자마자 직원 2명이 숙련된 동작으로

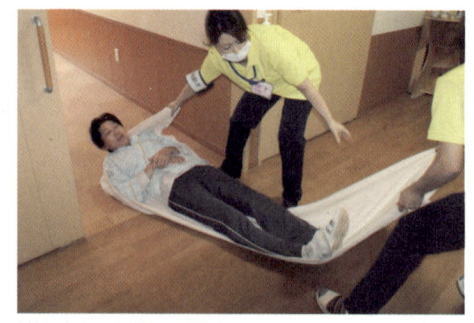
일본 아리요시병원 소방훈련

소화기를 들고 방화 지점으로 돌진해 소화기를 당겼다. 그와 동시에 소방서와 연결된 비상 전화기로 현재의 상황과 위치를 설명하고, 신속히 2인 1조의 5개 구조팀을 구성하여 바로 병실 문을 박차고 들어갔다. 환자 20여 명을 방화문 밖으로 옮기는 데 걸린 시간은 6분에 불과했다.

아리요시병원의 시범훈련은 '훈련은 실전같이, 실전은 훈련대로'라는 슬로건처럼 그들이 화재에 대비하여 철저하게 준비하고 있다는 것을 충분히 실감할 수 있었다.

"그들의 훈련을 보면서 우리의 준비 상황을 돌아볼 수 있게 되었습니다. 화재는 사실 주간보다 인력이 부족한 야간에 많이 발생하는데, 우리는 주간 인력을 기준으로 훈련을 해서 실제상황에서는 부족하겠다는 반성을 했습니다. 또 한 환자를 옮길 때 4명의 인력이 시트의 모서리를 잡고 옮겼는데, 2인 1조로 시트째 끌어서 신속하게 환자를 옮기는 아리요시병원의 훈련을 보니 우리의 문제점이 무엇인지를 알게 되었습니다."

이손요양병원은 병원 설계 당시부터 환자의 안전을 기본으로 생각하

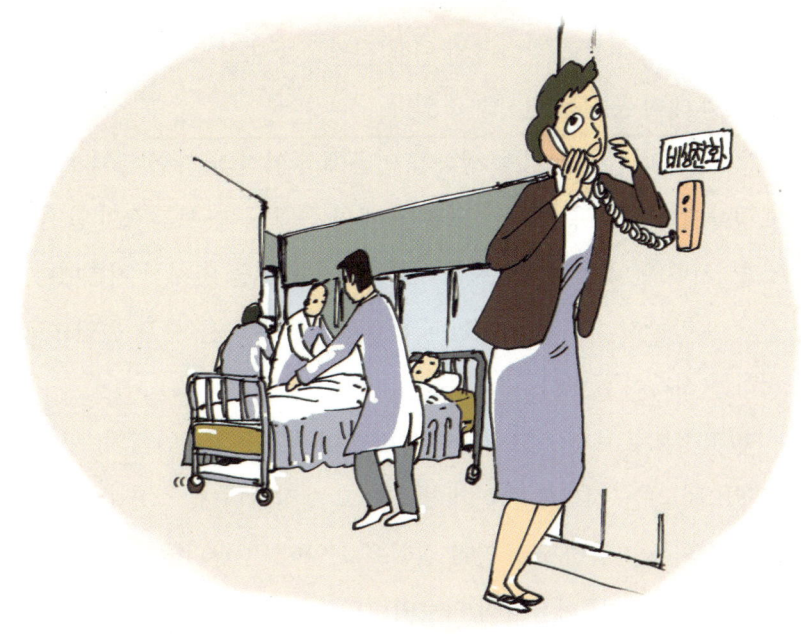

여 이미 전 층에 스프링클러와 방화석고보드 및 방염처리된 시트지와 커튼, 그리고 법정 규정에 맞춰 소화기와 소화전 등을 설치하였다. 일본에 다녀온 손 원장은 곧장 기존의 안전대응 시스템을 더욱 보강하였다. 야간인력 기준으로 훈련을 새롭게 정리했으며, 연기 질식에 의한 사고로 사망에 이르는 경우가 특히 많다는 점을 심각하게 인식하고 각 병실과 간호사실에 마스크를 물에 축여 사용할 수 있도록 곳곳에 비치하였다.

또한 화재 시 신속하게 대처할 수 있도록 로비 입구에 방독면과 방화복을 준비하였다. 화재가 발생하면 신속한 초기 진화는 절대적으로 필요한 것으로, 이를 생활화하기 위해 직원들을 대상으로 분기마다 한 번씩 화재 대비 훈련을 실시하고 있다.

장성요양병원 참사가 발생하자 언론에서 야간의 최소 인력 근무, 스프링클러의 미설치, 소화기 고정, 환자의 신체 구속, 보건소의 안전진단 소홀, 치매 환자의 강제입원 등 여러 가지 원인을 일제히 거론했다. 그 중 스프링클러 미비와 야간당직 의료인력의 부족을 주요 원인으로 지적하는 시각이 많았다.

"현실적으로 보면 스프링클러 미비와 야간당직 의료인력의 부족이 주요 원인이라는 시각에는 한계가 있다고 생각합니다. 스프링클러는 열감지에 의해 작동하므로 연기 질식으로 인한 인명 피해를 막기에는 역부족입니다. 또한 야간당직 의료인력의 수보다 더 중요한 것은 사실 야간최소 근무인력이에요. 그래서 일본에서는 간호사나 의사의 인력 기준이 아니라 야간최소 근무자의 인력 기준이 마련되어 있습니다. 화재가 나면 빨리 환자를 안전한 곳으로 옮기는 것이 가장 중요하기 때문입니다. 물론 야간에도 당연히 당직의사가 있어야 합니다. 일본은 야간당직 의사가 있지만 병상 규모에 따른 차이나 간호인력 기준은 없고 단지 1명 이상의 의료인이 당직으로 있으면 되는 것으로 정해져 있습니다. 이로 인해 지금까지 문제가 된 적은 한 번도 없다고 합니다."

현실적으로 보면 당직 의료인의 역할은 병원의 급종별로 차이가 있다. 하지만 질병이나 생명의 위기에 처한 환자의 응급상황이 발생하면 조치를 취하기 위한 대기의 개념이지 화재와 같은 재해 시에는 정확한 업무를 부여하기가 어려운 실정이다. 단순하게 당직의사가 입원 환자 200명까지는 1명, 200명을 넘을 때 200명당 1명을 추가해야 한다는 기계적인 제안보다는 그러한 노력을 환자의 안전과 케어에 중심을 둔 근무인력에 초점을 맞추어야 한다는 것이 손 원장의 생각이다.

보호자가 안심할 수 있는 안전한 병원을 위해 필요한 것은 야간당직의사, 간호사, 조무사의 문제가 아니라 요양보호사를 포함한 야간근무 최소인력에 대한 기준을 마련하는 것이다.

손 원장은 특히 요양병원의 특성상 소방법과 의료법이 서로 상충하는 부분의 제도적 개선이 하루빨리 이루어져야 한다고 강조한다. 치매환자의 경우 배회나 탈원을 막기 위해 비상계단이나 병동의 출입구에 잠금장치를 하지만 소방법에 의하면 폐쇄할 경우 법에 저촉된다. 하지만 제도가 해결하지 못한다고 해서 환자의 안전에 소홀하는 것은 요양병원의 운영자로서 바람직하지 않다고 생각하기 때문에 손 원장은 현행 제도 안에서 이 문제를 해결할 방법을 고민했다. 그리고 화재자동개폐기를 설치했다.

화재자동개폐기는 평소에는 잠겨 있고 필요할 때 비밀번호를 누르면 열리지만, 화재가 발생하면 연기를 감지하여 자동으로 열리는 기기로 소방법과 의료법을 모두 충족할 수 있는 방법이다. 비용이 많이 들지만 그는 환자의 안전을 위해 모든 층에 설치를 하는 데 주저하지 않았다.

손 원장이 무엇보다 안전문제에 관심을 쏟고, 직원들이 안전의식을 생활화하도록 다방면의 노력을 하는 이유는 안전이 지켜지지 않는 한 존엄케어는 구호에 불과하기 때문이다. 이손사람들에게 환자의 안전은 이손이 이뤄내고자 하는 존엄케어에서 빠질 수 없는 핵심이다. 장성요양병원 화재사건에서도 신체구속의 심각성을 다시 한번 확인할 수 있었다. 신체를 구속하지 않았다면 목숨을 잃지 않았을 수도 있는 2명의 환자는 신체구속의 심각성을 다시금 우리에게 일깨워준다. 신체구속을 하지 않는 것은 4무2탈 중 한 가지이지만 곧 전체이기도 하다. 4무2탈의 각각은 서로 깊은 영향을 미치며 존엄케어라는 하나의 큰 원을 완성하고 있기 때문이다.

화재 등의 안전 사고를 대비한 환경과 시설도 당연히 필수이지만, 가장 중요한 것은 환자들을 한 사람의 인격으로 존중하고 재활을 통해 잃어버린 신체기능을 되찾도록 돕는 존엄케어를 실천하겠다는 병원 근무자의 마음과 태도이다. 존엄케어를 실천한다면 안전 문제의 많은 부분이 자연히 해결된다. 그만큼 존엄케어와 안전문제는 떼려야 뗄 수 없는 관계인 것이다.

이렇듯 존엄케어의 실천을 위해 환경과 안전 문제까지 세심하게 살피고 챙기는 이손요양병원의 노력은 2013년 최우수의료인증기관 선정과 함께 건강보험심사평가원의 요양병원 적정성 평가에서 2년 연속 1등급 병원 선정이라는 결과로 나타났다. 뿐만 아니라 2014년에는 동아일보가 기획한 착한병원으로 선정되었다.

착한병원 선정위원들은 이손요양병원이 요양병원의 어두운 이미지를 스스로 개선하고 요양기관 내 노인 인권을 크게 향상시킬 수 있는 선진 모델로 판단한다고 말했으며, 이손의 '존엄케어' 철학을 전국 1200여 개 요양병원 전체로 확산할 필요가 있다고 입을 모았다.

"최우수의료인증기관 선정 병원, 요양병원 적정성평가 1등급 병원, 착한병원 선정 등 외부의 평가는 우리의 노력에 대한 격려와 응원이라 생각합니다. 그리고 감사하게 여깁니다. 하지만 우리는 이러한 평가들은 곧 우리에게 주어진 의무가 더 커졌으며, 앞으로 더욱 치열하게 요양병원이 바른 길로 나아갈 수 있도록 앞장서는 책임이 주어졌음을 뜻하는 것으로 인식합니다. 그래서 나와 이손의 모든 임직원들은 매일매일, 이러한 책임과 의무를 잊지 않고 열심히 뛰고 있습니다."

손 원장은 뼈를 깎는 노력 없이는 요양병원이 환자와 가족들에게 삶의 희망과 가치를 주는 역할을 해낼 수 없다는 말로 이손사람들의 각오를 다시금 밝혔다. 이손사람들의 이러한 각오와 노력이 우리나라 요양병원 미래를 밝게 만들어 갈 것이다.

♥ 좋은 요양병원을 선택하는 가이드라인

① 병원은 반드시 직접 가서 확인한다.
인터넷을 통해 먼저 확인한 후 가능하면 보호자가 직접 병원을 방문하여 확인하는 것이 중요하다. 실제 이야기하는 부분이 과대광고인지 확인할 필요가 있다.

② 간병인력을 확인한다.
한 요양보호사가 몇 명의 환자를 관리하고 있는지 확인하는 것이 좋다. 너무 많은 환자를 관리하는 경우 실제 손이 가지 못하는 경우가 많으며, 체위변경, 기저귀 관리가 되지 않아 욕창 등의 합병증이 발생할 위험이 높다. 특히 요양보호사의 경우 감당할 수 있는 체력을 가지고 있는 사람인지, 어르신의 마음을 잘 헤아리는 심성을 가지고 있는지 확인할 필요가 있다. 하지만 양질의 의료서비스나 간병케어를 받으려면 반드시 적정 비용을 지불해야 한다는 것도 생각해야 한다.

③ 병원의 치료의사의 전문 과목을 확인한다.
물론 의과대학에서 공부할 때 모든 과목을 배우지만 담당 의료진이 과연 우리 가족을 치료할 수 있는 전문의인지 확인하고, 또한 질병이 악화되면 후송할 병원이 연계되어 있는지 확인할 필요가 있다.

④ 병원의 운영 주체가 의사인지 아닌지 확인한다
환자를 직접 치료하는 의사가 고용인지 직접 운영하는지가 치료에 많은 차이를 가져올 수 있기 때문이다.

⑤ 밤에 당직의사가 있는지 아니면 담당의사가 가까운 위치에 있어 즉각적인 대처가 가능한지 확인할 필요가 있다.

⑥ 영양관리 상태를 확인한다.

어르신의 식사가 어떤지, 영양관리가 되고 있는지를 식사시간에 가서 직접 확인해 볼 필요가 있다.

⑦ 다양한 프로그램의 운영여부를 확인한다

입원하고 있는 어르신을 위한 여러 프로그램이 실제로 잘 운영되고 있는지 확인해 볼 필요가 있다. 중증 치매환자의 경우 치매 격리가 가능한지, 인지 개선을 위한 프로그램이 있는지 알아보면 도움이 된다.

⑧ 환경과 시설을 확인한다

|05|

진심은
진심을 낳는다

●●●● "정말 이손요양병원은 우리 아들에게 은인이죠. 입원해서 몇 달간은 중환자실에 있었는데 원장님도 간호사선생님도 그 정성이 대단했어요. 우리 아들이 사고로 온몸에 화상을 입었는데, 땀 배출이 안 되니 너무너무 가려워서 괴로워했어요. 통증보다 더 힘든 고통일 거라고 의사선생님도 그러셨죠. 하지만 다른 병원에서는 어쩔 도리가 없는 일이라기에 그저 참는 도리밖에 없었어요. 이손에 와서도 아들은 가려움 때문에 죽을 듯이 힘들어 했어요. 간호사선생님이 매일 온몸을 닦아주었지만 아들은 계속 가려움을 호소했고, 그걸 지켜볼 수밖에 없어 정말 답답하고 마음 아팠죠. 그런데 입원한 지 얼마 되지 않아 병원에 목욕카가 마련되어 간호사선생님이 하루가 멀다 하고 목욕을 시켜줬어요. 요양보호사 분들이 해주시면 혹시 응급상황에 미처 대처하지 못할

까 봐 간호사선생님이 근무 외 시간까지 내서 해주셨죠. 우리 아들이 목에 T-튜브를 꽂고 있었거든요. 그런 정성은 다른 어느 병원에서도 느껴보지 못했어요. 그래서 수술 스케줄이 잡히면 퇴원했다가 다시 이손으로 돌아오곤 했죠. 며칠 있으면 퇴원하는데 이제 집에서 가까운 병원으로 통원치료만 하면 된다고 하네요. 퇴원해도 손덕현 병원장님 이하 모든 이손 식구들을 잊지 못할 겁니다. 진심으로 아들의 회복을 위해 노력한 분들이니까요."

유진희(가명·54세·여) 씨는 몇 년 전 사고로 아들이 온 몸에 화상을 입은 이후로 잠 한번 편히 잔 적이 없었다. 하지만 이손에서 보내는 시간이 길어질수록 아들의 몸과 마음이 편안해졌고, 그만큼 자신도 편한 잠을 잘 수 있었다는 그녀는 들고 있던 손수건으로 눈가에 맺힌 눈물을 닦아냈다.

"46살밖에 안 된 젊은 나이에 뇌졸중으로 몸을 제대로 쓰지 못한다는 사실을 저는 받아들일 수가 없었어요. 다 포기하고 그만 살고 싶다는 생각까지 들더라고요. 이손에 입원해서도 다 귀찮고 누워 있고만 싶었는데 주치의선생님은 회진할 때마다 재활해야 한다고 설득하면서 직접 일으켜 휠체어에 앉혀 복도를 산책시켜 주었고, 간호사나 요양보호사도 귀찮을 정도로 일으키고 재활운동을 시켰어요. 처음엔 운동한다고 예전처럼 돌아갈 수도 없는데 뭐 때문에 힘들게 자꾸 시키나 싶은 생각에 짜증도 냈죠. 그런데 하루하루 지내다 보니 그분들의 마음이 느껴졌어요. 그저 주어진 일이니 한다고 생각하는 사람이라면 느껴지지 않을 진심, 환자인 나를 위하는 진심 같은 게 말입니다. 제가 침대에 누워 있을 때면 간병해주시는 여사님도 잠깐 쉴 수 있는 시간일 텐데, 그땐 또 제 손을 정성껏 주무르고 마사지를 해주셨어요. 손이 마비되어 곱아 있었는데 재활치료도 했지만 그렇게 계속 마사지를 해주니 회복이 더 빨랐죠. 그런 행동은 마음이 없으면 나올 수 없다고 생각합니다. 덕분에 이제 요구르트도 집어서 여사님께 드릴 수 있게 됐죠. 정말 너무너무 감사한 분들입니다, 모두."

이종길(가명 · 46세 · 남) 씨는 앞으로 더 열심히 재활치료를 받아 완벽하게는 아니더라도 이전의 모습으로 돌아갈 수 있도록 노력하겠다며 이손의 여러 분들이 아니었다면 불가능한 일이었다는 말도 잊지 않았다.

"부끄러운 말이지만 저희는 어머니를 사실 포기했던 거 같아요. 어머니가 스스로 식사도 하고 화장실도 가고 다시 걸을 수 있게 될 줄은 몰랐어요. 그저 돌아가시기 전에 그때그때 통증이라도 줄여드리자는 마음으로 요양병원이지만 의료진 실력이 좋다는 이손요양병원에 모셨죠. 근데 원장님이 매일 어머니를 세심하게 진료하면서 어머니께 꼭 다시 걷고 예전처럼 지낼 수 있게 해드리겠다고 늘 말씀해주셨대요. 저희가 올 때마다 저희에게도 그러셨고요. 하지만 처음에는 재활치료센터 선생님하고 정말 많이 싸우셨대요. 어머니는 하기 싫다고 운동치료는 안 하려 하고, 오히려 전기치료가 시원하다고 전기치료만 해달라고 하는데도 이런저런 운동 자꾸 시키고, 전기치료 대신 일일이 손으로 하는 도수치료를 해주셨더라고요. 처음 어머니가 저한테 화가 나서 그 말씀을 하셨을 때 전 '아, 정말 이손으로 잘 모셨구나'라는 생각이 들었어요. 삶을 돌려드리는 존엄케어가 슬로건에 불과한 것이 아니라 이곳에서 근무하는 모든 분들이 실천하고 있다는 것을 알겠더라고요. 환자가 싫다면 그것을 핑계로 운동치료를 안 하는 게 보통이잖아요? 그게 본인도 편하니까요. 그리고 도수치료는 저도 받아봤는데 하는 사람도 힘들잖아요. 하지만 전기치료보다 도수치료가 훨씬 효과적이죠. 환자가 원하니 전기치료를 해주면 되는데 굳이 달래고 싸워가면서 힘든 치료를 해준다는 것을 알고 놀랐어요. 이손에서 일하는 분들이 진심을 갖고 환자를 대한다는 것을 알 수 있었어요. 입원하신 지 1년이 지났는데 이제 어머니 스스로 화장실까지 가고 아직 서툴지만 보조기구를 이용해서 걷기도 하셔요. 정말 생각도 못한 일이에요. 참 감사하죠. 이손이 좋은 요양병원인 이유는 실력이나 시설만이 아니라 진심으로 존엄케어를 실천하고 있기 때문인 거 같습니다. 제 친구들이나 지인들에게도 제가 자신 있게 추천할 수 있는 병원입니다."

77세의 친정엄마를 입원시키고 나서 일주일에 한 번씩 꼬박꼬박 먼 길을 오는 정혜정(가명·49세·여) 씨는 얘기하는 동안 어머니의 손을 내내 꼭 잡고

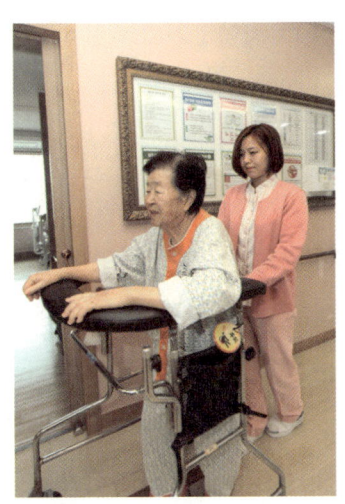

낙상발생을 막기 위한 보행보조

있었다.

입원 환자나 보호자의 얘기에 등장하는 공통적인 단어들이 있다. 바로 진심과 정성이다. 이손사람들의 진심과 정성이 바로 오늘날의 이손을 가능하게 한 키워드인 것이다.

인터넷 포털사이트 검색란에 존엄케어를 치면 4무2탈을 실천하고 있는 이손요양병원이 블로그와 뉴스, 웹문서 카테고리에 고루 소개되고 있다. 2014년 하반기 들어 존엄케어를 도입하는 요양병원이 많다는 주제를 다루는 기사 안에 다른 요양병원이 거론되기도 하지만 존엄케어라는 키워드에는 이손병원이 가장 많이 눈에 띈다.

존엄케어하면 이손요양병원이고, 이손요양병원하면 존엄케어라는 등식이 자연스러울 만큼 이제 이손요양병원은 존엄케어의 대명사가 되었다. 물론 손덕현 병원장을 비롯하여 이손사람들은 아직 많이 부족하며 더 치열하게 노력해야 한다지만 이손이 일궈낸 성과는 여러 기관에서 인정받을 만큼 분명하다.

그것은 비단 개원 10년 만에 본관보다 더 큰 신관 건물을 신축하고 245병상에서 455개의 병상으로 늘어난 외적 성장 때문만은 아니다. 빠른 고령화 사회임에도 불구하고 노인의료라는 의학적 측면과 현실을 제대로 반영하지 못하고 있는 요양병원에 대한 제도적 문제와 요양병원도 병원이라는 지극히 당연한 사실조차 지키지 않는 일부 요양병원들로 인해 만들어진 요양병원에 대한 부정적인 인식을 교정하는 데 큰 역할을 하고 있기 때문이다. 동시에 한국의 새로운 요양병원의 모델을 성공적으로 제시하고 있다.

이손의 성장은 바로 이손사람들의 진심이 만들어낸 결실이다. 그러한 진심이 병원을 찾은 사람들에게 전해졌기에 가능한 결과인 것이다.

"지난 2014년 연말에 진료과장님들과의 회식 자리에서 한방과장님이 '처음 신관을 증축할 때 솔직히 병상이 다 찰까, 이런 외진 곳에 사람들이 그렇게 많이 찾아올까 의구심이 들었죠. 불가능할 것이라 생각했는데, 예상을 깨고 병상이 거의 다 차는 모습을 보면서 놀랐습니다'는 말씀을 하셨어요. 사실 한방과장님처럼 나도 100% 확신은 서지 않았습니다. 하지만 입소문을 타고 많은 분들이 찾아오는 걸 보고 너무 감사했지요. 그리고 진정성을 갖고 일한다면 결국 알아준다는 것을 다시금 깨달을 수 있었습니다. 그 어떤 홍보보다 입원한 어르신과 가족의 긍정적인 평가가 효과가 크다는 것을 확인하면서 원장인 나부터 진심을 다해 어르신들을 대하고 최선을 다해야겠다는 다짐을 하게 되었지요."

환자들에게 더 좋은 환경을 만들어 재활을 돕겠다는 생각으로 재활전문병동인 신관을 지으면서 손 원장도 병실이 다 채워질 것이라는 확신을 갖고 있었던 것은 아니었다. 이손요양병원을 시작한 이후로 늘 그랬듯이 뜻이 있는 곳에 길이 있다는 믿음으로 환자를 위해 옳다고 선택한 길을 묵묵히 그러나 착실하게 걸어왔을 뿐이었다. 그런 그였기에 빠른 시간 내에 신관 병실의 90% 이상이 채워졌을 때의 감회는 남달랐다. 10년 전의 개원 초창기 때 생각도 났다.

그가 요양병원을 처음 계획했을 때 함께 준비하던 분들이 본인들의 인맥으로 환자를 충분히 확보할 수 있다고 했다. 그러나 여러 이유로 약속을 지키지 못하는 바람에 개원 당시 한 명의 환자도 확보하지 못한 상황에서 출발했다. 더구나 외딴 지역이라는 단점이 있는 데다 이후 계속 악화되고 해결되지 않는 요양병원에 대한 제도적 문제로 경영상의 어려움을 많이 겪어야 했다.

그런 어려움 속에서도 이손요양병원이 질적 성장만이 아니라 양적 성장을 할 수 있었던 것은 환자와 그 가족의 입소문으로 병상이 채워져 나갔기 때문이다. 즉, 환자를 대하는 손 원장을 비롯한 이손사람들의 마음이 마음으로 전해져 오늘날의 이손의 기초가 마련될 수 있었던 것이다.

"매일 빈 병실을 청소하면서 하나님께 기도했어요. 병원장님이 인생의 뜻으로 세운 우리 병원이 노인의료를 실천해갈 수 있도록 해주시라고. 그리고 드디어 첫 환자가 왔을 때, 그 기쁨이란 말로 다할 수 없었어요. 병원장님과 몇 안 되는 우리 직원들은 정말 감격스러웠고 있는 힘껏 진심을 다해 그분을 모셨어요. 할머니셨는데, 처음 저희 병원을 방문했을 때 그분과 가족은 아무도 없는 휑하니 빈 병실을 보고 정말 많이 당황하는 기색이었어요. 하지만 병원장님이 우리가 앞으로 어떤 식으로 병원을 운영하고자 하는지에 대한 생각을 차분히 설명하자 그걸 듣고 기꺼이 입원을 결정해주었어요. 그때의 전율과 감격을 지금도 잊을 수 없어요. 제가 만약 보호자였다면 입원 결정을 쉽게 내릴 수는 없었을 겁니다."

손 원장을 도와 처음부터 지금까지 이손의 기둥 역할을 하고 있는 그의 아내이자 행정원장인 이정화 원장은 그 당시가 아직도 생생하다고 말한다. 초기 이손요양병원의 직원은 총무과와 원무과에 한 명씩, 그리고 간호파트 셋, 영양실에 둘, 합쳐서 일곱이었다. 손 원장과 당시 직책 없는 신분으로 모든 허드렛일을 도맡았던 행정원장까지 9명이었는데 모두 정성을 다해 그 한 명의 환자를 모셨다. 입원 환자는 한 명이었지만 어느 한 부분 소홀하지 않았고, 100명의 환자를 돌보는 마음으로 어르신을 모셨는데 그 마음은 이후 환자가 빠른 속도로 늘어나는 탄탄한 바탕이 되었다.

손 원장이 개인 내과를 운영했을 때, 접수 일부터 시작했던 이정화 행정원장의 어렸을 때 꿈은 의사였다. 그래서 손 원장을 도와 병원 일을 하면서 형식적이 아니라 진심으로 자신의 전부를 걸 수 있었다. 1년 동안 간호학원을 다니고 병원에서 실습까지 마치면서 간호조무사 자격증도 땄다. 학원에서 배우는 것 이상으로 의학적인 부분을 따로 꼼꼼하게 공부했다. 내조만이 아니라 일에서도 손 원장의 조력자로 살기로 결심한 이상 병원 일에 직접적인 도움을 줄 수 있어야 한다고 생각했기 때문이다. 그리고 간호조무사를 비롯하여 다른 직원에게도 어떻게 하면 도움이 될 수 있을까에 생각을 맞추고 먼저 공부한다는 마음으로 배우고 익혔다.

병원에서의 실습을 끝내고 자격증을 딴 뒤로는 직접 조무사 일도 하였다. 직원들이 불편해할까 봐 먼저 '사모'라는 타이틀을 내려놓고 말단 직원으로 화장실 청소나 의료쓰레기 처리 등 궂은일을 뒤에서 도맡아

했다. 주변에서는 굳이 그렇게까지 할 필요가 있냐, 그렇게 한다고 남들이 알아주겠냐는 말들이 많았다.

하지만 이정화 원장은 직접 실무에 깊숙이 들어가 병원 일을 해봄으로써 병원에서 어떤 일이 일어나고, 어떤 부분이 힘든지 알게 되면서 직원들의 고충과 애로를 실감할 수 있었다. 이렇게 몸으로 부딪치면서 어려움을 해결해가는 방법을 찾을 수 있었기에 누가 뭐라 하든 그 일을 말없이 해나갔다. 이런 과정에서 직원들은 이정화 원장에게 마음을 열었고, 그 시간들이 쌓여 이손사람들의 소통의 원동력이 되었다. 소통은 이손의 경쟁력 중 하나로 오늘날 이손의 성장에 활력을 주고 있는 가치이다.

초심으로 쉬지 않고 걸어가는 길

오늘날 이손의 장점 중 하나인 '친절하고 전문적인 직원'이라는 평가가 나오기까지의 과정은 결코 순탄하지 않았다.

환자와 보호자의 입소문에 의해 환자가 늘어남에 따라 직원의 수도 빠른 속도로 증가했다. 그러나 교육시간이 충분치 않아서인지 철학에 대한 공유와 팀워크 부족 등의 이유로 초창기의 마음이 전체 인원으로 확대되는 것이 쉽지 않았다. 또한 시간이 갈수록 손 원장의 노인의료에 대한 고민이 구체적으로 정리되면서 4무2탈 운동 등 존엄케어에 관한 매뉴얼이 더 철저하고 엄격해졌고, 그에 따라 힘들어 하는 직원이 늘면서 이직률도 높아졌다. 오래 함께 한 직원들도 다른 병원보다 힘든 근무 환경에 회의를 품고 반발하기도 했다.

더구나 병원업계에 만연해 있던 경영자에 대한 불신의 영향으로 손 원장의 의도를 오해하는 일도 생겼다. '힘들게 부려먹고 결국 필요 없다 여겨지면 내치고 다른 인력으로 대체할 것'이라는 불신이었다. 이러한 불신은 손 원장과 함께 열심

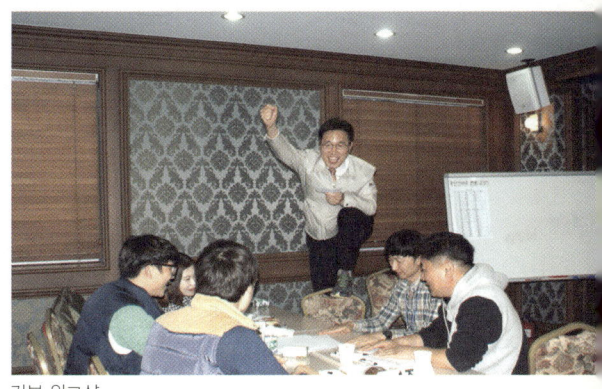
간부 워크샵

히 하려고 하는 다른 직원들의 마음을 흔들어 놓기에 충분하였고, 그 때문에 환자 관리도 소극적으로 대응하게 되었다.

그러한 위기 속에서도 손 원장은 흔들리지 않고 이손이 만들어가야 할 노인병원에 대한 철학을 철저히 고수했다. 그러면서 직원들과 소통하기 위한 노력을 게을리하지 않았다. 따로 시간을 내서 직원들과 면담을 하며 병원의 비전을 공유하고 이해시키려 노력했고, 직원들이 현장에서 느끼는 어려움을 듣고 원하는 만큼은 아니더라도 가능하면 해결해주려고 애썼다. 어느 부서에서 어떤 일을 하든 모든 직원에게 관심을 가져주고 그들을 위하여 많은 노력을 기울였다. 그는 스스로 최선을 다하여 직원들을 대하다 보면 언젠가는 직원들도 자신을 믿어주고 자신이 가고자 하는 길에 동참할 것이라 항상 믿었다.

그리고 그 믿음은 보답으로 돌아왔다. 시간이 흐르자 흔들리던 직원들은 손 원장을 믿었고, 그의 노인의료 철학을 공유하며 실천해가기 시

작했다.

이손요양병원의 성장을 이끈 이손사람들의 진심은 바로 손덕현 병원장이 그 구심점이자 출발이었다고 직원들은 말한다.

"제가 2007년에 이손에 입사해서 3년 정도 근무하다가 아이들을 돌봐주던 어머니가 많이 편찮아서 퇴사하고 집에서 가까운 병원에 다녔어요. 그런데 그 병원에서 1년 정도 근무하면서 참 속상했어요. 우리 이손에서는 원장님께서 환자 치료에 정말 애쓰셨어요. 요양병원도 병원이기 때문에 환자들의 질환을 치료하는 데에도 최선을 다해야 한다고 늘 말씀하시며 실제로 그러셨죠. 어르신들은 폐렴에 잘 걸리는데 원장님께서 엄청 신경 써서 치료를 하셨어요. 약도 많이 쓰고 석션도 얼마나 자주 해주셨는지 몰라요. 그래서 우리 병원에서는 폐렴 정도는 다 이겨냈어요. 원장님은 끝까지 환자를 놓치 않으셨거든요. 그런데 그 병원에서는 폐렴에 걸려 치료하다 기침이 심해지면 더 이상 손을 안 쓰더라고요. 결국 사망하는 분도 있었어요. 그런 모습을 보며 얼마나 속이 상하던지……."

최영경 간호조무사는 이손에서 일하던 초창기에 보았던 손 원장의 모습이 자신의 일을 하는 태도에 큰 영향을 미쳤다고 말한다. 2007년, 당시 중환자실에서 일하던 그녀는 거의 병원에서 살다시피 하며 새벽 두 시까지 오더를 내던 손 원장을 기억하고 있다. 그가 깊은 밤에 간호데스크에 엎드려 자는 장면도 여러 번 보았다고 한다.

"모처럼 퇴근하고 집에 들어가는 날에도 환자한테 응급상황이 생겨서 콜을 드리면 새벽 세 시든 네 시든 무조건 달려오셨어요. 그리고는 같이 밤을 꼬박 새우며 환자를 지켜보다가 사우나를 가곤 하셨어요. 하루는 사우나 가신 원장님께 콜을 했는데 허겁지겁 오신 원장님 턱에 면도크림이 묻어 있었는데 그 모습이 잊히지가 않네요. 원장님을 보면서 어떻게 환자들을 대하고 보살펴야 하는지 많이 배우고 제 일에 대해서도 더 가치를 느끼게 되었던 거 같아요. 그리고 이손에서 일하는 동안 나도 모르게 이손의 마인드에 익숙해졌던 모양이에요. 그래서 막내가 학교에 입학해 시간이 가능해졌을 때 다시 일하고 싶다고 말씀드렸고, 받아주셨어요. 여기 와서 다시 일하니 정말 좋아요. 다른 병원에서 일하면서

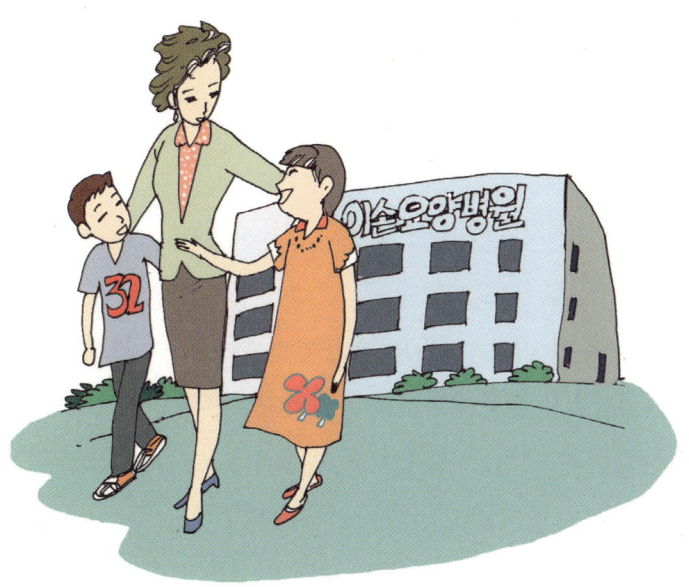

우리 이손의 모든 식구들이 얼마나 정성을 다해 환자들을 보살피시는지 실감이 났어요. 이손의 일원이라는 게 자랑스러워요."

최영경 간호조무사는 이손에서 일하는 것이 자신에게는 새로운 삶을 다시 찾게 해준 행운이라는 말도 덧붙였다.

손 원장을 통해 환자를 대하는 태도와 마음을 배웠다는 직원은 그녀만이 아니고 많은 이손사람의 생각이다.

모든 조직에서 리더의 역할은 대단히 중요하다. 그 조직의 비전이나 핵심 가치가 무엇이든 모든 구성원이 한마음으로 노력하지 않으면 그 조직은 비전을 이뤄낼 수도 없고 성장할 수도 없다. 그리고 구성원이 한 방향을 바라보며 각자의 역할에 맞게 최선을 다하는 조직이 되는 데 있어 리더의 영향력은 매우 크다.

손 원장의 늘 한결 같고 진정성 있는 행동은 시간이 흐를수록 함께 하는 구성원의 마음으로 전달되었다. 그는 환자만이 아니라 직원에게도 같은 마음으로 늘 대했다.

"원장님께서는 항상 직원들에게 '환자를 존중하려면 환자를 돌보는 사람도 존중받아야 한다'고 말씀하시며 우리에게 스스로를 존중하고 우리가 하는 일을 가치 있게 여기라고 조언해주세요. 그리고 원장님 스스로 우리 직원들을 늘 존중해주셨죠. 우리의 근무환경을 조금이라도 좋게 해주기 위해 이런저런 노력을 하시고, 병동이나 복도에서 간호사들을 만날 때마다 한 번도 잊지 않고 일일이 인사를 해주세요, 수고 많다고."

천해경 책임간호사는 그런 작은 격려가 사실은 큰 힘이 된다고 덧붙인다.

함께 일하는 사람들에 대한 손 원장의 마음은 외주업체 직원이라고 다르지 않다. 외주업체 직원인 요양보호사나 미화를 담당하는 사람들에게도 같은 마음으로 대한다.

"요양병원에서 24시간 환자를 케어하는 요양보호사 여사님들은 아주 중요한 역할을 담당하죠. 병원 구석구석을 늘 깨끗하게 해주는 미화담당 여사님들도 보이지 않는 곳에서 정말 수고 많이 하는 분들이고요. 원장님은 병실에 들어가면 항상 잊지 않고 여사님들께 '감사합니다. 수고하셨습니다'라며 손을 잡아주곤 하시죠. 원장님께서는 당연한 일이고 별것 아니라고 생각하시는 것 같아요. 하지만 요양보호사 여사님들은 원장님의 그런 태도가 감격스럽다고 얘기들 하세요. 의도적인 게 아니라 진심으로 그러는 게 느껴진다면서요. 그런 여사님들을 보면서 '아, 이게 사람 사는 거구나. 서로가 서로를 존중하는 거구나'라고 느끼곤 해요. 우리 이손의 요양보호사 여사님들이 정말 시간이 갈수록 많이 바뀌고 계세요. 일에 자부심을 갖고 마음으로 환자 분들을 대하시는 걸 느낄 수 있죠. 이런 마음들이 우리 이손의 경쟁력이 아닐까 생각해요."

김외숙 간호부장은 시간이 갈수록 간호사들은 물론이고 요양보호사들도 긍정적으로 많이 바뀌고 있는 것이 피부로 느껴진다고 말한다.

신뢰의 힘으로 함께 가는 사람들

직원들이 느끼는 손덕현 병원장의 진심이 가지는 힘은 짧은 기간에 형성된 것이 아니다.

병원 문을 열고 1년 6개월이 넘도록 손 원장은 병원에서 아예 살았다. 잠은 진료실 진찰대 위에서 잤다. 그러한 열정은 진정성에서 비롯된 힘이었다.

"난 내가 죽어서 누울 수 있는 한 평의 공간만 있으면 된다. 평생을 사심 없이 환자를 위해서 살겠다."는 말은 병원을 시작하면서 손 원장이 직원들에게 했던 말이다. 그 말을 항상 곁에서 힘이 되어주는 행정원장과 초창기 멤버로서 10년 가까운 시간을 이손과 함께 해온 직원들은 지금도 기억한다. 그리고 그들은 '10년을 지켜봤지만, 정말 개인적인 욕심 없이 병원을 위해서 모든 걸 바치는 사람이라는 것을 경험으로 알게 됐다'고 말한다. 이제 간부로서 이손을 이끌어가고 있는 초창기 멤버들의 그런 생각이 손 원장은 반갑고 고맙기만 하다.

"솔직히 10년이라는 시간을 함께 하면서 갈등이 없었다면 거짓말입니다. 오래된 직원들 중에서 한번쯤 사표를 내려고 하지 않은 사람은 없어요. 실제로 그만두었다가 다시 들어온 직원도 꽤 있고요. 우리 이손이 나아갈 방향에 대한 나의 생각에 동조하지 않고, 어떤 새로운 것을 요구하면 불가능하다는 말부터 하던 사람들이 이제는 새로 들어오는 직원에게 병원이 좋은 이유를 얘기하면서 우리의 비전과 목표 달성을 위해 가야 할 길을 설득하는 것을 보면 참 고맙지요. 우리 이손이 환자에게는 좋은 병원이지만 사실 직원에게는 힘든 곳입니다. 그런데 나의 노인의료 철학에 동의하고, 앞장서서 일하며 직원들을 이끄는 모습을 보면서 우리 이손의 미래가 지금보다 훨씬 더 멋지게 완성될 것이라 믿게 되었습니다. 나는 한 조직의 20% 정도가 비전과 핵심 가치를 확고하게 공유하고 실천한다면 그 조직은 목표를 이룰 수 있다고 생각합니다. 아직도 이직률은 높은 편이지만 핵심 인력이 탄탄하게 자리 잡고 있기 때문에 시간이 갈수록 우리 이손 직원의 퀄리티가 높아질 것입니다."

손 원장이 말하는 핵심 인력의 중심에는 개원할 당시부터 지금까지 10년 동안 함께 눈물과 땀으로 이손의 역사를 써온 초기 멤버들이 서 있다.

병원을 준비할 때부터 손 원장과 함께 한 김형규 관리이사는 이손의 산 증인이다.

지금은 은퇴하여 병원과 연관된 사업을 창업하여 제2의 인생을 활기차게 살고 계신다.

"다른 병원에서 행정부장님까지 지낸 분인데 우리 병원에 오셔서 행정의 기본적인 업무를 다 해주셨죠. 제가 경영이나 직원 관리를 배운 분이 관리이사님이세요. 일반적인 병원업계 관행상 경영이나 직원을 관리하는 분이 자신의 주장을 강하게 내세우는 편인데 관리이사님은 늘 병원장님의 생각을 지지하고 따라 주셨죠. 그게 초창기 때 큰 힘이 되었어요. 관리이사님은 일을 하면서 항상 원칙을 지켰어요. 어떻게 보면 답답해 보일 수 있는 이런 점들이 이손의 기반을 튼튼하게 잡아주고 행정업무 전반의 밑그림이 되었다고 생각해요. 제가 행정원장 일을 할 때면 이사님께 배운 것들이 많은 도움이 되고 있습니다."

이손의 행정파트 전체를 책임지며 이손의 철학을 현실화되는 데 큰 역할을 하고 있는 이정화 행정원장은 김형규 관리이사 곁에서 병원 운영의 많은 것들을 배웠다고 한다.

이안수 고문도 이손의 역사에 크게 기여한 분이다. 이손의 본관과 신관 건축을 담당하며 많은 고생을 했고, 시설과 설비 분야의 여러 가지 궂은일을 도맡아 했다. 수리해야 할 곳이 생기면 가능하면 빨리 복구하기 위해 비가 내리는 날에도 직원들과 함께 직접 현장에서 일하고, 지금도 아침 6시 반이 되면 출근하는 이안수 고문은 직원들에게 성실과 솔선수범의 표범이 되고 있다.

박대수 계장도 영선과 설비를 담당하며 이손의 환자가 편리하고 불편함 없는 환경에서 질 높은 치료를 받을 수 있도록 했다. 박대수 계장은 꼼꼼한 성격과 부지런한 일처리로 이손의 업무가 착오 없이 돌아가는 데 큰 몫을 하고 있는 것이다.

30대 초반에 입사한 차용덕 행정부장은 누구보다 성실하다. 원래 총무 일이 전공이었지만 이손에서는 원무과 대리로 출발해 총무, 기획을 두루두루 섭렵한 행정통이다. 행정파트 수장이 되려면 어느 한 부서만 알아서는 안 되며 전체 업무를 파악하고 연계할 줄 아는 능력이 필요하다는 판단에 손 원장은 차용덕 부장에게 여러 부서의 일을 맡겼다. 차용덕 부장은 손 원장의 취지를 잘 알고 신뢰했기 때문에 언제나, 어떤 업무가 주어져도 묵묵히 그 이상을 해냈다.

한복영 심사과장도 초기멤버 중 한 명으로, 역시 차용덕 부장처럼 행정파트의 여러 부서에서 일하며 이손의 토대를 닦는 데 큰 역할을 한 인력이었다. 이손에서의 10년은 그녀에게 인생의 가장 중요한 시간이기도 하였다. 이손에서 좋은 인연을 만나 결혼을 하고 세 아이의 엄마가 되었다. 다른 직장으로 옮긴 남편이 경기도로 발령이 나서 10년 가까이 일한 이손을 떠나야 했지만 한복영 과장에게 이손은 특별한 존재였다. 그녀는 둘째를 출산한 후 육아문제 때문에 어쩔 수 없이 사직을 해야 했다. 그때 자신을 위해 처음으로 재택근무제도를 도입해 집에서 일할 수 있게 해준 손 원장의 배려를 잊을 수가 없다고 한다.

어떤 조직이든 성공한 조직의 가장 핵심 경쟁력은 사람이다. 사람이 변화를 만들어내고 사람이 업적을 이뤄내는 것이다. 손 원장이 직원의 교육과 복지에 최선을 다하는 이유이다.

그리고 이손의 경쟁력 역시 사람, 즉 직원이다. 이손사람들이 경쟁력이 될 수 있었던 이유는 서로 신뢰하기 때문이다. 리더는 직원을, 직원은 리더를 신뢰한다. 손 원장은 직원을, 직원은 손 원장을 믿는다. 이손이 추구하는 노인의료에 대한 손 원장의 진정성을 직원들이 알기 때문에 튼튼한 고리의 신뢰가 형성될 수 있었다. 리더에 대한 신뢰는 곧 그 조직의 구성원이 비전을 향해 한마음으로 전진할 수 있게 하는 힘이 된다.

손 원장의 진심이 이손 직원의 진심을 이끌어냈고, 이손 직원의 진심이 환자와 보호자의 마음에 전해졌기 때문에 이손의 오늘이 가능했으며, 내일이 기대되는 것이다.

|06|

일하는 기쁨을 느끼고
꿈을 키워가는 곳

●●●● "안녕하세요? 이손요양병원의 김은혜 사회복지사입니다. 이번 토요일에 열리는 공연에 참석하시라고 전화드렸어요. 브라스밴드 공연인데 어르신과 함께 추억을 만들어보면 좋을 거 같아 연락드렸어요."

한 시간 넘게 보호자에게 전화를 하던 김은혜 사회복지사는 마지막 통화가 끝나기 무섭게 엘리베이터로 향한다. 9병동에서 개별치료 프로그램인 뜨개질 모임이 있는 날이기 때문이다.

김은혜 사회복지사는 홍길동이라는 별명을 얻을 만큼 본관에 번쩍, 신관에 번쩍 분주하다. 어르신과 프로그램을 진행하지 않는 시간에는 다양한 프로그램을 알아보고 기획하거나, 소속부서인 기획조정실에서 맡은 일을 하느라 또 바쁘다.

"신관이 증축된 후로 업무량이 부쩍 늘어 힘에 부칠 텐데 늘 업무에 대한 열의가 높고 씩씩한 모습이 참 보기 좋아요."

김외숙 간호부장은 그런 김은혜 사회복지사의 모습이 어르신에게는 물론 다른 직원에게도 에너지를 느끼게 한다고 덧붙인다.

김은혜 사회복지사가 많은 업무량에도 불구하고 즐겁게 일하는 까닭은 일하면서 느끼는 보람이 크기 때문이다. 함께 프로그램을 하면서 많이 웃고 즐거워하는 어르신들을 보면 힘들었던 과정이 한순간에 잊혀진다. 뿐만 아니라 프로그램을 통해 조금씩 신체활동 능력과 인지 능력이 좋아지는 어르신들을 통해 자신이 살아 펄떡이는 감동을 느낀다. 일을 함으로써 느끼는 성취감과 보람이 존재의 기쁨으로 이어진다는 것은 이손에서 일하게 되면서 깨닫게 된 사실이다.

그녀가 사회복지사로서 큰 보람을 느낄 수 있는 것은 환자를 위한 복지프로그램을 병원에서 전폭적으로 지원하기에 가능한 것이다.

"2013년에 이손에 왔어요. 사실 학교에서 공부하면서도, 다른 두 곳의 병원에서 근무하면서도, 사회복지사가 이렇게 멋진 일일 줄 몰랐어요. 병원장님께서 저희 복지사보다 더 복지 프로그램에 대한 의지가 커서 많은 기회를 주세요. 전에 있던 요양병원 원장님은 진료에 치중하는 편이어서 어떤 프로그램을 소개하면 그게 필요할까 하시며 좀 더 생각해 보자고 하셨어요. 결국 실행되는 프로그램이 적었죠. 그런데 병원장님은 외국 사례 등을 적극적으로 찾아보시고 저한테 많은 정보를 주세요. 오히려 저희가 따라가기 급급할 때가 있어요. 경제적 지원은 물론 프로그램이 좋은 결과를 만들 수 있도록 다른 부서와의 협조와 연계까지 신경써 주시죠. 이렇게 확실하게 지원을 해주셔서 마음 놓고 더 좋고 유익한 프로그램을 찾아 기획하고 준비할 수 있어요. 그 과정에서 많이 생각하고 배워서 우리 환자들에게 더 많은 도움을 줄 수 있어 보람과 긍지도 느끼게 되고요."

다른 병원에 근무하는 복지사 친구에게 도움을 줄 정도로 전문가가 되고 있어 친구들이 많이 부러워한다는 말을 하며 김은혜 사회복지사는 환하게 웃는다.

그녀는 이손에서 일하면서 환자를 바라보는 시각도 변했다. 이손요양병원은 단순히 어르신의 식사를 돕고, 움직임이 불편한 분을 부축하고, 사소한 요구상황을 들어드리고, 심부름을 하는 것을 목표로 하지 않는다. 적극적으로 어르신을 치료하고 재활하여 어르신이 병원에 입원하기 전의 삶으로 돌아갈 수 있도록 하는 것이 목표이다. 그러다 보니 사회사업프로그램의 역할이 더 중요했고, 그것이 그녀로 하여금 더 열정적으로 일하게 했다.

처음 이손에 입사했을 때, 김은혜 복지사는 어르신들의 표정이 너무 밝고 좋아서 적잖이 놀랐다. 그녀는 그 이유가 궁금했다. 이전에 근무했던 요양병원의 환자에게선 보기 힘든 표정이었다. 그때의 환자들의 얼굴에는 그늘이 짙었고 생기가 별로 없었다. 생활하는 태도도 수동적이라 정해진 시간이 되면 그저 함께 모여 반복되는 재활운동을 하는 게 다였다. 하지만 이손의 재활치료는 무척 역동적이면서 특정한 목표를 위해 다양하게 이뤄지고 있으며, 참여하는 어르신들의 표정도 달랐다. 그리고 당신들이 하고 싶은 것을 적극적으로 요구하기도 했다. 열심히 해서 더 좋아지려는 의지를 갖고 있다는 것을 느낄 수 있었다.

이손의 환자들이 달랐던 이유가 '내가 환자라면? 내 가족이 환자라면?'이라는 질문으로 실천해나가는 존엄케어의 결과라는 것을 시간이 지나면서 그녀는 알 수 있었다. 그런 정서적인 환경이 갖춰져 있다 보니 그녀가 프로그램을 기획하고 실행하기는 더욱 좋았다.

"어르신들이 호응을 많이 해주니까 더 열심히 하게 되죠. 이손에 와서 열심히 일하는 동안 삶을 바라보는 시야도 넓어진 것 같아요. 그래서 어르신과의 교감도 더 잘 되고, 한마디로 사회복지사로서의 능력이 향상되고, 나 개인적으로도 성장한 것을 느껴요."

자부심은 성장의 힘이다

이손이 다른 병원보다 직원이 일하기 어렵고 힘든 곳이라고 알려져 있다. 사실이다. 더 철저하게 4무2탈을 실천하고 환자에게 하나라도 더 도움이 되도록 하기 위해서 남들보다 몇 배는 궁리하고 움직여야 하기 때문이다. 뿐만 아니라 다른 병원에 비해 교육의 강도도 매우 세다. 부서별 교육과 전체 교육, 그리고 팀 어프로치를 위한 준비까지 업무 외적인 일의 양도 만만찮다.

하지만 일하기 힘든 곳이라는 인식에도 불구하고 이제 점점 '일하고 싶은 병원'으로 꼽히기도 한다. 이손의 철학을 공유하고 열심히 일하면 자신도 성장하고 보람도 느낄 수 있다는 것을 체험하는 사람들도 많기 때문이다. 업무도 많고 교육에도 시간 투자를 많이 해야 해서 힘들지만, 그만큼 기회도 많아 개인의 성장에 큰 도움이 되는 일터라는 사실을 이손에서 일하는 사람들을 통해 확인할 수 있다. 거기에 이손요양병원에 대한 외부의 평가가 좋다는 사실까지 보태져 입사를 희망하는 사람이 늘고 있는 것이다.

이선혜 주임영양사 역시 이손에서 일하면서 영양사라는 직업을 선택한 것에 대해 다시 한번 자랑스럽게 생각하게 되었다. 이손이 첫 직장인 그녀는 일하는 시간이 쌓일수록 자신의 일에 대한 자부심과 보람을 느낀다.

"병원에서 일해보겠다 생각했지만, 일을 통한 성취와 만족도가 이렇게 클 줄은 몰랐어요. 제가 준비하는 음식으로 누군가를 행복하게 하는 것이 이렇게 좋을 줄도 몰랐고요. 더구나 병원에서 생활하는 어르신의 경우 사실 우리가 당연히 여기는 일상의 기쁨을 많이 못 누리는 분들이 잖아요. 그래서 먹는 즐거움이라도 더 많이 느낄 수 있게 해드리자는 생각에 힘든 줄도 모르고 밤늦게까지 새로운 음식을 연구해요. 건강 회복에도 도움을 드리면서 행복한 기분을 느낄 수 있는 음식을 준비하기 위해서예요. 이손이 영양사라는 직업에 자부심을 가질 수 있게 해줬다고 생각해요. 치료와 재활은 물론이고 모든 부분에서 최선이어야 한다는 이손의 원칙이 식사를 담당하는 제게도 점점 체질화되었거든요. 사람을 생각하는 우리 이손의 퀄리티에 맞게 역할을 다하다 보니 영양가 높고 맛있는 식사를 준비하게 되더라고요."

그녀가 이손에서 일한 지 4년, 그렇게 긴 시간은 아니지만 그녀는 웬만한 병원에서 영양사가 해볼 수 있는 업무는 다 해본 것 같다고 한다.

또한 배운 것도 정말 많았다. 학교에서는 단순히 음식의 영양, 조리 등에 대한 것을 배웠지만 이손에서 일하면서 그 음식을 먹는 사람에 대해 느끼고 배우는 자세를 갖게 된 것이다. 환자가 아니라 보통 사람들과 똑같은 사람으로 바라보게 되었고, 그 분의 삶을 이해하게 되었다. 그리고 사람과 사람의 관계도 깨달아가는 시간이었다. 이선혜 주임영양사는 처음 입사할 때와 현재의 자신이 확실히 다르다는 것을 스스로 느낀다고 말한다. 훨씬 당당해지고 적극적이 되었으며, 동시에 책임감과 사명감이 강해졌다.

"스스로를 자랑스럽게 여기고 이손의 일원이라는 사실에 긍지를 느낄 수 있다는 것은 제 인생의 큰 행운이라 생각해요. 다 우리 이손 가족들 덕분이죠. 그리고 원장님께서 늘 든든하게 지원해주세요. 재료비 걱정하지 말고 좋은 식자재를 사용하라고 노래하는 건 물론이고, 저희 영양사들이 무언가 새로운 것을 해보려 할 때 항상 독려해주세요. 뿐만 아니라 먼저 우리가 배울 수 있는 기회를 만들어주려 하세요. 일본 아리요시 병원에서 연동식을 비롯하여 새로운 음식을 보고 배우라고 2박3일 연수도 보내주셨죠. 믿고 지원해주니까 의무감도 더 느끼고 더 즐겁게 일할 수 있어요. 결과적으로 환자에게 좋은 식사를 대접할 수 있어 환자도 행복하고, 그 모습을 보는 저희도 기쁘죠. 그 과정에서 나도 모르게 한

뼘씩 성장하는 것 같아요."

같이 공부했던 영양사 친구들에게 아이디어도 주고 이런저런 조언을 해주고 있는 그녀를 친구들은 부러워한다.

"우리 재활치료센터는 어느 병원과 견주어도 밀리지 않는 팀이라고 자신합니다. 환자를 대하는 정성은 물론이고 전문적인 실력 또한 최고라고 생각하며, 학술대회나 세미나에 참여하여 발표도 하고 정보를 교환하려고 노력합니다. 요양병원 팀만이 아니라 일반 병원 팀도 저희 실력을 인정하죠."

정영조 재활치료센터장은 일반 종합병원 재활치료센터에도 결코 뒤지지 않는 실력과 기술을 쌓기 위해 재활치료센터 전체가 치열하게 노력한다고 말한다. 업무 외 시간으로 채워지는 빡빡한 팀별 교육과 자체 컨퍼런스 등으로 쌓아온 실력은 다른 병원 재활치료센터와의 컨퍼런스에서 큰 주목을 받았고, 이손이 재활전문병원이라는 평가를 받는 데 중요한 역할을 하고 있다.

이손요양병원의 재활치료센터가 최고의 시설과 최고의 인력을 갖춘 곳이 되기까지 병원의 지원이 없었다면 불가능했을 것이다.

"우리 경우 외부강사도 최고의 분들이 오십니다. 제가 필요한 교육이라고 말씀드리고 해당 치료분야에서 최고로 인정받는 강사를 요청드리면 원장님은 비싼 강사료에 신경 쓰지 않고 모십니다. 우리 스스로도 공부를 많이 하지만 한 번씩 최고의 전문가로부터 업그레이드된 내용을 배우니까 실력이 늘 수밖에 없죠. 그리고 필요한 물품이나 기기도 전폭

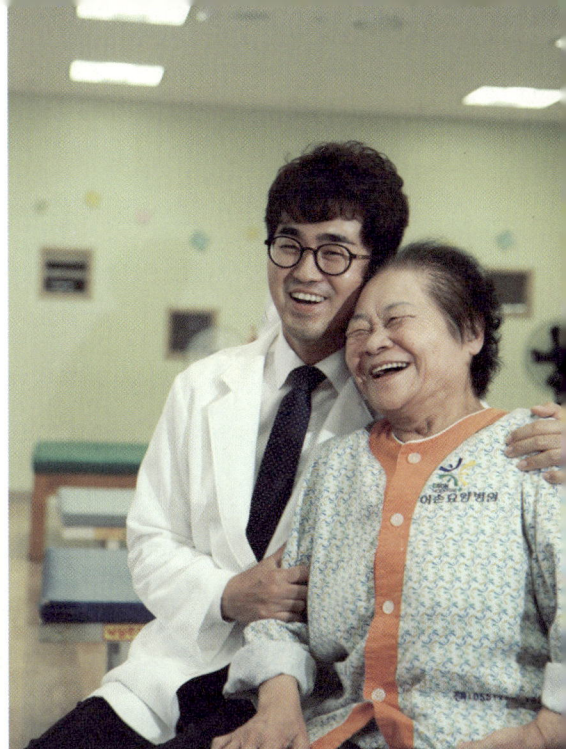
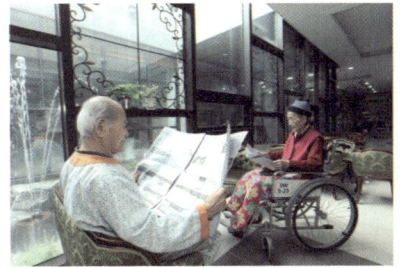

적으로 지원해줍니다. 투자를 많이 하는 거죠. 이렇게 배우고 공부하고 실전에서 열심히 활용하여 결과가 좋다보니 점점 더 자신감이 생기고 그러한 자신감이 더 열심히 하는 동력이 됩니다. 결과적으로 환자와 가족에게 인정받고, 나아가 같은 분야에서도 인정받게 되니 이손의 재활치료센터 일원이라는 사실에 자부심을 느끼게 되는 것입니다. 이런 자부심은 그 사람을 더욱 성장하게 이끄는 힘이라고 생각합니다."

정영조 센터장의 목소리에서 강한 힘이 느껴진다. 이손에서 열린 PNF 국제코스는 이손 재활치료센터의 실력을 보여줌과 동시에 이손사람들의 자부심을 높여주는 계기가 되었다. 각 지역에서 3년 이상의 경력을 가진 물리·작업치료사 24명을 뽑아 열흘 동안 하루에 여덟 시간씩 교육을 해서 120시간을 이수한 치료사들에게 자격증을 부여하는 교육이다.

교육 기간 동안 공간을 제공하고 교육도 하는 국제코스를 유치해서 개최할 수 있다는 것은 그만큼 대내외적인 규모가 된다는 것을 의미한다. 당연히 이손의 역량을 집약적으로 보여주는 기회가 되었다.

평탄한 길은 아니지만 모두가 열심히 한 목표를 향해 함께 달리는 동안 병원도 성장했고, 자신도 성장했다는 사실을 실감하는 이손사람들은 한둘이 아니다. 이들이 이손의 미래를 만들어나가는 것이다.

부서를 막론하고 적극적인 지원과 교육을 통한 동기부여로 구성원들이 일하는 재미를 한껏 느끼고 동시에 그 분야의 전문가로 성장하는 곳, 이손요양병원이 꿈꾸고 실천하는 일터이다.

|07|

이손의 마음은
교육에서 나온다

●●●● 10년 동안의 치열한 노력 끝에 이제 이손요양병원의 이름이 외부에도 신뢰할 수 있는 요양병원으로 알려지고 있다. 하지만 지금까지의 노력이나 현재의 결과보다 중요한 것은 앞으로도 흔들리지 않고 더욱더 존엄케어를 열심히 실천해가는 것이다.

그래서 손덕현 병원장은 초창기부터 무게중심을 둔 교육에 더욱더 집중하고 있다. 구성원이 강한 결속력으로 하나가 되어 이손이 추구하는 노인의료를 실천해갈 수 있도록 이끄는 최고의 방법은 바로 교육이라고 믿기 때문이다.

4무2탈을 실천한다는 것은 일하는 사람의 입장에선 정신적으로나 육체적으로 더 힘들다는 것을 의미하기 때문에 신념이 없이는 불가능한 일이다. 그리고 신념은 교육을 통해 더욱 단단해질 수 있다는 점에서 교육의 중요성은 매우 크다. 다른 곳에 비해 일의 강도가 훨씬 높지만 이손에 남아 오늘날의 이손을 만들어내고 있는 직원은 이손의 철학을 공유하는 사람이고, 한 조직의 경영철학을 구성원들이 공유할 수 있도록 하려면 교육만한 것이 없기 때문이다.

손 원장이 병원을 시작하면서부터 교육을 중요하게 여긴 이유도 교육의 가치를 잘 알고 있기 때문이다. 그는 모든 변화와 실천의 주체는 사람이고 사람이 변하려면 교육이 필요하다고 생각한다. 이러한 그의 신념에 의해 이손의 교육은 그 어느 병원보다 강도 높고 체계적이다. 교육의 내용도 전문적인 것은 물론이고 교양이나 인성 등 전인적인 내용으로 채워져 있다. 이손의 철학을 공유하기 위해서는 전문적인 지식만이 아니라 인성과 인문학적인 사고 능력도 갖춰야 하기 때문이다.

"저희가 결코 잘 한다고 생각하진 않습니다. 그래도 4무2탈 운동에 최선을 다하려고 노력하고 있기에 조금씩 성과를 내는 거 같습니다. 당연히 직원들의 노력의 결과죠. 현실적으로 볼 때 요양병원에서의 4무2탈은 무척 어렵습니다. 환자와 보호자의 적극적인 협조가 없으면 어려운 일이고, 거기에 인력 부족이나 제도적인 문제로 가중되는 병원 운영의 어려움 등이 연관되어 있기 때문에 직원들의 희생과 사명감이 없으면 불가능한 일입니다. 이런 악조건 속에서도 우리 직원들은 4무2탈을 실천하며 존엄케어를 위해 치열하게 노력했습니다. 이점을 알기에 많은 분들이 우리 이손을 믿는다고 생각하고요. 이손의 철학을 이해하고 열심히 실천하는 '이손맨'들이 늘어나 점점 깊이 뿌리를 내려 안정적인 인

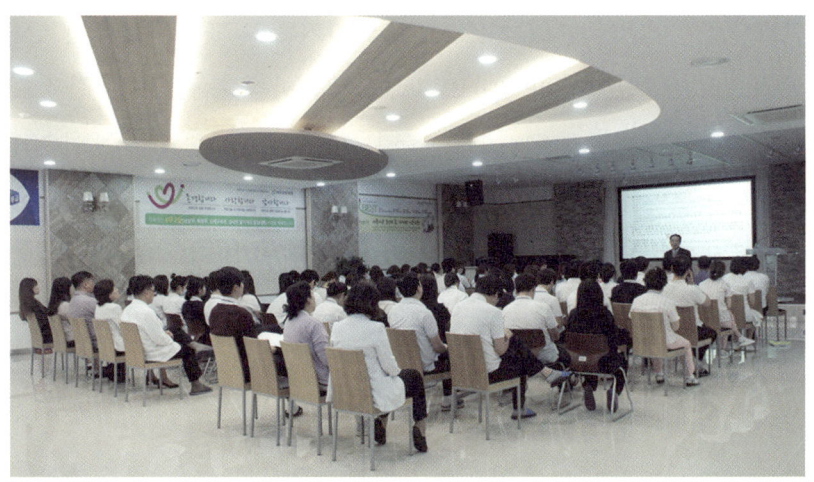
인재 양성을 위한 교육

력 구성이 이뤄지고 있는 것은 참 고맙고 다행한 일입니다."

중요한 것은 직원들이 존엄케어에 대한 신념을 어떤 상황에서도 흔들리지 않고 굳게 지킬 수 있도록 하는 것이다. 신념은 그것을 지켜야 할 이유가 충족될 때 지켜진다. 왜 4무2탈을 통한 존엄케어를 실천해야 하는지 그 이유를 만들어줘야 하는 것이다. 이손은 그 이유를 교육을 통해 만들어주고 있다.

존엄케어를 실천하기 위해서는 모든 부서가 함께 노력해야 하지만 특히 간병과 간호파트의 역할이 핵심이라고 할 수 있다.

"그만두는 직원의 대다수가 힘들어서 못하겠다는 것이 이유입니다. 4무2탈을 왜 이렇게까지 지켜야 하느냐, 그거 아니어도 할 일이 진짜 많은데 왜 하는지 모르겠다는 거죠. 그리고 좀 더 편한 곳으로 옮겨갑니다.

간호사들이 취업할 수 있는 길은 굉장히 많거든요. 모든 병원이 간호사를 잡으려고 혈안이 되어 있어요. 간호사가 그만큼 부족해요. 이런 점도 쉽게 그만두는 이유 중 하나고요. 무엇보다 가장 중요한 이유는 이손의 존엄케어 철학을 받아들이지 못하고 간호사로서의 본질적인 사명감도 부족하기 때문이죠. 그래서 교육이 필요하고 중요한 겁니다."

김외숙 간호부장 역시 교육의 중요성을 강조한다.

이손에는 퇴사를 했다가 다시 입사하는 경우가 더러 있다. 막상 다른 병원에 가보니까 환자를 너무 열악한 상태로 방치하는 상황이었고, 환자 중심이 아니라 병원 운영과 돌보는 사람 중심이어서 환자가 충분한 케어를 받지 못하고 있었다. 그런데 그것이 자꾸 마음에 걸린 것이다. 말만 병원이지 그저 먹고 잘 수 있는 공간에 불과한 곳도 있었다. 당연히 일은 편했지만 몸이 편한 것에 만족하지 못하고 자꾸 마음이 불편해서 그때서야 이손에서 왜 그렇게 존엄케어를 강조했는지 생각하고 돌아오고 싶다는 것이다.

환자를 제대로 보살피지 않고 최소한의 존중도 하지 않는 병원에서 견디지 못하고 다시 이손으로 돌아오는 사람일수록 퇴사 전 이손에서 머물었던 시간이 길었다. 이러한 사실은 한 조직의 철학을 공유함에 있어 교육의 중요성을 입증하는 것이라 할 수 있다. 교육이 어느 정도 되어 있고 이손의 환경에 익숙해진 사람은 환자들의 존엄성이 무시되고 충분한 치료와 재활이 이뤄지지 않는 환경이 편안하지가 않은 것이다

재입사한 직원들은 이손에 있을 때는 '내 부모라면?'이라는 질문이 그

렇게 와 닿지 않았는데, 인간이 누려야 할 많은 것들로부터 소외당하며 그저 살아 숨쉬는 육체로 남아 시간만 보내는 환자들을 보니 그 질문의 의미를 알겠더라고 말한다. 원래 간호 일을 선택한 사람들은 대부분 봉사정신과 환자를 위하는 마인드가 어느 정도 있는 사람들이다. 거기에 이손에서의 존엄케어가 자신도 모르게 몸과 머리에 배다보니 서서히 변해갔고, 그 사실을 모른 채 힘든 것만 생각해서 이직했지만 몸은 편할지언정 마음이 불편했던 것이다. 가치관이 그만큼 중요하다. 그리고 가치관을 형성하는 데 교육의 힘은 생각보다 크다.

김외숙 간호부장은 간호파트의 교육에서 일반 병원의 사고방식에 젖어 있는 것을 깨트리는 것이 가장 급선무라고 말한다. 그래서 그녀는 누구보다 교육에 앞장설 뿐 아니라 근무 외 시간에도 개별 면담을 자주 한다.

이렇듯 이손요양병원의 신뢰성과 차별화는 교육의 힘이다.

"이손의 교육 대상은 간부교육과 신입직원교육, 임직원통합교육으로 나뉘져 있습니다. 교육 내용은 간부교육의 경우 주임, 책임간호사 이상의 직책과 보직자들에게 조직문화, 리더십, 경영전략, 영업과 브랜드마케팅 등을, 신입교육의 경우 교육시행일 3개월 전 입사자에게 CS교육, 직장생활 기본자세, 업무추진 기본기 다지기 등을 교육하고 있습니다. 전 임직원을 대상으로 하는 통합교육은 CS교육, 업무관리, 자기계발, 교양 등을 실시합니다. 일정으로는 매월 첫째 주에 총 11시간의 CS교육, 둘째 주에 간부교육, 셋째 주에 전 직원 교양교육, 넷째 주에 신입 일반

교육이 이뤄집니다. 이러한 기본 커리큘럼 외에도 독서토론, 외부 초청 강사 특강, 해외연수 등 다양한 방법으로 전문 분야는 물론이고 인성교육과 인문학 교육을 진행하고 있습니다. 앞으로도 더욱 질 높고 풍부한 내용의 교육을 체계적으로 해나갈 것이며, 이손만의 차별화된 교육을 더욱 강화할 계획입니다."

이손의 전체 교육과 행사 등을 기획하고 진행하는 유수상 기획조정실장의 말이다.

요양병원의 특성상 핵심 인력이라 할 수 있는 간호부에 대한 교육은 더욱 중요하다. 따라서 간호부의 교육은 이손의 존엄케어 철학을 기본으로 한 커리큘럼으로 짜여 있으며, 환자의 생명을 돌보는 간호사로서 체계적인 임상교육은 물론 인성교육까지 진행하고 있다.

간호사로 입사하면 총무과에서 병원의 전반적인 오리엔테이션을 받은 후 간호부에 배치되고, 신규직원 간호 체크리스트를 배부받게 된다. 병동에서 반드시 배우고 익혀야 하는 간호실무와 병원의 이념과 가치를 배울 수 있게 정리해 놓은 체크리스트이다. 이를 바탕으로 신규 간호사를 교육하고, 각 병동의 수간호사는 인수인계 시간에 케이스별 스터디를 통해 부서원 교육을 진행하고 있다.

그리고 매일 아침 8시, 병원장의 병동회진 때 시행하는 소그룹의 팀 어프로치를 통해 사례별로 교육을 받고 환자에 대해 소통하고 정보를 공유한다. 더 나아가 주1회 시행하는 그랜드 라운딩(Grand rounding)에서는 환자의 애로사항이나 문제점, 상황별 대처방법에 대한 집중교육을 받는다. 이 교육을 통해 환자에게 애정과 관심을 가지고 환자 간호에 최선을 다하는 태도와 방법을 가르치고 있다.

그리고 한 달에 한 번씩 시행하는 임상교육은 간호사가 임상에서 적용하고 간호하는 데 반드시 익혀야 하는 필수적인 교육이다. 이 과정은 간호의 질을 한 단계 업그레이드하고 본인들의 자질 향상에도 큰 도움이 된다.

환자는 물론 환자의 가족까지 지지해주고 상담해주는 간호사만이 진정 요양병원의 꽃이라 할 수 있다. 꽃이 될 직원을 위해 체계적인 시스

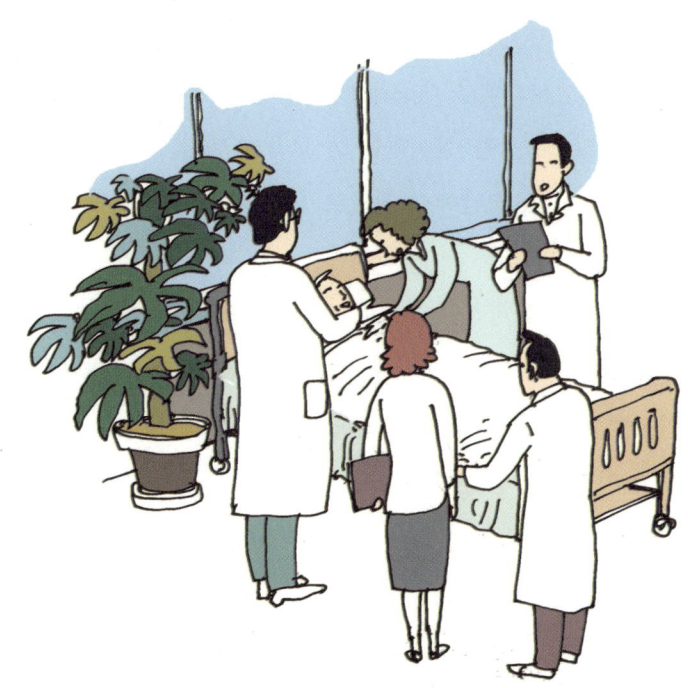

템으로 교육을 강화하고 있기에 이손은 차별화되고 체계적인 교육사관학교라 자부할 수 있는 것이다.

노인의료에서는 팀 어프로치가 중요하다. 이손요양병원에서는 주1회 영양회의, 재활컨퍼런스, 진료통합회의 등의 다양한 교육과 회의를 실시하여 입원 환자에게 질 높은 의료서비스를 제공하기 위해 노력하고 있다. 특히 진료통합회의는 의사, 간호사, 영양사, 재활치료사, 심사행정 각 부서의 간부들이 전부 참석하여 컨퍼런스를 진행한다. 이러한 회의를 통해 환자의 정보를 공유하고 입원 중 치료와 적응에 어려움이 없도록 전 직원이 노력하고 있는 것이다.

2013년에는 인증제를 준비하며 규정집을 만들고, 이를 토대로 실행할 수 있는 시스템을 새로 정비하였다. 각 부서별 집체교육은 물론 1:1 개인별 맞춤교육을 실시하는 등 교육에 대한 열의가 뜨거웠다. 그리하여 부산, 울산, 경남에서 최초로 요양병원 인증을 획득하는 쾌거를 이루게 되었다.

"다양하고 체계적인 교육 프로그램은 환자를 이해하고 잘 돌보기 위한 중요한 과정입니다. 앞으로 교육을 강화시켜 질 높은 서비스를 제공함으로써 환자에게 삶을 돌려드릴 수 있고, 환자의 삶의 질과 행복지수를 높여드리는 병원이 되도록 하겠습니다."

이손사람들의 열정에 감사한다는 손 원장의 다짐이다.

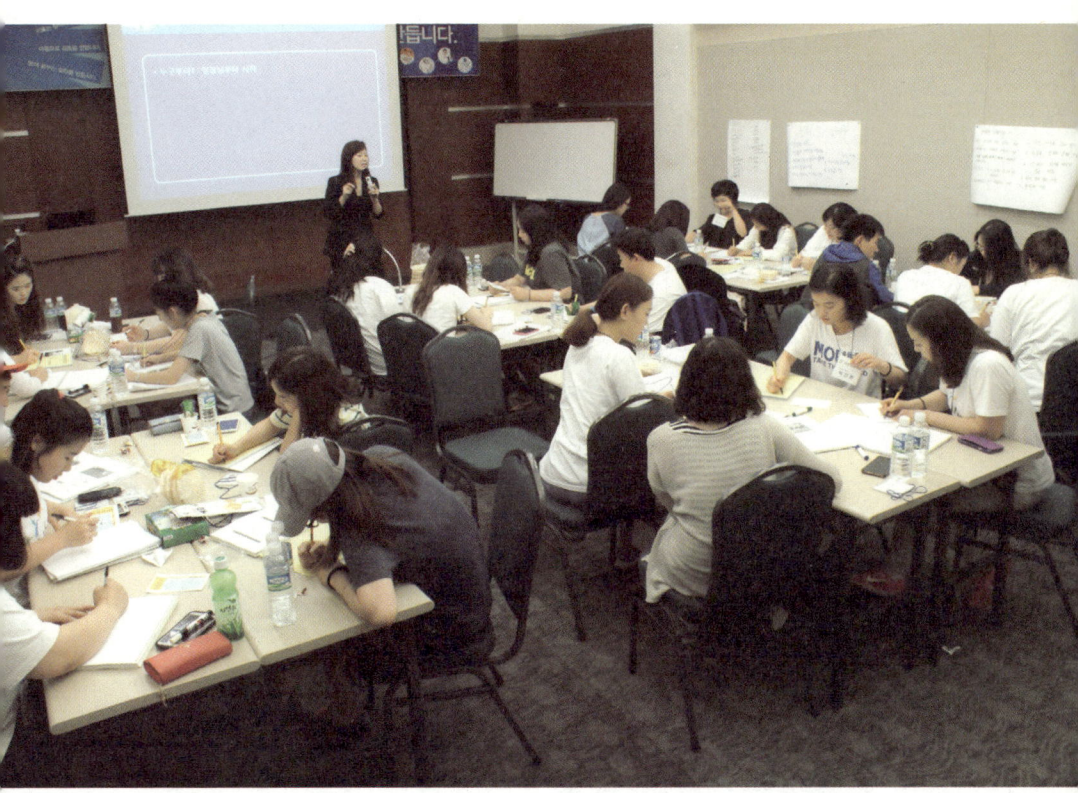
전직원 CS교육

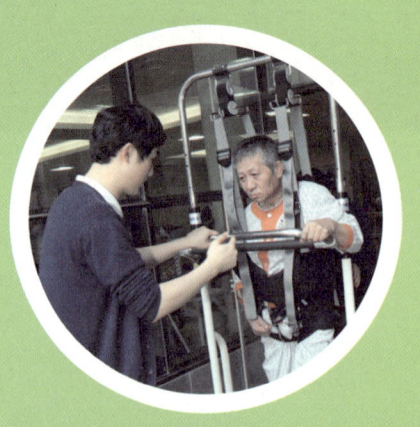

2장

존엄케어의 길, 4무2탈

|01|

4무2탈은 존엄케어의 나침반이다

●●●● 노인의료의 바른 길은 존엄케어라는 것이 손덕현 병원장의 신념이자 철학이다. 그리고 손 원장을 구심점으로 하는 이손사람들은 존엄케어를 자신들의 업(業)이라 생각하다.

이손요양병원이 추구하는 업(業)의 실천방안은 바로 4무2탈이다. 신체구속 무, 욕창발생 무, 낙상발생 무, 냄새발생 무, 탈 기저귀, 탈 침대의 4무2탈은 병원 중심의 케어에서 환자 중심의 케어로 나아가는 실천사항이다.

"이손요양병원은 인간의 존엄성 회복이라는 프로젝트를 2008년부터 탈 기저귀를 선두로 시행하고 있으며, 이러한 존엄성회복 프로젝트를 바탕으로 4무2탈 운동을 진행하고 있습니다. 4무2탈 운동의 실천은 모두 어르신들의 존엄성과 자존감을 지키기 위한 노력에서 비롯된 것입니다. 단순히 어르신을 위한 실천이 아닌, 한 인간을 향한 존중과 배려의 첫 걸음입니다. 어르신을 한 인간으로서 존경하고 치료하고자 하는 마음과 남아있는 잔존능력을 최대한 유지 및 향상시키기 위한 노력입니다. 저희 병원도 아직 이러한 목표를 충분히 달성 못했지만 꾸준히 진행해야 할 사명이라 생각하고 있습니다."

손 원장은 4무2탈 운동이 우리나라 요양병원이 나아가야 할 길이라고 말한다.

국민건강보험공단에서 발표한 2014년 상반기 건강보험 주요 통계에 따르면, 2014년 6월말 기준으로 요양병원 1,287개 소, 병상 수 198,705병상으로 급증하였다.

급속한 고령화에 대한 정부의 대책 미비로 요양병상이 부족해지자 2000년 초, 정부는 요양병원 설립에 경제적 지원과 동시에 진입 장벽을 낮추었다. 그 결과 요양병원이 너무 과도하게 증가했을 뿐만 아니라 요양병원이 갖춰야 할 기본적인 조건조차 제대로 갖추지 못한 병원들도 생겨났다. 그리고 이러한 병원들의 여러 문제점이 언론을 통해 부각되어 노인병원에 대한 국민의 불신이 아주 높다. 그렇기 때문에 이제 양적인 성장에서 질적인 향상으로 돌아서야 할 시기라고 손 원장은 주장하는 것이다. 왜냐하면 어르신들은 충분히 존중받고 필요한 치료를 받을 권리가 있기 때문이다.

어르신들은 일본 식민지시대에 태어나 어려운 성장과정과 청년기에는 해방과 한국전쟁을 겪었으며, 국가경제개발 계획의 선봉에서 국가를 가난에서 선진국으로 도약할 수 있는 계기를 마련한 주인공들이다.

어르신들이 태어나고 자랄 때는 대가족제도가 일반적인 사회였지만 산업화와 도시화 과정을 겪으면서 전통적인 대가족제도가 붕괴되고 핵가족화되어서 어르신들이 노년기를 맞아 사회경제적으로 급격한 변화를 겪게 되었다. 많은 어르신들이 자녀교육에 경제력을 거의 다 투자했으면서도 스스로의 노후보장은 마련하지 못해 노년기가 흔들리는 상황을 맞이하게 되는 등, 여러 가지 측면에서 어느 계층보다 많은 변화를 겪으면서 희생된 분들이다.

65세 이상 노인의 55%가 월 소득 20만 원 이하로 수입의 대부분을 자녀에 의존하고 있고, 전체 노인의 47%(150만 명)가 노후준비가 안되어 있는 것으로 나타났다. 또한 87%의 노인이 치매, 중풍 등 각종 만성질환자이며, 노인의 3.5%인 11만 명이 사회와 가정으로부터 역할 상실로 인한 소외와 고독을 당하고 있다.

이손요양병원은 노인의료를 주로 담당하는 병원이므로 당연히 이러한 다양한 원인과 현상의 노인문제에 관심이 높다. 그리고 노인문제의 해결에 필요한 사회적 역할이 있다면 최선을 다해 노력하고자 한다. 물론 가장 핵심 본분은 이손요양병원에 입원하신 분들을 최고로 보살펴 드리고 자립을 돕는 것이다. 그래서 이손은 입원하신 분들의 삶을 존중하고 그분들이 마지막까지 인간적인 삶을 살 수 있도록 돕기 위해 재활을 중심으로 하여 존엄케어를 시행하고 있는 것이다. 그리고 4무2탈은 이러한 존엄케어의 출발점이자 가야 할 방향을 끊임없이 가리켜주는 나침반이다.

사실 질병이나 가족 등 여러 상황이나 조건이 무척 다양한 상태의 환자가 입원하고 있는 요양병원에서 4무2탈을 실천하는 것은 참으로 어렵다. 하지만 그럼에도 불구하고 마땅히 해야 할 일인데 아직 우리 사회와 요양병원과 시설이 이러한 면을 간과하고 있어 이손요양병원이 먼저 이러한 운동을 전국적으로 전개해 나가고 있는 것이다.

그러므로 이손사람들에게 있어 4무2탈의 실천은 우선 어르신을 비롯한 입원 환자와 가족을 위한 의무이자 우리나라 요양병원의 수준을 끌어올리고 질적 변화를 이끌기 위한 사명인 셈이다. 그래서 땀과 눈물을 쏟으면서도 치열한 노력을 멈추지 않는 것이다.

4무2탈은 각각이 서로서로 밀접한 관계를 가지고 있다. 탈 침대를 위한 노력을 하다보면 탈 기저귀에도 좋은 영향을 미칠 수 있고, 그 반대도 마찬가지다. 또한 탈 기저귀와 탈 침대는 욕창과 냄새를 없기 위해 꼭 필요한 조건 중 하나이며, 환자의 주의를 다양하게 이끌 수 있는 여러 프로그램 참여를 가능하게 하여 신체구속을 없애는 데도 큰 영향을 미친다. 또한 재활치료에도 적극적일 수 있게 함으로써 낙상 방지에도 도움이 된다. 특히 낙상 경험으로 인해 움직이는 것을 두려워하는 어르신들께는 우선 탈 침대를 유도해야 하는 것이 꼭 필요한 과정이다. 4무2탈은 이렇게 한 가지를 실천하기 시작하면 나머지 항목에 좋은 영향을 미치는 시너지 효과가 있다.

4무2탈을 통한 존엄케어가 가능해지기 위해서는 일반 병원처럼 수치나 현상만 보고 좋아졌는지 나빠졌는지를 판단하는 것이 아니라 환자의 인격과 인간성 등 삶을 이해하면서 4무2탈을 해야 하는 이유와, 4무2탈의 실천을 통해 병이 나을 수 있다는 확신을 갖고 환자를 대해야 한다.

이손요양병원의 가장 큰 차별화는 바로 4무2탈의 실천율이 높다는 점이다. 아직 부족한 점이 많지만 4무2탈이 성공적으로 이뤄지고 있는 과정이기 때문에 성장하고 있다. 그리고 4무2탈의 실천율이 높은 이유는 존엄케어를 실천해야 한다는 철학을 이손사람들이 함께 공유하고 있기 때문이다.

"4무2탈은 직원들 입장에서는 참 힘듭니다. 손도 많이 가고 신경도 훨씬 많이 써야 하고 귀찮은 일입니다. 병원을 운영하는 제 입장에서도 직원들이 불만을 가질 뿐 아니라 퇴사의 주된 원인이 되는 4무2탈을 밀고나가는 것은 어려운 일입니다. 4무2탈을 잘 한다고 해서 수가를 더 받거나 어떤 혜택이 있는 것도 아닙니다. 전 직원이 이러한 목표에 한마음으로 하는 것이 필요한데 현실상 어려운 점이 참 많습니다. 물론 이해하고 진심으로 동참하는 직원들이 늘어나 초기보다는 많이 나아졌고 실천율도 높아졌지만, 여전히 운영하는 입장에서는 어려운 일입니다. 그렇다고 해서 포기할 수 없죠. 그렇게 된다면 이손의 궁극적 목표인 존엄케어를 포기하게 되는 것이기 때문입니다."

손 원장의 말처럼 4무2탈 운동은 존엄성케어와 자립의 실천운동이며 한 인간을 향한 존중과 배려의 첫걸음이다. 또한 남아있는 잔존능력을 유지 및 향상시키는 운동이자 한국의 요양병원이 앞으로 나아가야 할 방향이다.

| 02 |

기저귀는 버리고 침대는 멀리
- 탈 기저귀, 탈 침대

존엄케어의 출발점, 탈 기저귀

●●●● 탈 기저귀는 노인의 존엄성 회복과 일상생활능력(ADL) 향상은 물론 자존감을 높이기 위한 재활프로그램의 일환으로, 손덕현 병원장이 궁극적으로 지향하는 '존엄케어'의 출발점이라 할 수 있다.

배뇨는 존엄케어의 가장 필수적인 행위이다. 그런데 배뇨를 위해 다른 사람의 손을 빌리는 것은 자신의 생명이 다른 사람의 손에 달렸다는 뜻이며, 환자 입장에서 기저귀를 사용한다는 것은 남에게 자신의 치부를 드러내는 것이다.

탈 기저귀 운동은 어르신들이 기저귀를 사용하지 않고 개별배뇨훈련을 통해 독립적인 배뇨활동을 하여 화장실에 갈 수 있도록 하는 것이다. 이손요양병원에서는 기저귀 착용 자체가 인간의 기본 활동을 빼앗는 것으로 존엄케어에 상반된다고 본다. 그렇기 때문에 꼭 기저귀를 착용해야 할 환자를 제외하고 직원의 편의로 기저귀를 사용하는 것을 가능하면 줄이려고 노력한다.

어르신 스스로 화장실에 가도록 훈련하고 재활치료를 함으로써 인간으로서의 삶을 존중받을 수 있다는 희망을 드리는 방법이 바로 탈 기저귀이다. 이손에서는 10초라도 서 있을 수만 있다면 탈 기저귀가 가능하다고 생각한다. 그래서 재활의 1차 목표를 앉아 있도록 하고, 하지의 기력을 향상시키는 것으로 잡고 있다.

탈 기저귀 운동은 직원들이 가장 힘들어하는 일이며 퇴사로 이어지는 큰 원인이지만, 인간의 존엄성과 이손의 철학에 대한 지속적인 교육을 통해 설득함으로써 차츰 자리를 잡아가고 있다.

실시 초기에는 직원들의 반발도 심했고 환자나 가족도 이해를 하지 못했다. 기저귀 값을 아끼려고 한다는 오해도 생겨났다. 하지만 탈 기저귀의 효과가 분명하게 나타나면서 직원들의 인식이 달라졌다. 그리고 가족의 협조를 얻으면서 2년 전부터는 빠른 속도로 실천율이 높아지고 있다. 탈 기저귀는 환자의 재활에도 큰 영향을 미치고 있으며, 탈 기저귀의 실천율이 올라갈수록 환자의 재활 결과도 좋아지고 있다.

79세의 임복례(가명·여) 할머니는 파킨슨, 뇌경색, 신우신염, 고혈압, 당뇨, 천식, 골다공증의 급성기 질환으로 내과적 문제가 심각했다. 거기에 치매까지 있는 환자여서 입원할 당시 인지장애와 섬망 증상이 심해 수면장애와 헛소리로 타인에게 피해를 줄 정도였다.

일반 병원에서도 감당하기 어려워 정신과병원으로 보내야 하는 게 아닌지를 고민할 정도로 증상이 너무 다양하게 나타났던 환자였기에 가족들의 낙담이 아주 컸다.

"정말 이손에 오기를 잘했다고 생각해요. 여기에 왔기 때문에 우리 어머님이 좋아지셨어요. 처음 대학병원에 입원했을 때 진짜 정신과병원으로 모셔야 할 정도로

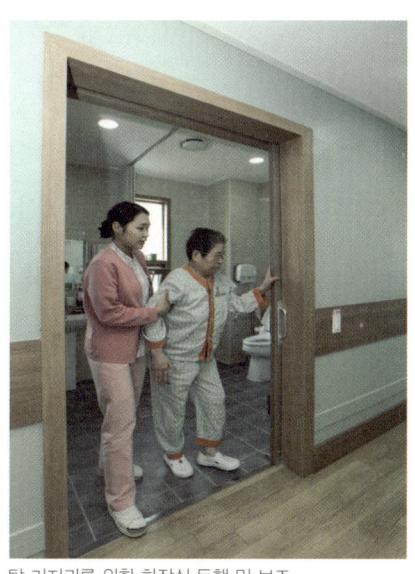

탈 기저귀를 위한 화장실 동행 및 보조

어머니의 인지 상태가 안 좋았는데 여기 와서 이렇게 좋아진 것은 진짜 드라마 같아요. 너무 고마운 마음이죠. 이전 병원에서는 시간이 지날수록 병원 사람들이 너무 힘들어했어요. 물론 가장 힘들고 고통스러우신 건 어머니셨죠. 어머님이 조금이라도 편안해지기만을 매일 기도했어요. 그런데 정말 기적처럼 놀라운 일이 일어난 거예요. 3월 초에 입원하실 때만 해도 집으로 모셔갈 수나 있을지, 혹시 그것이 불가능한 일이 되지는 않을지 걱정했습니다. 그런데 6개월 만인 9월에 퇴원하실 수 있게 된 거죠. 그것도 아주 호전된 상태로 말이에요. 우리는 아직도 믿기지 않을 정도로 놀라워요. 정말 이손의 모든 분들께 감사드려요."

퇴원 당일, 임복례 어르신의 며느리는 손 원장과 머물렀던 병동 간호

사들을 일일이 찾아다니며 몇 번이고 고개 숙여 인사했다.

전혀 움직일 수 없어 누운 상태로 24시간을 보내야 했고 배변도 기저귀에 의존해야 했던 임복례 어르신이 예전과 똑같지는 않지만 걷기도 하고 화장실도 다니며 앉아서 식사도 하는 등 이전의 모습을 많이 되찾은 것을 보고 놀란 것은 가족만이 아니었다. 초기에 의사소통도 되지 않고 화도 잘 내는 편이라 재활이 많이 힘들었기 때문에 병원 측에서도 놀라운 결과였다.

하지만 어르신의 회복은 기적이 아니었다. 단순한 보살핌이 아니라 삶에 대한 희망을 잃은 환자에게 희망과 의지를 되살려주고 남아 있는 삶을 적극적으로 누릴 수 있도록 잃어버린 기능을 최대한 원래상태로 되돌리는 '존엄케어'를 하려고 노력한 결과였다.

가장 먼저 한 것은 탈 기저귀를 위한 노력이었다. 기저귀에 의존하지 않고 화장실에서 배변을 하기 위해서는 일단 누운 상태를 벗어나 일어나 앉아야 한다. 그리고 침대에서 벗어나 화장실까지 걸어가야 하기 때문에 배변훈련은 재활을 위한 기본 중의 기본이다.

이손에서는 탈 기저귀를 실천하기 위해 환자가 입원하면 며칠 동안 세밀하게 배뇨사정을 한다. 환자가 소

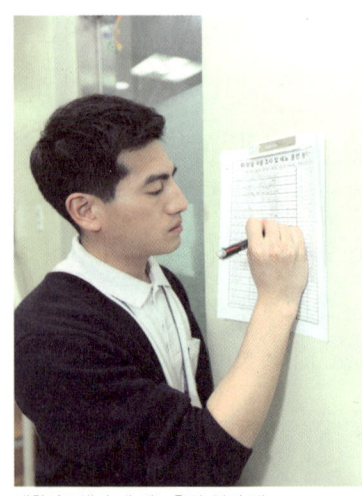

재활치료센터 내 배뇨훈련 일지 체크

변을 하루에 몇 번 보는지, 소변을 보는 간격은 어느 정도이며 요의를 느끼는지, 그것을 표현할 수 있는지, 아니면 그냥 소변을 보신 다음 이야기하는지 등의 특징을 3일 동안 체크한다. 그러한 내용을 자세하게 기록하여 배뇨사정 일지를 만들고, 이 배뇨사정 일지를 통해 환자의 배뇨습관을 파악한다.

임복례 어르신도 먼저 배뇨습관을 파악한 다음 배뇨습관에 따라 배변을 할 수 있게 유도하였다. 물론 쉽지 않았다. 처음에는 귀찮게 한다고 소리도 지르고 어렵게 마음을 돌려 화장실에 가다가도 주저앉아버려 요양보호사와 간호사 몇 명이 매달려 배뇨훈련을 시켜야 하는 상황이 벌어졌다.

배변훈련은 돌보는 요양보호사나 간호사의 진심어린 관심과 인내가 없으면 불가능하다. 힘들어도 싫은 표정 짓지 않고 늘 웃는 얼굴로 대하는 요양보호사와 간호사의 정성은 시간이 흐르자 어르신의 몸과 마음을 움직였다.

성공적인 배변훈련으로 화장실에 가서 배변을 보게 되자 다른 것들은 뒤따라 눈에 띄게 좋아졌다. 배변에 대한 걱정에서 벗어나신 어르신은 맘 놓고 기분 좋게 식사를 했을 뿐만 아니라 누워 있던 상태에서 걸어 다닐 수 있게 된 덕에 다른 내과적인 문제도 빠르게 호전되었다. 무엇보다 스스로 '다 살았다'고 생각한 어르신이 다시 예전처럼 지낼 수 있다는 희망으로 병원생활에 적극적으로 임하며 치료에 잘 따라주었기 때문에 모두가 놀라는 빠른 회복이 가능했다.

"배뇨만 잘 되어도 드라마틱한 회복을 할 확률이 높아집니다. 환자가 화장실까지 이동하기 위해 탈 침대를 하게 되니 욕창발생도 줄게 되고, 움직일 수 있으니 재활치료에도 더 적극적으로 임할 수 있고, 그 결과도 더 좋아지기 마련이죠. 화장실까지 갈 수 있다는 것, 정말 아무것도 아닌 것처럼 보이지만 이것이 가장 중요해요. 이전의 삶으로 돌아갈 수 있는 첫 관문입니다. 임복례 할머니의 경우 특히나 그 회복이 놀랄 만큼 빨랐어요. 할머니는 물론이고 가족들이 엄지손가락을 치켜들 정도로 흡족해했어요. 이처럼 환자의 긍정적인 변화는 우리가 힘들어도 포기하지 않는 가장 큰 이유예요. 반대로 입원한 지 오랜 시간이 지나도 침대에서 벗어나지 못하고 와상상태에서 머무는 환자도 간혹 있어 우리를 안타깝게 해요."

박연옥 수간호사의 말이다.

중증의 질환이 아닌데도 와상상태에서 좀처럼 벗어나지 못하는 환자는 존엄케어의 첫걸음이라 할 수 있는 배변훈련부터 실패하기 마련인데, 그 가장 큰 이유는 환자의 의지가 부족하기 때문이다. 이손에서는 직접적으로 배변훈련을 담당하는 간병, 간호파트만이 아니라 재활치료센터 등 다른 부서에서도 적극적으로 배변훈련에 동참한다. 하지만 환자의 의지가 없는 경우에는 결국 실패하기 십상이다.

그래서 가족에게도 적극적인 지지를 부탁하지만, 보호자가 환자 말만 듣고 "우리 어머니가 안 하겠다는 것은 하지 마세요. 그냥 놔두세요. 우리 어머니 그냥 편안하게 침대에 가만히 내버려두세요."라며 가족조차 포기할 경우에는 가능성이 더욱 희박해진다.

　그러다 보면 환자는 점점 누워만 지내는 시간이 많아지면서 와상 환자로 변해간다. 그 결과 온몸에 강직이 와서 점점 더 움직이기 어려워져 요양보호사들이 움직이게 도와드리려 해도 손을 못 대게 한다. 그에 따라 몸의 기능은 점점 퇴화하고 내과적인 질병까지 심해지거나 새로 발생한다. 악순환이 되풀이되는 것이다.

　이러한 악순환의 고리를 끊기 위해서는 근무하는 사람부터 요양병원이 단순히 수명을 연장하는 곳이 아니라 삶을 돌려드릴 수 있도록 적극적인 케어를 해드리는 곳이라는 인식을 분명히 해야 한다. 더불어 가족의 의식도 달라져야 한다고 손덕현 병원장은 강조한다.

　탈 기저귀를 실패하는 경우의 문제점을 살펴보면, 어르신 스스로 움직이기 싫어해서 응하지 않거나 실변이나 실금에 대한 불안감으로 거부하는 경우가 많다. 또 화장실에 가기 위해 일일이 간병인이나 간호사의 부축을 받아야 하는데 그들이 귀찮아할 것 같기 때문에 부담을 주기 싫어 스스로 포기하는 분들도 계신다.

　이러한 어르신의 문제점은 거의 대부분 요양보호사나 간호사가 해결할 수 있다. 어르신들이 응하지 않을 경우 설득하는 것도 어렵고, 설득되더라도 일일이 화장실까지 모시고 가는 것이 힘들어 기저귀를 채우기 때문에 실패한다. 즉 기저귀는 병원 직원의 입장에서 사용하게 되는 것이다. 따라서 탈 기저귀를 실천하기 위해서 가장 중요한 것은 직원들의 인식 전환이다. '왜 기저귀 사용을 하지 말아야 하는지'에 대해 직원을 교육하고, 그들에게 동기부여를 하는 것이 탈 기저귀의 첫 걸음인 것이다.

이손에서는 병동에서만 탈 기저귀를 위해 노력하는 것이 아니다. 재활치료센터에서도 병동 간호부와의 협력을 통해 적극적으로 환자의 탈 기저귀를 유도하며 훈련하고 있다.

"원장님이 늘 강조하듯이 어르신들은 기저귀 차는 것을 굉장히 부끄러워하고, 게다가 기저귀에 무의식적으로 실수를 하게 되면 더 부끄러워 말씀을 못합니다. 그래서 치료받다가 중간에 무조건 올라간다고 합니다. 그래서 저희는 어르신들과 신뢰를 더 강하게 형성해서 요의를 느낄 때 우리 재활치료사에게 도움을 청하고 치료사가 직접 화장실로 모시고 가서 볼일을 보게끔 해드리려고 노력합니다. 재활치료센터 탈의실 앞에는 종이가 하나 있는데, 어르신들이 화장실 가신 시간을 적어놓은 것이에요. 이 종이에 어르신들의 배뇨시간 주기를 기록하여 늘 가시는 시간에 맞춰 배뇨훈련을 아주 효과적으로 시행하고 있어요."

정영조 재활치료센터장은 재활치료센터에서 적극적으로 배뇨훈련에 동참한 이후 환자들의 재활치료 참여율과 실천율이 높아졌다고 말한다.

일상생활의 회복을 위한 시작, 탈 침대

이손요양병원에서 이처럼 총력을 기울이고 있는 탈 기저귀는 탈 침대의 가능성을 높이는 것으로 이어진다.

일반적으로 요양병원에는 침대에 항상 누워만 있는 와상환자가 있고

요양보호사나 간호사의 도움을 받지 못해 와상상태로 방치된 환자가 있다. 탈 침대는 이처럼 도움만 받으면 움직일 수 있는데도 침대에 누워 있는 환자에게 희망을 주고 와상상태로 방치되는 것을 예방하기 위해 실시하고 있다.

탈 침대는 다른 말로 탈 와상인데, 와상상태란 일주일에 적어도 4일 이상, 하루 22시간을 넘게 자리에 누워 있는 상태를 말한다. 와상환자는 처음부터 와상환자였는지 간호하는 사람이 환자를 와상상태로 만들지는 않았는지 확실하게 챙겨보고 고민해야 한다.

생사를 넘나드는 중환자 외에는 환자를 휠체어에 태워 산책을 하거나 햇볕을 쬐게 하고, 휠체어를 이용하여 운동하는 것이 기본적으로 필요하다는 뜻이다. 환자를 계속 침상에만 누워있게 하면 근육이 위축되어 갈수록 회복이 어려워질 수 있기 때문에 탈 침대(탈 와상)을 중점으로 존엄케어를 실현해야 한다.

요양병원의 침상은 환자의 거동이 불편하기 때문에 취침을 위한 침대이면서 식당이나 화장실이 되기도 한다. 그러나 환자가 침상에서 벗어나지 못하면 점점 상태가 악화되기 때문에 침상의 기능을 취침만으로 한정하는 것이 환자가 일상생활로 복귀하는 가장 빠른 방법이다. 입원할 때 걸어온 환자도 1주일만 와상상태로 방치되면 걸을 수 없게 되는 경우가 많다. 즉, 환자의 잔존능력을 지키고 유지하기 위해서 탈 침대(탈 와상)는 반드시 지켜야 한다.

물론 뇌졸중이 심하거나 의식이 없는 경우, 심각한 척추질환자는 의학적으로 와상환자가 될 수밖에 없다. 이를 제외하고는 와상환자를 얼마든지 예방될 수 있다는 사실을 인식하고 와상환자의 발생을 막기 위해 다양한 노력을 해야 한다.

이손의 간호부에서는 어르신들이 병실이 아니라 병동 휴게실에서 식사를 할 수 있도록 애를 쓰고, 콧줄(비위관)을 한 환자조차도 침상이 아니라 휠체어를 탄 상태에서 휴게실로 나와 경관급식을 제공받도록 하고 있다.

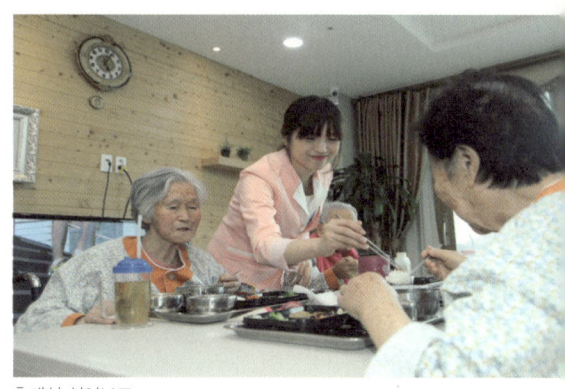
휴게실 식이보조

"침식 분리를 실천하는 데 있어 가장 먼저 맞닥뜨리는 문제는 어르신들이 식사시간에 남녀가 겸상하는 것을 꺼린다는 거였습니다. 또 같이 밥을 먹다가 누군가 사레가 들어 기침을 시작하면 식사를 중단하는 사례도 있었어요. 그래서 남녀 데스크를 분리하였고 기침을 많이 하거나 타 어르신에게 피해를 줄 수 있는 어르신은 1대1로 요양보호사나 간호사가 휴게실에서 식사를 돕도록 하였어요. 하지만 혼자서 식사하는 것을 좋아하는 분은 침상에서 식사하는 것을 끝까지 고집하여 뜻을 꺾지 못한 분도 계세요. 식사를 하러 나오는 어르신께는 반찬이나 과일을 후식으로 제공하는 등 휴게실에서 식사할 수 있도록 동기유발을 하고 있습니다. 현재 하루에 평균 65명 이상의 환자가 각 휴게실에서 식사를 하고 있습니다."

　김외숙 간호부장은 침식 분리는 요양보호사만의 노력으로 어려울 때가 많아 간호사가 나서서 휴게실에서 식사하기 싫어하는 어르신을 한분 한분 설득해나간다고 말한다. 또한 사회복지사가 실시하는 다양한 프로그램과 자원봉사자를 활용한 햇볕 쬐기, 산책 등도 탈 침대를 위한 노력에 큰 도움이 되고 있다.

　이러한 이손의 다양한 노력의 결과로 탈 침대 프로그램에 참여하는 환자 수가 점점 늘어나고, 성공률도 높아지고 있다.

　서로 밀접한 관계가 있는 탈 기저귀와 탈 침대 운동은 이손요양병원이 추구하는 요양병원으로 가는 길목으로, 전 직원이 합심하여 실천하고 있다.

♥ 이손요양병원의 탈 기저귀 실천방법

① 일단 환자가 입원을 하면 입원 3일에서 1주일 간 배뇨에 대한 시간과 양, 배뇨시의 문제점을 파악한다. 즉 배뇨에 대한 습관을 파악하고 요의나 배변의 감각 유무를 확인한다.

② 환자에게 탈 기저귀의 취지를 잘 설명한다. 처음에는 불안해하거나 실변, 실금을 하는 경우와 야간에는 기저귀를 채운다. 그러나 언젠가는 '졸업을 한다'는 생각을 버리지 않게 독려한다.

③ 배뇨 패턴에 따라 소변기나 휴대용 변기를 사용하면서 요의나 변의를 확인하고 누워서 소변기를 사용할 경우 엉덩이 밑에 수건이나 비닐시트를 깔아 시트가 더럽히지 않게 한다.

④ 소변이 나올 때까지 시간을 재촉하지 않고 기다린다.

⑤ 하복부나 치골 부위를 가볍게 누르거나 따뜻한 타월을 음부에 걸쳐놓는다.

⑥ 요실금 환자의 경우 골반근육운동을 하도록 유도한다. 소변을 보다가 중간에 멈출 때 사용하는 근육이 골반근육이다. 방귀를 참는 느낌으로 항문을 위로 당겨 골반 근육을 조여 주며, 1-5까지 천천히 센 후 힘을 풀어준다. 이때 숨을 참지 않도록 하며 만약 아랫배에 힘이 들어가면 잘못된 방법이다.

⑦ 앉아 있는 훈련과 하지의 강화 재활을 동시에 실시한다.

⑧ 기저귀를 채워야 하는 경우는 효과적인 기저귀 착용 방법에 대한 아이디어를 공유한다.

♥ 이손요양병원의 탈 침대 실천방법

① 가장 먼저 어르신들과 대화하여 누워 있고 싶다는 환자의 의사를 존중하면서 침대에서 벗어날 수 있도록 유도하는 것이 중요하다. 왜 움직여야 하는지, 곁에서 돕는 사람은 왜 움직이도록 권유할 수밖에 없는지 충분히 대화하여 동기를 부여하도록 하는 것이다.

② 탈 침대를 위해 가장 먼저 혼자 힘으로 앉을 수 있게 하기 위해서 1:1 맞춤 재활을 실시한다. 재활치료사가 한분 한분 세밀하게 관찰하여 편안하게 앉을 수 있는 자세를 연구하고 치료를 시작한다. 그리고 앉을 수 있게 된 어르신부터 휠체어, 이동식 변기 등을 순서대로 활용한다. 이후 침상에 앉을 수 있도록 하는 치료를 반복한다. 스스로 침상에 앉은 다음 여러 가지 근력운동을 통해 일어설 수 있도록 한다.

③ 점심시간에는 어르신들이 침식을 구분할 수 있도록 각 병동 커뮤니티 홀에 있는 식탁에 모여 식사하도록 유도한다. 비위관을 통해 경관 영양하는 어르신도 고립된 병실보다는 휴게실에 모여 함께 식사할 수 있도록 한다. 밥맛을 보다 좋게 할 수 있을 뿐만 아니라 다른 병실의 어르신과 교류하면서 재활의지를 높여주는 효과가 있다.

④ 매일 1회 이상 바깥 공기를 쐬기, 하루 한번 침대에서 벗어나기, 한 달에 한 번 이상 건물 밖으로 나가기 등의 목표를 설정하여 진행한다.

⑤ 지역사회 봉사단체와 연계하여 미술치료요법, 웃음치료요법, 요리치료요법, 나들이, 노래자랑 등 다양한 체험 프로그램을 실시한다. 어르신들이 직접 다양한 프로그램에 참여하면서 즐거움을 느끼고, 혼자만의 고립을 방지하며, 병원생활의 무료함을 못 느끼도록 지속적으로 여러 가지 프로그램을 제공한다.

|03|

향기롭고 쾌적하게, 자유롭고 안전하게
냄새발생 무, 욕창발생 무,
신체구속 무, 낙상발생 무

냄새 없는 병원

●●●● 일반적으로 노인요양병원이라 하면 제일 먼저 떠오르는 이미지가 칙칙한 분위기와 불쾌한 냄새이다. 하지만 4무2탈을 실천하고 있는 이손요양병원에서는 환자의 건강과 더불어 냄새 등의 불쾌한 느낌을 없애기 위해 노력하고 있다.

특히 탈 기저귀 운동과 탈 침대 운동은 병원 냄새와 환자의 욕창을 줄이는 데 큰 효과가 있다. 기저귀 사용을 줄이고 부득이하게 기저귀를 사용하는 경우에도 뒤처리를 철저하게 해서 냄새가 날 틈이 없는 것이다. 또한 스스로 움직이는 환자가 많아지면서 욕창 발생도 크게 줄었다.

환자에게서 나는 냄새는 노인요양병원에서 냄새가 나는 원인 중 하나이다. 여기에는 기저귀 사용으로 인한 냄새, 욕창과 상처로 인한 냄

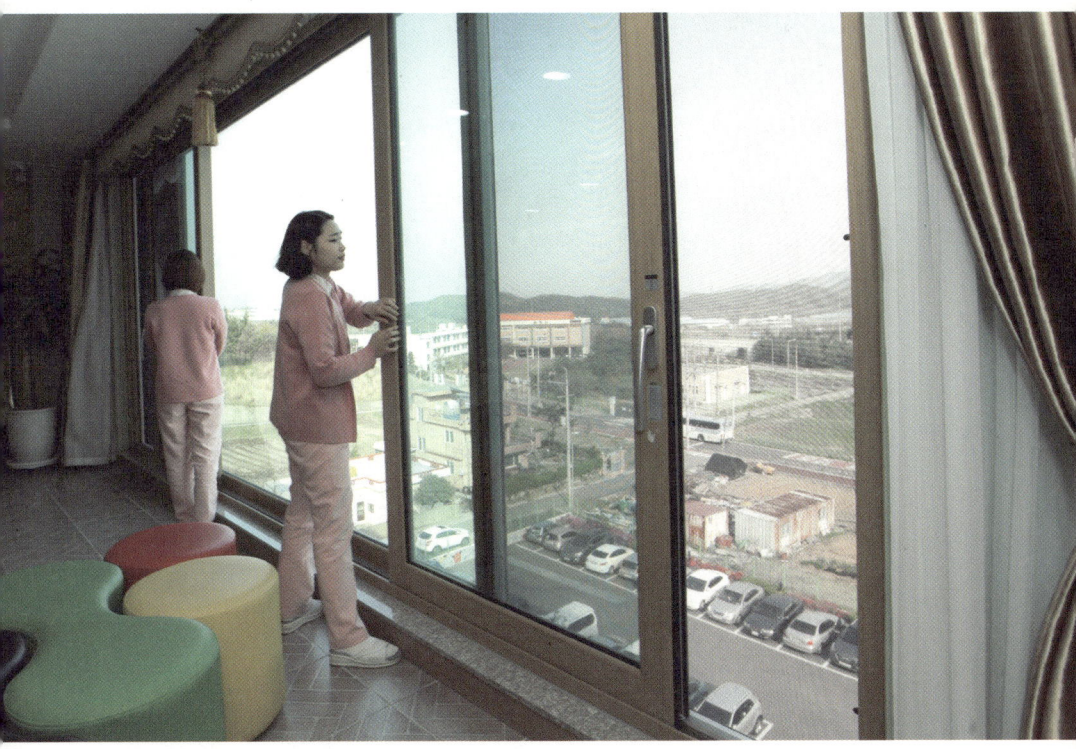

냄새 없는 쾌적한 병동을 위한 환기

새, 병실에서 식사를 하여 옷이나 침대에 음식을 흘리게 되어 나는 냄새, 몸에서 나는 냄새와 구강위생 관리가 되지 않아 발생하는 입 냄새 등이 있다.

간호나 간병의 문제로는 환기를 하지 않거나 병실에서 대소변을 받아 내거나 요도관(Foley)나 소변받이(Gismo)의 사용으로 발생하는 냄새,

기저귀를 제대로 관리하지 않아 생기는 습기로 인한 냄새, 체위 변경을 소홀히하여 발생하는 냄새, 신발, 쓰레기통, 침대 및 시트 등의 관리를 제대로 하지 않아 발생하는 냄새가 있다. 그리고 환기가 안 되는 병원의 구조나 냉장고의 음식물 관리 소홀로 인한 냄새도 있다.

이손에서는 냄새를 없애기 위해 다음과 같은 실천방안을 실행하고 있다.

첫째, 요양보호사나 간호사는 물론이고 환자 가족까지 병실을 병실이 아닌 '집으로 생각할 수 있도록' 한다. 둘째, 환자 개개인의 위생 관리를 철저하게 한다. 목욕은 최소 주 2회 실시하고 매일 구강케어와 세안, 머리손질, 음부 세정을 하고 속옷을 갈아입도록 한다. 셋째, 반드시 하루 2회 이상 각 병실 단위의 환기를 실시한다. 넷째, 공기 청정제나 EM 발효제를 사용한다. 다섯째, 병실의 청결유지 및 쓰레기통을 주기적으로 점검한다. 여섯째, 냉장고 관리를 철저히 한다. 일곱째, 화장실을 주기적으로 청소하고 냄새의 원인을 제거한다. 여덟째, 기저귀나 오염물을 청결하게 처리한다. 아홉째, 침식을 분리한다.

욕창발생은 의료사고이다

환자의 건강을 해칠 뿐 아니라 냄새의 원인이 되는 욕창 발생을 이손에서는 의료사고로 규정하고 있다. 물론 노인요양병원의 특성상 어쩔 수 없는 상황도 있지만 예방에 최선을 다하며, 부득이한 상황의 개선을 위해 노력하고 있다.

욕창의 발생은 대개가 치료나 케어의 문제로 인한 경우가 대부분이다. 이손에서는 입원 당시 환자의 욕창사정을 통해 욕창 위험군에 대해 집중적인 관리를 하고 있다.

욕창은 무엇보다 초기에 잘 대처하면 효과적으로 예방할 수 있기 때문에 이손에서는 애초에 욕창이 발생하지 않도록 관리하는 데 초점을 맞추고 있다.

욕창은 신체 부위에 받는 압력이 세고 기간이 길어질수록 잘 발생하며, 피부와 그 밑의 뼈가 서로 다른 방향으로 움직일 때도 생긴다. 또한 피부와 평행으로 힘이 작용하여 피부의 표피층이 벗겨져도 욕창이 발생할 수 있는데 이때는 감염이나 부종을 동반하기도 한다. 특히 기저귀 사용 등으로 인한 습기가 피부나 엉덩이 부위에 남아 있을 경우는 욕창 발생률이 5배 정도 증가한다.

그리고 신경손상이 발생한 혈관은 신경이 정상적으로 분포되어 있는 혈관보다 압력을 받기가 더 쉬우며, 체온이 3도 이상 높아져도 욕창의 발생 위험이 커진다. 환자의 영양상태 역시 욕창과 밀접한 관계가 있다. 영양상태가 좋지 않으면 세포의 산소 공급이 감소하여 압력에 대한 민감성이 증가한다. 이 외에도 흡연, 당뇨, 감염, 부종, 비만, 마른 사람, 신경장애, 스테로이드제 투여 시 욕창발생 위험이 증가할 수 있다. 이손에서는 이러한 위험인자를 가진 환자를 사전에 파악하여 세심하게 관찰하고 있으며, 필요할 경우에는 에어매트를 사용한다.

체위 변경은 욕창발생을 줄이고 욕창 환자의 상태를 완화하는 가장 중요한 방법이다. 간호부 직원은 병실을 돌며 스스로 움직일 수 없는 어르신의 체위변경에 심혈을 기울인다. 침구는 항상 팽팽하게 당겨 주름이 가지 않게 하고, 침상 머리 쪽을 수평이나 30도 이하로 유지하여 미끄러지지 않도록 한다. 체위 방향은 오른쪽, 정면, 왼쪽 순으로 변경하는데, 이때 어르신을 끌어당기거나, 굴리지 않고 힘을 주어 들어서 방향을 바꾸어 준다.

이손에서는 피부의 눌림을 방지하기 위해 에어매트를 사용하기도 한다. 어르신의 피부는 항상 청결한 상태를 유지한다. 건조하고 부드럽게 유지하기 위하여 주 2회 목욕을 하고, 자주 로션을 발라주면서 마사지를 하고 있다. 목욕을 할 때도 강한 비누를 사용하지 않고, 보습을 중요시하며, 규칙적인 마사지나 운동으로 혈액순환이 원활하도록 노력한다.

그리고 어르신 피부의 색깔과 온도의 변화를 확인하고 피부가 벗겨진 부분은 없는지 꼼꼼히 확인하고 있으며, 변화가 있을 경우에는 즉각적인 치료를 한다. 또한 어르신의 영양 상태를 파악하여 고단백식이를 하며, 충분한 수분 섭취에 신경을 써서 욕창이 없도록 힘쓰고 있다.

"다른 병원에서 시작된 욕창이 그대로 유지된 채 오시는 분들도 저희 병원에서는 다 낫게 해드리고 있어요. 체위 변경을 해드리고, 깨끗하게 닦아드리고 드레싱해 드리면 정말 좋아져요. 욕창은 제대로 관리하지 않아 발생하는 의료사고라고 인식하고 최선을 다합니다. 물론 힘들지만 우리보다 어르신들이 더 힘드시잖아요? 우리 엄마라고 생각하면 꼼꼼히 안 해드릴 수가 없어요."

어르신들을 돌보면서 건강한 어머니가 너무 감사하다는 전혜련 주임 간호조무사의 마음은 이손 모두의 마음이다.

신체구속은 인권유린이다

노인인구의 증가와 함께 치매, 뇌졸중 등의 중증질환으로 치료를 받는 노인인구가 급증하고 있다.

건강보험심사평가원의 '치매진료 현황'에 따르면 2014년 말 기준 총 치매환자 수는 43만 974명으로, 2013년 38만 2,017명보다 12.8% 증가한 것으로 조사됐다. 진료비용은 18.8% 늘어 1조 1,668억 원에 달했다. 2012년과 비교하면 환자 수는 24.8%, 진료비는 43.6%가 늘었다.

전체 치매 환자가 증가하다 보니 당연히 요양병원 환자들 중에도 치매환자들이 늘고 있다. 치매로 인해 인지적 손상을 가진 어르신들은 일상생활기능의 제한, 흥분, 망상, 환각, 배회, 낙상, 처치 거부 등의 행동을 보이기 쉽다. 그래서 요양병원에서는 낙상이나 상해예방, 처치방해 등에 대처하기 위해 신체 억제대를 사용하는 경우가 많다.

특히 사회적 책임감 없이 영리만을 목적으로 운영하는 요양시설과 병원이 늘어나면서 치매 어르신이 학대당하는 사건도 많아지고 있다. 근무하는 사람들의 의식도 문제일 뿐 아니라 관련 제도 미비와 관리 감독 소홀까지 겹쳐 문제가 커지고 있다는 지적이 많다. 2013년에는 광주에서 치매노인을 감금해 학대하고 유기한 혐의로 광주 모 요양병원장과 병원 관계자 6명이 입건되는 사건이 있었다. 또한 2013년 7월 화재

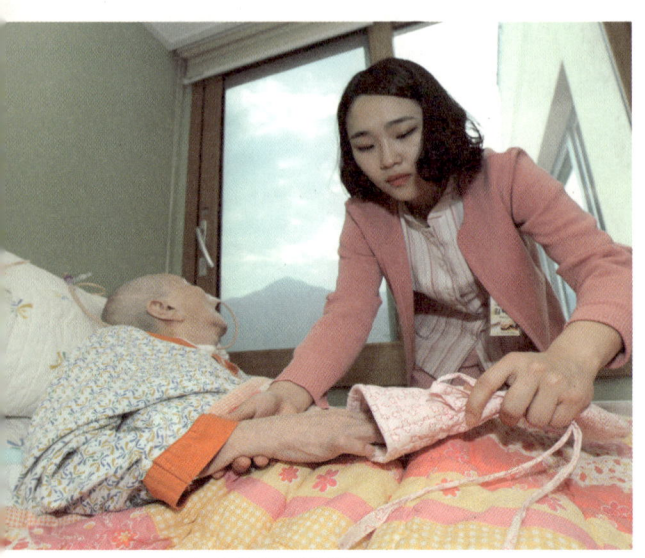
신체구속 철폐를 위한 활동

가 발생한 포천의 어느 요양병원에서 억제대에 묶여 있던 환자 1명이 숨지는 사고도 있었다. 특히 포천의 사고는 손목이 억제대로 침대에 묶여 있는 상태의 환자가 라이터로 억제대를 태워 끊으려다 불이 난 것으로 추정되고 있어 더 큰 사회적 문제가 되기도 했다.

그리고 2014년의 장성화재사건도 큰 충격을 주었다. 21명이 사망한 비극적인 이 사고에서도 신체구속으로 인해 대피하지 못해 사망에 이른 환자가 2명이나 되었다.

신체구속에 대해 환자의 가족이 동의하고, 치료에 필요하다 하더라도 억제대 사용은 환자의 기본적인 인권을 침해한다. 그리고 이로 인한 부작용으로 환자의 정서를 악화시켜 극단적인 행동을 유발하는 원인이 되기도 한다.

장성요양병원의 화재사건에 대해 인권위원회에서는 보호자의 동의로 의사의 처방에 따른 강박은 인권유린이 아니라고 판단했지만, 국민의 정서상 신체구속은 인권유린으로 생각되고 있다. 손덕현 병원장은 신체 구속은 노인에 대한 학대이며 인권유린이라고 단호하게 말한다.

"환자에게 자유로운 상태로 휴식을 취할 수 없게 한다면 이것이 신체구속입니다. 생명을 위협하는 경우를 제외하고는 신체구속은 가능하면 하지 않아야 합니다. 일반적으로 치매 병동에서 환자를 휠체어나 침대에 묶어 두는 일은 흔하지요. 문제는 이러한 것을 구속이라 생각하지 않고 환자 안전이라고 생각하는 것입니다. 또한 억제대를 사용할 경우 반드시 보호자의 동의와 의사의 처방이 있어야 하고, 정말 피치 못해 억제대를 사용한다고 해도 사용 기간을 최소화하고 합병증을 막기 위해 철저하게 체크해야 합니다."

그는 신체구속을 하면서도 법을 위반하지 않았다고 떳떳하게 주장하는 사람들의 인식이 바뀌어야 한다고 주장한다.

"신체구속을 위해 가족의 동의서를 받은 다음, 안전 확보를 위해서라는 논리로 휠체어 구속을 시행하는 병원이나 시설이 적지 않습니다. 그런 곳에서는 '환자를 위해서'라는 말을 곰곰이 되새겨야 한다고 생각합니다. 가족의 동의서를 받음으로써 '합법적으로 묶는다'라고 생각하기 때문에 환자를 구속하지 않고도 케어할 수 있는 방법을 찾으려는 노력을 하지 않습니다. 사실 간병이나 간호의 입장에서 더 편하기 위해 환자의 신체를 구속하는 경우가 많습니다. 신체구속을 하지 않으면 당연히 훨씬 많은 신경을 써야 하고 일도 많아지니까요."

신체구속을 판단하고 결정하는 것은 보호자와 병원이지만 구속의 주체는 결국 환자이다. 그 어떤 환자도 자신의 신체를 구속하는 것에 대해 동의하지 않는다.

자신의 몸이 타의에 의해 옭아매이면 사람은 부정과 분노, 자아상실감 등을 느낄 수밖에 없다. 스스로를 '쓸모없는 인간'으로 치부하도록 만드는 것이다.

억제대를 경험한 환자의 인터뷰를 보면, '감옥에 있는 기분이었다', '새장에 갇힌 새 같고 짐 끄는 노새와 같았다', '내 손을 내 마음대로 움직일 수도 없었고 마치 미친 사람 같았다', '불이 났을 때를 생각했다. 언제 어떤 사람이 나를 구해줄 것인가? 어떻게 나갈까? 너무 두려웠다', '나는 밤새 울었고 개와 같은 느낌이 들었다. 억제대는 나를 조였고 내 몸뚱이는 쓰레기처럼 느껴졌다' 등의 충격적인 내용이었다.

요양병원 입원 환자의 안전과 인권 보호를 위한 지침이 마련되어 있지만 무엇보다 중요한 것은 요양병원과 요양시설 종사자의 인식이다. 환자를 위한다는 진정성을 가질 때 신체구속은 줄어들 수 있다. 가족들도 환자의 입장이 되어 신체구속의 문제를 생각해봐야 한다.

신체구속이 사라지기 위해서는 환자의 인권을 최대한 존중하는 새로운 문화가 필요하다.

"병원의 직원 수가 충분해야만 신체구속을 하지 않을 수 있는 것은 아닙니다. 일본의 경우를 보면 오히려 직원이 많을수록 신체구속이 많았고 직원 수가 줄었을 때 완전히 근절되었습니다. 문제는 요양병원을 운영하는 사람과 직원의 가치관이고 의료인으로서의 자세입니다."

신체 억제대를 사용하면 간호제공자 입장에서는 당장 편할지 몰라도 환자에게 신체적, 정신적 부작용이 발생할 수 있기 때문에 신중하게 판단해야 한다.

이손에서는 무엇보다 환자의 존엄성을 중요하게 여기기 때문에 억제대 사용을 최소화하고 있다. 다만 환자의 안전이 보장되지 않을 경우에는 의사의 처방과 환자 또는 보호자의 동의를 받고 환자의 안전을 위해 손 장갑을 사용하고 있다. 이손사람들은 앞으로도 신체 억제대를 사용하지 않고 손 장갑의 사용도 줄이려는 노력을 계속할 것이다.

김미선(가명·92세·여) 어르신은 2014년 9월 17일에 입원했는데 위막성 대장염, 패혈증, 알츠하이머 치매, 만성폐쇄성폐질환, 급성신우신염, 저알부민혈증, 양폐 흉막삼출 등 많은 내과적 질환을 앓고 있었다. 당시 요도관을 한 상태였고 고열과 양쪽 엉덩이에 2단계, 3단계의 욕창을 가진 채였다.

"욕창 부위와 산소 공급을 위해 집중치료실에 입원했죠. 산소라인과 콧줄, 소변줄, 링거줄, 심전도 모니터링 줄 등을 달고 있었는데, 기력은 없지만 눈앞에 보이는 모든 줄들이 불안했는지 라인들을 제거하기 위해 계속 움직였어요. 손을 휘두르고 직접 빼기도 하고요. 일반적으로 생각하면 생명의 유지를 위해선 기본적으로 산소와 링거 줄이 유지되어야 하는데 자꾸 빼려고 하기 때문에 생명유지를 위해 손쉽게 묶는 방법을 생각합니다. 하지만 손을 묶는 것은 존엄케어에 맞지 않고 우리가 추구하는 의료철학에도 맞지 않기 때문에 이손에서는 그렇게 하지 않습니다. 대신 줄을 빼지 못하도록 손 장갑을 씌우고, 줄이 눈앞에 보이지 않도록 이동했어요. 그후 어르신은 훨씬 안정되면서 각별한 치료로 상태가 호전되었고, 심전도 모니터링을 제거해주니 더욱 편안해 했지요."

김점숙 수간호사의 말이다.

이손에서는 신체 구속을 줄이기 위해 간호사를 포함한 의료인과 환자를 돌보는 직원에게 신체 억제 감소를 위한 교육을 정기적으로 실시하고, 손 장갑을 착용하지 않은 환자가 위험에 방치되지 않도록 주의하여 보살피고 있다. 또한 어쩔 수 없이 손 장갑을 한 경우에도 하루에 2시간(10:00 ~ 11:00 / 19:00 ~ 20:00)씩 반드시 풀어드리고, 통풍 관리와 필요하면 마사지 등 피부관리를 하고 있다.

일하는 사람들의 편의보다는 환자의 존엄을 먼저 생각하는 마음가짐으로 불필요한 억제대 사용을 줄여나가는 것이 무엇보다 중요하다. 이손 사람들은 신체 억제대는 물론이고 손 장갑마저 필요 없도록 꾸준히 케어하여 더 이상 환자의 존엄성이 훼손되는 일이 없도록 노력하고 있다.

김미선 어르신의 경우 세심한 케어와 치료로 2주가 지나면서 손 장갑을 사용하지 않게 되었다. 그리고 욕창 역시 하루빨리 치료해드려야 하기 때문에 욕창드레싱을 오전과 오후로 나누어 집중 치료를 하였고, 2시간마다 체위변경을 해드리고 에어매트리스를 깔아드렸다. 식사는 고단백식이로 제공하는 등 모든 부서에서 어르신을 집중하여 관리하였다.

그 결과 2014년 10월 8일부터 비위관(콧줄)을 한 상태에서 영양죽을 입으로 먹기 시작하였으며, 이후 점차 좋아져서 일반실로 옮길 수 있었다. 이에 이손사람들은 더욱 치료에 최선을 다하였고, 어르신은 입원한 지 5개월 만에 요양시설로 입소하기 위해 퇴원을 했다. 입원할 때와 달리 보행기를 이용해 걸어서 퇴원할 수 있었으며, 욕창도 깨끗이 사라졌다.

이손사람들은 92세의 고령이라도 나아지리라 믿으며 포기하지 않고 의료적인 서비스와 존엄케어를 실천하고 있다.

안전한 병원

낙상은 환자의 건강을 위해 반드시 예방해야 하는 사고이다.

낙상은 넘어지거나 떨어져서 몸을 다치는 것으로 노인에게 주로 발생하지만 모든 연령에서 발생 가능하다. 해마다 노인의 낙상 사고 발생은 점점 늘어나고 있으며 심각한 손상을 동반하거나 낙상으로 인한 합병증으로 사망하는 경우도 있다. 우리나라 65세 이상 노인의 신체 손상 중 반 이상이 낙상에 의하여 발생한다.

낙상 환자 10명 중 1명은 대퇴부의 골절이나 머리 손상으로 입원이 필요한 심각한 손상을 동반한다. 이런 경우 손상에 의한 치료 기간이 길어지고 경우에 따라 사망까지 발생하므로 환자와 가족의 육체적, 정신적 고통과 경제적 손실 또한 크다. 낙상은 대부분 예방이 가능하기 때문에 예방을 하는 것이 가장 좋은 방법이다. 그래서 이손에서는 낙상의 예방을 위하여 요양보호사에 대한 교육을 꼼꼼히 진행하고 있으며, 낙상 발생 가능성에 대해 철저하게 조사하고 있다.

또한 환자들의 걸음걸이나 균형감각 또는 근육의 힘을 평가하여 낙상 발생을 예방할 수 있는 운동프로그램을 실시하고 있으며, 주위의 낙상 위험요소를 제거하여 환경을 안전하게 하는 데에도 최선을 다해 노력하고 있다.

낙상을 막기 위해서는 보행 장애가 있는 질환을 앓고 있거나 기립성 저혈압이 있는 경우, 4가지 이상의 약물을 복용하고 있는 환자, 발에 이상이 있거나 적절한 신발을 착용하지 못한 경우, 주위 위험요소가 있는 환자를 주의 깊게 살펴봐야 한다.

이손에서는 다양한 낙상예방 활동을 통해 환자의 안전과 의료서비스 질 향상을 도모하고 예방활동을 시스템화하여 환자 안전을 체계적으로 관리하기 위해 노력 중이다. 환자가 입원을 하면 24시간 이내에 환자를 대상으로 초기평가를 하고, 재원환자는 낙상사정도구평가를 하여 낙상 고위험군은 월 1회 정기적 평가를 추가하여 시행하고 있다. 또한 낙상 발생 시 일주일 안에 재평가를 시행하는 시스템을 운영 중이다.

그리고 환자의 안전을 위해 교육용 동영상을 제작하고, 낙상예방 활동 지침을 개발하여 환자와 보호자에게 낙상예방 교육을 정기적으로 시행하고 있다.

이손에서는 휠체어, 워커, 신발, 지팡이 등 움직임에 방해가 될 수 있는 것을 저녁 8시 이후에는 병실에 두지 않고 복도에 배치하고 있다. 또한 어르신께서 혼자서 도구를 이용하다 낙상하는 일을 예방하기 위하여 혼자 움직일 경우에는 요양보호사와 간호사가 끝까지 집중하도록 교육하고 있다.

"어르신께서 화장실에 계시다 낙상이 발생하는 경우도 더러 있어요. 요양보호사나 간호직원에게 미안한 마음에 혼자 움직이는 경우죠. 때문에 어르신께서 미안한 마음을 갖지 않도록 배려하고

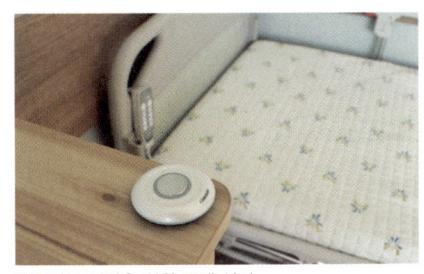

안전사고 예방을 위한 콜벨 설치

끝까지 집중하도록 교육하고 있어요. 특히 어르신께서 야간에 혼자 일어나거나 움직일 경우 낙상이 일어날 확률이 매우 높기 때문에 야간에는 반드시 콜벨을 눌러 직원과 함께 움직일 수 있도록 하고 있어요. 그리고 낙상고위험군 어르신께는 초록색 환의를 입히고 적색목걸이를 걸도록 하여 전 직원이 주의 깊게 살피도록 하고 있습니다."

손예림 수간호사는 낙상예방교육이 환자만이 아니라 직원들에게도 많은 도움이 되고 있다고 말한다.

그럼에도 불구하고 낙상을 입은 어르신은 손상받은 부위에 대한 검사가 끝날 때까지 부동을 유지하면서 골절여부, 피부파열, 탈구, 부종, 출혈 여부 등을 세밀하게 관찰한다. 또한 낙상 당시에는 환자들이 불편을 느끼지 못하더라도 검진과 X-선 촬영을 통해 손상 정도를 정밀하게 파악한다. 골절이 명백하지 않더라도 정상적인 활동을 시작했을 때 뼈 손상이 진행될 수 있고, 직접적인 부위가 아닌 다른 부위에서 손상이 발생할 수도 있기 때문이다. 낙상에 따른 주의 깊은 관찰력과 적절한 검사를 통한 정확한 진단이 필요한 이유이다.

낙상이 한 건도 일어나지 않는 것은 사실상 어렵다. 하지만 환경을 개선하고, 환자, 직원, 보호자에게 지속적으로 예방교육을 실시한다면 최소화할 수 있는 것이 낙상사고이다.

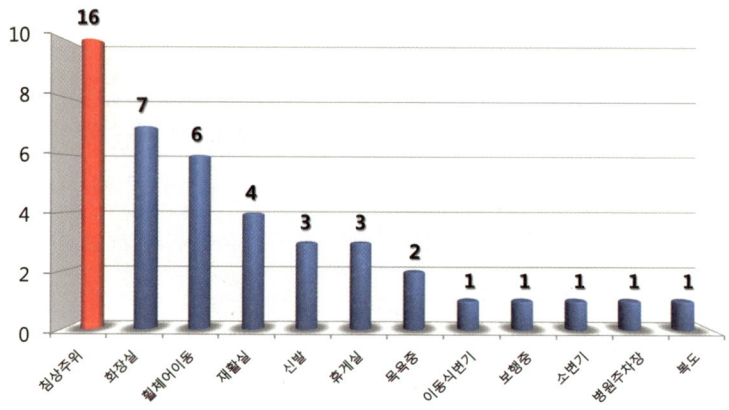

낙상발생 장소 및 발생빈도(이손요양병원 통계)

04

노인의료의 주역, 간호부의 눈물과 웃음

●●●● A수간호사가 B간호사의 어깨를 토닥이며 손수건을 건넸다. 고개를 숙인 채 얼굴을 감싸고 있던 간호사는 잠시 후 손수건을 받아 눈물을 닦았다. 이미 많이 운 기색이 역력했다.

병실에서 환자와 보호자에게 큰 소리로 질책을 받고 난 후 B간호사는 하던 일을 마무리하고 간호사 탈의실 한 구석에서 울고 있었고, 잠시 후 뒤따라온 A수간호사가 이런저런 얘기를 해주며 달래고 있던 중이었다.

지난 밤, 한 어르신이 혼자 침대에서 내려오다 미끄러지면서 손으로 바닥을 짚는 바람에 손목을 다치는 상황이 발생했다. 그때 요양보호사는 다른 어르신을 모시고 화장실에 가 있었고, 어르신은 다녀와서 금방 부축해드리겠다는 요양보호사의 말에도 혼자 움직이다 그만 사고가 난 것이었다. 불행 중 다행히도 검사 결과 뼈에는 이상이 없고 근육 치료를 하면 긴 시간이 걸리지 않고도 회복될 수 있다는 진단이 나왔다.

병원에선 바로 보호자에게 사실을 알리고 사과를 드렸다.

그날 오후, 병원에 온 따님은 오자마자 엄청나게 화를 냈다. 요양보호사에게는 물론이고 담당 간호사인 B간호사에게도 큰 소리로 야단을 쳤다.

"도대체 병원에서 어떻게 환자를 돌보는 거예요? 환자가 필요할 때 도대체 다들 어디 가서 뭐했냐고요? 당신 부모라면 이렇게 했겠어? 이손은 다르다더니 아니잖아! 봉사도 아니고 월급을 받고 일하는 사람들이 이렇게 무책임해도 되는 거야?"

요양보호사가 어르신께 잠시만 기다리시라고 말씀드렸다고 해명하고, 정말 죄송하다고 몇 번이나 말씀드려도 소용없었다. 치매기가 있는 어르신 말만 믿고 거짓말까지 한다며 더 화를 냈다. B간호사도 무조건 잘못한 일이라며 몇 번이나 고개 숙여 사과를 했지만 따님은 삿대질까지 하며 소리를 질렀다. 결국 행정원장이 와서 사과하며 보호자를 모시고 갔다.

"만약 야간에라도 어르신을 침대에 묶었다면 이런 일이 발생하지 않았을 거라는 생각까지 들었어요. 요양보호사 분이 얼마나 열심히 하는데요. 다른 분이 화장실 가고 싶어해 모시고 가는데 미끄러진 그 어르신도 침대에서 일어나 앉으시더래요. 그래서 얼른 가서 다시 눕혀드리며 금방 올 테니 잠시만 계시라고 했다는데… 정말 가족도 몰라주는데 우리는 계속 이렇게 애쓰며 4무2탈을 해야 하나요?"

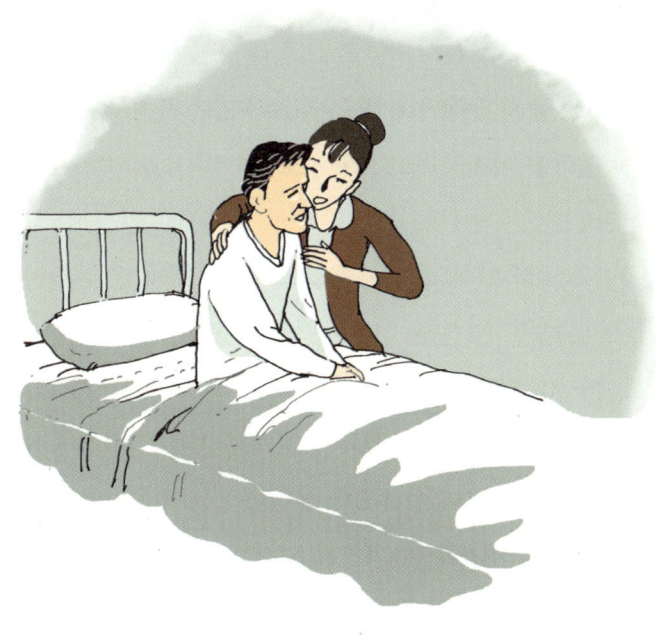

　울음 섞인 목소리로 말하는 B간호사에게 A수간호사도 얼른 말을 하지 못했다. 다른 병원 같으면 치매를 앓고 계신 분들은 워낙 예측할 수 없는 움직임이 많아 야간에는 대부분 묶어두는 편이다. 사실 일대일 간병이라면 또 다르지만, 그 어르신이 계신 병실은 다인실이라 한 명의 요양보호사가 여덟 분의 어르신을 보살피는 상황이었다. 물론 다인실이라고 해서 소홀히 한다는 뜻은 아니지만 아무래도 일대일이나 4인실 간병보다는 한 분 한분에게 가는 눈길이나 손길이 적을 수밖에 없다. 그래서 어르신들의 조그만 움직임에도 요양보호사와 간호사는 늘 긴장을 한다.

A수간호사는 그래도 4무2탈을 해야 하는 이유를 이야기해주다 그만 두고 그저 어깨를 토닥거려 주었다. 지금은 그게 더 낫겠다는 생각이 들었기 때문이다. 평소에 불만이 많거나 대충 일을 하려던 간호사도 아니었다. 나름 이손의 철학을 이해하려고 노력하고 실천하려고 애를 쓰는 간호사였다.

"물론 우리 잘못이죠. 이유나 과정이 어찌됐든 우리는 환자 분 탓을 하면 안 되니까요. 우리를 믿고 오신 환자 분들인데 낙상이 발생했으니 오죽 화가 나겠어요! 따님의 행동을 충분히 이해해요. 하지만 B간호사가 워낙 따님에게 안 좋은 말을 많이 듣다보니 순간적으로 울컥했던 것 같아요. 암튼 그 상황에선 속이 많이 상하겠다 싶었고, 그냥 좀 우는 게 낫겠다 싶었어요. 우리도 인간인데 언제나 바른 생각만 할 수 없으니까요. 그저 나도 그랬다는 말을 하며 위로하는 게 내 역할이다 여겼어요. 환자 분을 간병하는 요양보호사들도 참 힘들지만 우리 간호사나 간호조무사들도 많이 힘들어요. 다른 병원으로 옮겨가는 직원들의 마음이 이해될 만큼이요. 앓고 있는 질병이나 성격 등이 모두 다른 어르신들을 보살피면서 4무2탈을 실천한다는 게 얼마나 어려운지 직접 해보기 전에는 몰라요. 그래도 이제 많은 직원들이 그것이 옳은 길이라는 건 알죠. 입사 초기에는 왜 그래야 하는지, 왜 이렇게 직원들을 고생시키는지 모르겠다는 직원들이 훨씬 많아요. 하지만 시간이 갈수록 교육도 받고, 노력한 결과가 눈으로 확인되기 때문에 옳은 길이라는 걸 차차 알게 되죠. 그렇지만 안다고 해서 몸이나 마음이 힘들지 않은 건 아니에요. 물론 신념이 강해지면 그조차도 점점 극복하겠지만요. 그래서 저는 병동 간호사들의 마음을 헤아려 주려고 애써요."

오히려 수간호사가 되고 난 뒤 4무2탈이 주는 스트레스 때문에 퇴사를 생각했던 A수간호사로서는 누구보다 간호사들의 애로를 잘 안다.

일반 간호사로 일할 때는 환자들이 좋아지는 걸 보람으로 알고 열심히 4무2탈을 실천했다. 그러다 수간호사가 되자 미처 알지 못했던 스트레스가 A수간호사를 괴롭혔다.

손덕현 병원장은 매일 라운딩을 할 때 간병일지를 일일이 챙겨본다. 간병일지는 요양보호사들이 매일매일 작성하는 것으로, 예를 들어 어떤 환자에 대해 언제 소변을 봤고, 기저귀는 몇 개를 사용했는지 등에 대해 쓴다. 그것을 손 원장이 매일 체크를 하는 것이다.

손 원장이 중요하게 보는 것은 기저귀 숫자이다. 왜냐하면 탈 기저귀가 4무2탈의 출발점이기 때문이다. 기저귀 양의 증감에 따라 배뇨훈련이 잘 되고 있는지 아닌지를 알 수 있다. 또한 왜 증가했는지를 파악해야 적절한 방법을 찾을 수 있고 건강 체크도 할 수 있다. 만약 설사가 원인이라면 설사의 원인을 알아야 빠른 치료가 이뤄지고 건강에 해가 되지 않도록 할 수 있기 때문이다.

그런데 일반 간호사일 때는 몰랐지만 관리를 해야 하는 수간호사의 입장이 되자 매일매일 체크와 원인 분석을 하고 대책을 마련하는 게 그녀에게 새로운 스트레스였던 것이다. 자기 자신만 잘 한다고 되는 게 아니라 간호사와 간호조무사는 물론이고 요양보호사들까지 탈 기저귀에 적극적으로 동참하도록 관리해야 했다. 그런데 그게 너무 어렵고 힘이 들다보니 새삼 이손의 철학에 회의를 느끼게 된 것이다.

"거기까지 제 한계인가 보다 하고 그만두려고 했어요. 그런데 간호부장님이 면담을 하자고 하셨죠. 간호부장님께서는 제게 어려운 시기를 잘 헤쳐 왔고, 왜 4무2탈을 해야 하는지 간호사의 입장에서 볼 때 맞다는 판단이 들면 힘들지만 해볼 만한 일이 아니냐고 설득하셨어요. 이렇게 노력해서 더 많은 분들이 한 사람의 인간으로서 자존감을 지키고 삶에 대해 희망을 갖게 된다면 해볼 만하지 않느냐고, 분명 나중에는 이손에서 책임자로 일하는 것에 자부심을 느끼게 될 것이라고도 하셨죠. 다시 생각해보고 결정해도 늦지 않을 거라고 하시면서 이틀 동안 휴가를 주셨어요. 그즈음에 사실 한 달 넘게 몸도 많이 안 좋았거든요. 이틀 동안 집에서 쉬면서 생각해보니, 내가 다른 병원에 가서 환자 분들에게 기저귀를 사용하고 손을 묶고 욕창을 제대로 돌보지 않는다면 그 사실이 더 힘들 거 같더라고요. 그래서 다시 마음을 다잡았죠."

이제 A수간호사는 팀원들 교육에도 적극적이고, 신입직원들 사이에서 마음 편한 카운슬러로 통하고 있다.

노인요양병원 간호만을 특별히 가르치는 학과가 없기 때문에 일단 간호사들은 일반 병원에서의 간호를 배웠고 당연히 마인드도 그럴 수밖에 없다. 이손의 많은 간호 인력들이 일반 병원에서 근무하다 온 경우이기 때문에 적응하기 쉽지 않고 힘들어하는 간호사들이 많다.

"특히 일반 병원에서 근무한 경력이 있는 간호사들이 힘들어해요. 일반적인 간호 마인드에 젖어 있기 때문이죠. 저도 처음에는 정말 힘들었어요. 일반 병원에서의 간호와 요양병원에서의 간호는 완전히 다르기 때문이죠. 일반 병원은 질환에만 집중하여 치료를 한다면 요양병원에서는 생활을 관리하는 측면이 더 강하죠. 생활 중에서 제일 중요한 것이 먹고, 배변하고, 자는 것이잖아요? 특히 배뇨가 중요해요. 배뇨를 완성시키면 다른 부분도 따라오게 되어 있거든요. 그래서 원장님이 탈 기저귀를 강조하고 일일이 기저귀 수를 챙기는 거고요. 그런데 간호사들과 요양보호사들이 가장 힘들어하는 게 바로 탈 기저귀예요. 하지만 다른 나머지 재활과도 떼려야 뗄 수 없는 관계를 가졌고 출발점이라 할 수 있는 것이기에 최선을 다하고 있습니다."

김외숙 간호부장은 탈 기저귀 운동은 물론 힘들지만 환자를 잘 관찰하고 늘 소통하려고 노력하면 분명 해낼 수 있는 일이라고 덧붙인다.

이손의 간병은 다르다

요양보호사 역시 마찬가지다.

4무2탈 실천에 집중하기 시작한 초창기에는 그만두는 요양보호사들이 많았다. 요양보호사 인력은 요양병원에서는 특히 없어서는 안 되는 존재이다. 하지만 일 자체가 워낙 고되기 때문에 가치관 교육과 인성교육을 통해 철학을 공유하지 않으면 존엄케어를 실천하기 어려운 것이 현실이다. 더구나 제도상 간병 인력은 외주업체에 용역을 주고 있어 교육을 하는 데도 어려움이 있었다.

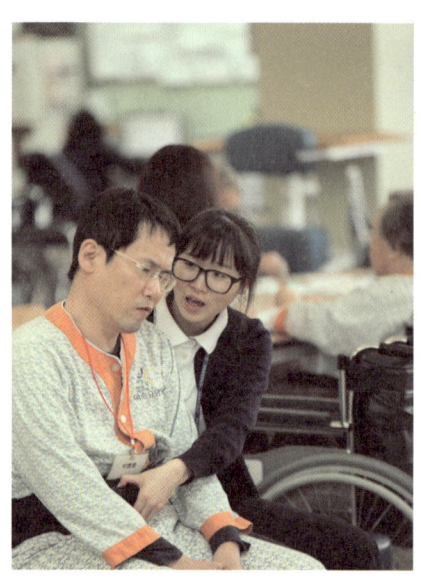

하지만 이제 이손의 간병 인력도 많이 안정되어 큰 힘이 되고 있다. 외주업체 직원이지만 해당 업체와의 협조로 이손의 다양한 교육을 받음으로써 점차 이손의 존엄케어 철학을 이해하고 따르는 요양보호사들이 많아졌기 때문이다.

"직접 요양보호사 일을 해본 나로서는 요양보호사의 고충을 너무나도 잘 알기에 저희 직원들에게 이손의 존엄케어 원칙을 설득하는 것이 쉽지 않았습니다. 사실 이손과의 인연은 아들이 입원하면서 시작되었지요. 결국 아들을 떠나보내야 했지만 환자의 가족으로서 보내는 시간 동안 이손의 의료철학에 감동했습니다. 그래서 간병 일을 시작했고 회사를 만들어 요양보호사들을 요양병원에 파견하게 되었어요. 환자의 가족이었고 그때의 경험을 통해 이손에서 실천하는 4무2탈의 중요성을 너무나도 잘 알기에 직원들에게 진심을 다해 설득할 수 있었어요. 이손에서 실시하는 교육에도 참가시키고 저 역시 매일 직원들에게 4무2탈의 필요성과 가치를 교육하였습니다. 옳은 일이기 때문에 교육의 효과가 점점 나타났고 이제는 우리 요양보호사들이 자신의 일과 이손에서 일한다는 사실에 대해 자부심을 느끼며 이손의 존엄케어에 힘을 보태기 위해 노력하고 있습니다."

이손의 간병 인력을 담당하는 F간병업체의 원장은 이손 외 다른 요양병원에도 인력을 파견하고 있지만, 이손요양병원만큼 4무2탈을 철저히 실천하는 병원은 없으며, 그래서 이손을 가장 신뢰하고 집중한다고 덧붙였다.

"요양보호사 한 분이 한 말이 참 기억에 남았어요. 누워서 꼼짝 못하던 분을 수도 없는 실패 과정을 거치면서 드디어 화장실에서 볼 일을 볼 수 있게 해드렸는데, 환자 분의 소변 누는 소리가 그렇게 반갑고 고마울 수가 없다고 하더라고요. 얼마나 많이 애썼고 실패했는지 알 수 있는 말이자 4무2탈을 이해하고 받아들이는 분들이 많아진다는 얘기라서 저 역시 반갑고 고마웠어요. 사실 요양보호사들 중에는 처음 우리 병원에 왔을 때 다들 '사무이탈 사무이탈' 하길래 '사무실에서 이탈금지'라는 말인 줄 알았다는 분들도 계셨어요. 그 이야기를 듣고 외주업체 직원들도 입사하자마자 더 많은 교육을 할 수 있는 방법을 찾아야겠다고 생각하게 되었죠. 이제는 어느 분에게도 4무2탈에 대해서 물어보면 잘 설명하세요.

설명만 잘 하시는 게 아니라 열심히 실천도 하시고요."

김외숙 간호부장의 말처럼 이제 간호사는 물론이고 요양보호사도 이손의 철학을 긍정적으로 받아들이고 노력하는 수가 훨씬 많아졌다. 시간이 흐르면서 불가능할 것 같았던 일이 가능하다는 것을 눈으로 확인하게 되었기 때문이다. 환자가 눈에 띄게 호전되는 것을 보면서 '교육받은 대로 하면 이게 되는 일이구나'라는 자신감을 얻게 되었고, 그러한 자신감은 점점 4무2탈 실천을 확산시키는 힘이 되었다.

"요양보호사 분들이 나도 하니까 진짜 된다는 것을 경험하면서 몰랐던 보람을 느끼고 자존감까지 높아지면서 그것이 더 높은 실천율로 이어졌어요. 이제 많은 요양보호사 분들이 '진짜 힘들기는 하다. 하지만 자꾸 성공하게 되고 어르신의 변화를 직접 보니까 참 좋다. 그래서 힘들어도 자꾸 하게 된다'고 말씀하십니다. 그래서 이제 간병 업계에서도 이손병원 요양보호사는 차원이 다르다고 소문이 났다네요. 그 이야기를 전해주면서 활짝 웃은 요양보호사 분들을 보면 정말 기분이 좋습니다."

가능하면 자주 요양보호사와 대화하려고 애쓰는 이정화 행정원장은 간호사와 요양보호사들이 이손의 보물이라고 말하며 기쁜 미소를 짓는다.

"4무2탈 운동을 위해서는 간호사는 물론이고 요양보호사의 역할이 아주 큽니다. 4무2탈 운동이 저희 병원뿐만 아니라 요양병원 전체로 확산되는 것이 필요한데, 요양병원의 간병이 보험적용을 받지 못하고 또한 대부분 정직원이 아닌 도급의 형태로 운영하다 보니 현실은 아직 열악한 환경임은 틀림없습니다."

손 원장은 그렇기 때문에 제도적인 보완이 필요하다고 강조한다.

노인요양병원에서 4무2탈 실천은 다양한 내외부적 이유로 결코 쉬운 일이 아니다. 하지만 이손사람들은 존엄케어라는 가치 아래 서로 마음을 열고 한 걸음씩 한 걸음씩 꾸준히 나아가고 있다. 그 발걸음들이 모여 아직은 부족하지만 노인의료의 수준을 높인다는 사명감과 함께 이손의 존엄케어 철학이라는 틀을 완성해나가고 있는 것이다.

| 05 |

살아 있는 기쁨을
다시 느낄 수 있도록

●●●● 손덕현 병원장이 존엄케어를 위해 4무2탈과 함께 전력을 쏟는 부분이 바로 재활이다. 신관을 지을 때 재활전문병동으로 지은 이유도 거기에 있다. 재활에 성공할 때 존엄케어가 완성되기 때문이다. 4무2탈과 재활은 결국 입원 환자가 스스로 일상생활을 할 수 있도록, 나아가 가정과 사회로 복귀할 수 있도록 하기 위한 실천 방법이다.

노인재활은 일반 병원의 재활과는 조금 차이가 있다.

노인의 경우는 노화가 진행되고 있기 때문에 노화와 장애를 종합적으로 판단해야 한다. 요양병원에서 가장 중요하게 생각하는 것은 인간으로서의 기능이 더 빨리 쇠퇴하지 않게끔 도와주는 재활이다. 사람은 어느 관절 하나를 쓰지 않고 2, 3주만 지내면 그 기능이 퇴보하게 된다. 특히 어르신들의 경우는 그 속도가 더 빠르다. 그것을 방지하게끔 도와주는 것이 요양병원 재활의 첫 번째 역할이다.

"어떤 환자 분들은 이전처럼 뛰어다니지도 못할 텐데, 혹은 정상인처럼 걷지도 못할 텐데 힘들게 이런 것을 할 필요가 있냐며 재활치료를 하지 않으려 합니다. 자꾸 병이 나기 이전만 생각하고 비교하면 절망하느라 재활치료를 해야 하는 이유를 찾지 못합니다. 그래서 요양병원의 재활은 발병하기 전과 현재의 차이를 현실로 받아들이게 하고, 신체를 사용하지 않고 시간이 지나면 점점 제기능을 잃어버리게 된다는 점을 잘 설득하는 것부터 시작합니다."

강재훈 재활의학과 과장이 말하는 요양병원 재활의 두 번째 역할은, 첫 번째 역할에서 한 걸음을 더 나아가 병이 나기 이전에 본인이 하던 일상생활 동작을 회복할 수 있게 하는 것이다. 요즘 요양병원에는 나이 드신 분뿐만 아니라 심혈관 계통의 병으로 뇌졸중, 파킨슨 병, 치매 등을 앓는 환자들이 많이 오기 때문에 이런 환자들이 일상생활 동작을 수월하게 할 수 있게 도와주는 것이 중요하다. 그렇게 될 때 자기 자신에 대한 기능회복뿐만 아니라 가족과 다른 환자, 직원 등 다른 사람과의 관계도 복원할 수 있기 때문이다.

"어떤 재활운동을 하고 투약치료를 하든 재활치료의 궁극적 목표는 결국 환자를 존중해주는 존엄케어로 가는 것이라고 생각합니다."

누구보다도 환자에게 많은 애착을 가진 강재훈 과장의 말처럼 이손의 모든 공간과 부서의 치료, 활동은 결국 인간존엄을 목표로 하고 있다. 그래서 3명의 재활의학과 전문의가 물리치료사, 작업치료사, 언어치료사와 함께 1:1 맞춤식 치료계획을 짜고, 기능적 손실과 일상생활 복귀를 위한 훈련, 언어장애까지 세밀하게 관리하고 있다.

정영조 재활치료센터장은 전기치료를 배제하고 환자들이 직접 운동을 하게 유도하면서 함께 움직이는 치료에 집중하는 이유 역시 일상생활 복귀를 목표로 하기 때문이라고 말한다.

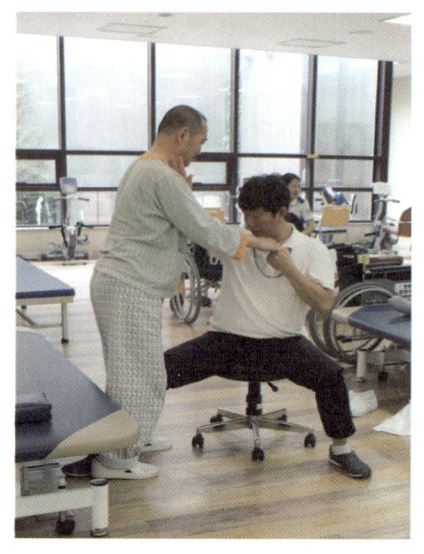

"재활센터 팀원은 환자의 잃어버린 모든 신체적, 인지적 기능을 향상시키기 위해 최선을 다합니다. 일반 병원에서는 스스로 찾아와 치료받고 가면 되지만 요양병원은 짧게는 몇 개월에서 길게는 몇 년 동안 병원에 입원합니다. 그리고 이분들의 목표는 자신의 손으로 밥을 먹고, 걸어서 화장실에 가고, 자기가 하고 싶은 것을 하는 것입니다. 그런데 전기치료는 그런 변화를 가져올 수가 없습니다. 무조건 환자 분들을 움직이게 만들어야 합니다. 힘들어하고 자꾸 포기하려 하지만 끝까지 환자를 설득해 물리치료와 작업치료, 언어치료를 열심히 받게끔 하는 게 중요합니다."

재활에 성공하려면 무엇보다 환자의 의지가 중요하다. 요양병원의 환자들은 대부분 연로한데다 한두 가지 내과적 질환을 앓고 있는 탓에 재활치료를 위해 움직이고 운동하는 것을 귀찮게 여기고 힘들어 한다. 뿐만 아니라 어중간하게 나아봤자 집에 가서 가족들에게 폐만 끼치는 천덕꾸러기가 될 것인데 기를 쓰고 치료할 필요가 뭐가 있겠느냐 생각하는 어르신들도 많다. 이러한 부정적인 생각이 치료에 가장 방해가 되는 요소이다.

재활은 환자로 하여금 삶에 대한 희망과 의지를 갖게 하는 것이 어떤 치료보다 우선되어야 한다. 이손에서는 다양한 사회복지프로그램이나 외부 봉사자와 연계를 하고 있다. 이를 통해 삶에 대한 의욕과 즐거움, 감동을 선사함으로써 살아 있는 기쁨을 느낄 수 있도록 한다. 그리하여 삶에 대한 애착과 새롭게 시작하려는 마음을 가질 수 있도록 하는 것이다.

이손의 재활치료는 신체의 기능을 되찾도록 하기 위한 매뉴얼에 따른 운동, 치료만 하는 것이 아니라 각 환자들이 가장 하고 싶은 일이 무엇인지를 파악하여 그것을 우선 목표로 한다. 그래야 환자들이 더 의욕을 갖고, 원하는 일을 조금씩 해나가게 될 때 기쁨과 자신감을 느끼면서 더 열심히, 그리고 지속적으로 치료에 임하게 된다.

치료를 시작하기 전에 이손에서는 환자들에게 무엇이 제일 먼저 하고 싶은지 꼭 묻고 기록해둔다. 그리고 그 목표를 꼭 함께 이루자고 환자의 손을 잡고 일으킨다.

"밥 한번 제대로 내 손으로 퍼먹고 싶어."

"밤에 혼자서 화장실을 시원하게 갔다 오고 싶지."

"걸어서 이 병원 한 바퀴 돌고 싶다."

만사 귀찮고 힘들다며 재활시간마다 고개를 젓던 어르신도, 이제 더 이상 제대로 걷지도 못하고 말도 잘 못하니 살아 있는 게 민폐라던 어르신도, 뭘 하고 싶으냐는 질문에는 눈빛이 달라진다. 그리고 하고 싶은 것들을 말할 때는 얼굴에 생기가 돈다. 이손의 재활치료센터 팀원들은 그 생기가 잠시가 아니라 오랫동안 환자들의 얼굴에 미소와 함께 머물 수 있도록 언제나 노력하고 있다.

그리고 한분 한분 변화를 보이고 눈에 띄게 좋은 결과가 나올 때마다 시원한 산속 바람이 불어오듯 이마의 땀이 기분 좋게 날아간다. 식사 때를 놓칠 만큼 바쁜 일정에도 웃을 수 있고, 그 어떤 피로회복제 없이도 뛰어다니게 된다. 환자들이 하루하루 좋아지는 모습, 그것이 최고의 보상이기 때문이다.

소통이 재활치료의 출발점이다

송분이(가명 · 78세 · 여) 어르신은 뇌경색으로 인한 우측편마비와 언어장애로 이손에 입원했다. 입원 초기 어르신은 기력저하와 우측편마비로 인해 요양보호사나 재활치료사의 도움 없이는 거동이 불가능한 정도였다. 그리고 퇴행성관절염으로 인한 무릎통증으로 일어서는 것조차 힘든 상황이었다.

어르신의 근력과 근지구력이 많이 떨어져 있는 점도 초기 재활의 어려움이었지만 무엇보다 재활에 대한 어르신의 의지가 부족하여 치료 진행 속도가 더딘 상황이 이어졌다. 그렇다고 어르신이 원하시는 대로 그냥 누워 지내도록 할 수는 없었다. 그럴수록 점점 어르신의 기력이 떨어지고 신체는 제 역할을 못하게 되기 때문이다. 재활치료센터에서는 간호부, 사회복지사 등 타 부서와의 협력을 통해 어르신이 재활에 관심을 가질 수 있도록 하는 한편, 손짓, 몸짓 등 여러 가지 방법을 동원해가며 소통에 최대한 집중하였다.

처음에 어르신은 움직이게 하려는 모든 사람에게 강하게 거부하는 몸짓을 보였고, 화를 냈다. 처음에는 보호자조차 그냥 맘이라도 편하게 가만히 두라고 했다. 하지만 포기하지 않고 보호자를 설득하고 지속적으로 어르신과 소통하기 위해 집중하며 다시 걸을 수 있다는 희망을 드리려고 최선을 다했다.

그렇게 끊임없이 소통하려 애쓰는 이손사람들의 마음이 어르신의 마음을 조금씩 움직였는지 재활치료에 관심을 보이기 시작했다. 그리고 입원한 지 3개월 만에 치료사를 잡고 일어서고, 6개월 만에 보조기에 의지한 채 치료사가 이끄는 대로 걸을 수 있게 되었다. 점점 좋아지는 자신의 모습에 어르신도 자신감을 얻었고, 당연히 치료에 대한 의지도 높아졌다. 그리고 다양한 방법을 통한 소통의 결과로 이해력도 많이 향상되는 등 원활한 치료가 이루어졌다.

하루하루 꾸준히 치료하다 보니 어느새 무릎의 통증도 많이 감소했으며, 입원한 지 8개월 만에 보조기를 이용하여 혼자서 실내 보행까지 할 수 있게 되었다.

"이제는 치료 시간이 조금이라도 늦어지면 시계를 쳐다보며 치료사가 오기를 기다릴 정도로 치료에 대한 의지가 높아졌어요. 그런 모습을 볼 때마다 치료사로서 자부심과 책임감을 느낍니다. 말로 표현할 수는 없지만 손 잡아주고 안아주고 마음으로 다가가니 서로에 대한 믿음이 생겨 치료 효과가 높아지고 질도 향상되었지요. 환자들의 변화하는 모습이 저희에게 힘을 주는 거 같아요. 앞으로도 마음으로 다가가 환자가 더 넓은 영역에서 많은 활동을 할 수 있도록 도움을 드리고 싶습니다."

천해수 물리치료사의 말이다.

송분이 어르신의 사례에서도 알 수 있듯이 환자가 재활의지를 갖도록 하기 위해서는 무엇보다 소통이 우선이다. 그래서 이손사람들은 항상 환자와의 소통에 최선을 다한다.

이주노 작업치료 팀장은 송분이 어르신이 이해력 부족과 안면 근육마비에 의한 언어장애 때문에 의사소통이 어려워 말로 하는 의사소통 외의 다른 방법이 필요하다고 판단했다. 그래서 가장 먼저 '화장실에 가고 싶다. 어깨가 아프다. 다리가 아프다. 지금은 치료 시간이다' 등등 치료 중에 간단하게 할 수 있는 소통 방법을 훈련하였다.

처음에는 어르신이 워낙 거부하니 보호자도 어쩔 수 없이 어르신 뜻대로 해주기를 바랐지만, 몇 번의 설득 끝에 보호자가 치료에 적극 협조를 해준 것이 어르신의 치료 효과를 높이는 큰 힘이 되었다.

물리치료와 함께 꾸준히 병행한 작업치료로 어르신은 8개월 만에 오른쪽 손가락이 많이 회복되어 머리를 빗거나 만나는 사람과 오른손을 내밀어 악수를 하고, 물이 든 컵을 잡아서 치료사에게 전달해주는 수준까지 가능해졌다. 다시는 못 움직일 것 같았던 몸을 움직일 수 있게 되자 어르신은 치료에 더욱 열심이었다.

"아직은 오른쪽 상지 움직임의 안전성과 완성도가 부족하지만, 이러한 속도로 계속 치료를 하다보면 곧 젓가락 사용도 가능할 것입니다. 치료의 단계가 하나씩 올라갈 때마다 힘드실 텐데도 늘 웃음을 잃지 않는 어르신의 노력이 바로 이런 결과를 만들어내는 힘이지요."

처음에는 희망을 다 놓아버린 듯했는데, 다시 힘을 내고 힘든 상황도 이겨내는 어르신을 보면서 자신도 많이 배우고 있다고 이주노 작업치료 팀장은 말한다.

김영석(가명·68세·남) 어르신은 뇌종양으로 뇌수술을 받은 1년 후에 찾아온 뇌부종으로 사지마비가 와서 움직일 수 없었다. 어르신은 입원 초기, 인지능력은 좋았지만 걷지 못하여 등받이가 높은 휠체어를 타고 다녀야 했고, 말도 어눌하였다. 또한 침대에서 혼자 돌아눕거나 일어나 앉는 것조차 힘들었다. 순간적인 근육의 힘은 있지만 지구력이 약한 것이 이유였다.

어르신은 치료를 시작하기 전 제일 하고 싶은 것을 여쭤봤을 때 '혼자 밥을 먹을 수 있으면 좋겠다'고 하셨다. 혼자서 식사하기 위해서는 최소한 앉을 수 있어야 하기 때문에 혼자 힘으로 앉는 것을 초기 목표로 재활치료를 시작하였다.

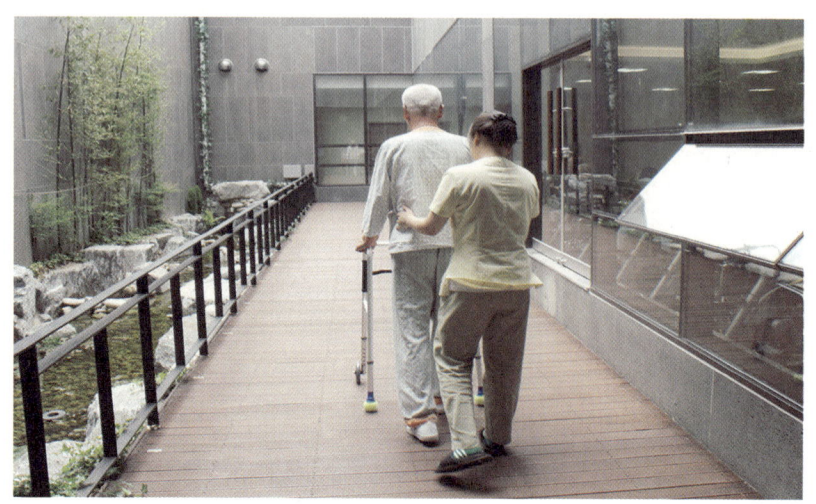

단계별 재활치료

　어르신은 치료사의 도움 없이는 앉을 수 없었기에 보조도구를 잡고 앉는 운동을 시작하고, 시간을 늘려가며 앉은 그 자세를 유지할 수 있게 하였다. 이후 치료 5개월이 지나면서 체중부하 보행연습기를 이용하여 치료사의 도움을 받아가며 걷는 연습을 하였다. 처음에는 치료사의 도움이 많이 필요했지만 운동을 하다 보니 환자 스스로 보행연습기를 밀고 걸을 수 있게 되었고, 8개월 후부터는 보행연습기 없이 지팡이 등을 이용하여 걷는 운동을 할 수 있었다. 드디어 11개월 후에는 지팡이 없이 걸을 수 있게 되어 치료사의 손을 잡고 병원 밖을 산책하게 되었다.

　하루하루 좋아지는 것이 느껴지자 어르신께서 치료에 더 흥미를 갖게 되었고, 더욱 적극적인 치료가 진행되어 소원대로 혼자 식사하고 화장실에도 다닐 수 있게 되었다.

환자들이 원하는 것을 하게 되어 아이처럼 좋아하는 모습을 볼 때 느끼는 희열과 감동 때문에 일하는 것 같다는 김수진 물리치료사는 이손에서의 시간으로 인해 자신의 직업에 자부심을 느낀다고 말한다.

김영석 어르신의 작업치료는 기본 생활을 목표로 콘 모양의 기구 옮기기, 아령 들어올리기 등 팔의 근력을 키우는 방향으로 진행하였다. 어르신께서 재활을 포기하지 않게끔 어려운 치료보다는 많이 힘들지 않은 치료로 흥미와 치료 동기를 부여하였다. 그 결과, 재활치료에 대한 의지도 점점 강해졌고 인지능력도 좋아져 치료 과정에서의 의사소통에는 큰 어려움이 없었다.

바라던 대로 스스로 식사를 할 수 있도록 에디슨 젓가락으로 콩 집기, 나무 페그 집기 치료도 꾸준히 하여 어르신은 일 년쯤 되었을 때 나무젓가락을 혼자 사용할 수 있고, 스스로 식사를 하게 되었다.

"어르신은 치료 도중에 일상적인 이야기도 먼저 꺼내고 자주 웃는 분이에요. 어떤 날은 콧노래까지 흥얼거리세요. 재활치료에 흥미를 느끼고 호전되는 본인 모습에 만족해하는 환자 분을 보면 치료사로서 정말 보람을 느껴요. 환자 분들의 작은 소리에도 귀 기울이고 환자 분 입장에서 다시 한번 더 생각하는 태도가 소통할 수 있는 지름길이라고 생각해요. 소통은 정말 중요하니까요."

오랫동안 이손에서 일했고, 주임 작업치료사로 팀장급의 역할을 하고 있는 강은옥 작업치료사는, 어르신을 통해 자신도 더 잘 웃게 되었으며

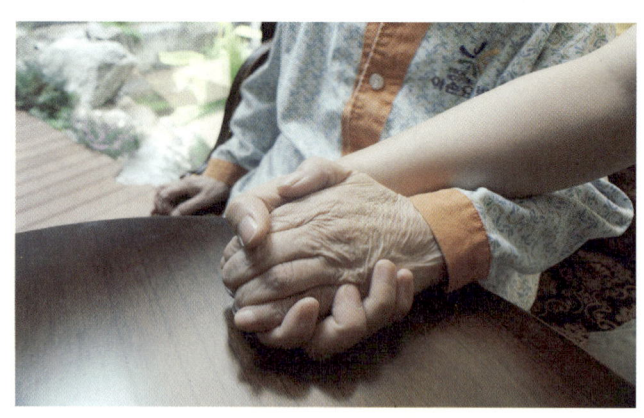

치료에서 가장 중요한 것은 웃음을 잃지 않는 것이라는 사실도 다시금 깨달았다고 덧붙인다.

이처럼 환자들이 가정과 사회로 복귀하여 사랑하는 사람들과 함께 행복하고 즐거운 삶을 살 수 있도록 재활에 모든 노력을 집중하는 이손의 재활치료센터 팀원들은 재활치료라는 대신 재활케어라는 생각으로 치료에 임하고 있다. 그리고 2014년부터 모든 팀원들이 담당 환자를 정해 가족들에게 주기적으로 환자의 재활 소식을 전해주면서 보호자도 재활팀의 일원이라는 생각으로 관리하고 있다.

환자들마다 상황이 달라 일주일에 한 번씩 찾아오는 보호자도 있지만 한 달이나 두 달, 혹은 더 오래도록 못 오는 분들도 적지 않다. 당연히 병원에서 환자 분들이 어떻게 지내는지, 어떤 변화가 생겼는지 잘 알지 못한다. 그래서 재활치료센터 팀원들은 자신이 담당한 환자의 치료과정을 직접 사진이나 동영상으로 기록하여 설명과 함께 가족에게 보내주고 있다.

  재활치료센터 치료사들 입장에서는 업무 외적인 일이기 때문에 힘들기도 하지만 가족들이 너무 좋아할 뿐 아니라 가족과 환자의 소통에도 긍정적인 영향을 주고, 결국 환자의 재활에도 도움이 되기에 즐거운 마음으로 임하고 있다.

  이손사람들은 환자의 삶에 희망이란 꽃을 피우고 환자들이 다시 가정과 사회에서 행복하게 살 수 있도록 돕기 위해 필요한 것은 바로 환자를 진심으로 위하는 마음이라는 것을 잘 안다. 그래서 그들의 하루하루는 힘들지만 기쁨으로 채워지고 있다.

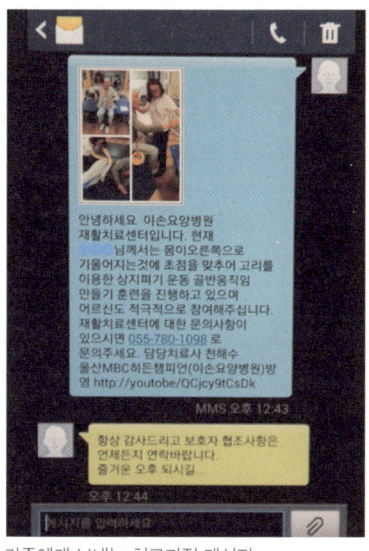

가족에게 보내는 치료과정 메시지

| 06 |

따로 또 같이
완성해가는 4무2탈

●●●● 점심식사 시간이 잠시 지난 7층 커뮤니티 홀 한 테이블에서 고복자(가명·79세·여) 어르신이 잔치국수를 먹는 모습을 황미숙 영양사가 옆에 앉아 지켜보고 있었다.

"어르신, 이것 좀 드시겠어요? 맛은 어떠세요?"

"응 맛있어… 옛날에 먹던 맛이야. 어떻게 이런 맛을 냈어?"

"아, 정말 다행이에요. 어르신, 어서 드세요. 국물 식기 전에."

황미숙 영양사는 앞에 있는 김치를 어르신 쪽으로 당겨드리고, 어르신은 옅은 미소와 함께 다시 젓가락질을 했다.

열흘 가까이 고복자 어르신은 식사를 거의 못 하는 데다 미세한 변화지만 체중까지 빠지고 있어 의료진, 간호부, 영양팀 모두 걱정하고 신경을 쓰고 있었다. 하지만 어떤 메뉴를 준비해도 어르신은 한두 숟가락을 먹다가 숟가락을 놓았다. 간호사나 영양팀에서 어르신에게 특별히 생각나는 음식이 있냐고 물어도 없다고만 하시고 입맛이 돌만하다 싶은 음식을 준비해도 고개를 절레절레 흔들었다. 보호자가 와서 떠먹여도 그냥 한두 번 먹는 시늉만 할 뿐 마찬가지였다.

의료진이 관심을 두고 아침저녁으로 진찰을 해도 특별한 내과적 질환은 없었다. 어르신들의 체중은 병원에서 각별히 체크하는 항목이다. 잠시 동안 약간의 체중 변화는 있을 수 있지만 지속되면 건강의 적신호이기 때문이다.

아마 봄철이라 어르신이 식욕을 잃은 것 같았지만 그렇다고 손 놓고 있을 수는 없었다.

이손의 영양팀은 식사시간마다 병동으로 올라가 라운딩을 하는데, 그때마다 고복자 어르신이 조금이라도 드신 음식이 뭔지도 살피고 드시고 싶은 것을 여쭙기도 했지만 소용없었다.

그런데 그날 어르신이 한 숟갈도 제대로 안 드신 점심상을 치우는 요양보호사에게 잔치국수가 먹고 싶다고 했다는 것이다. 그 말을 전해들은 영양팀에서는 바로 잔치국수를 준비했다. 그리고 직접 가져와 어르신께 드렸고 어르신은 국수 그릇을 거의 다 비웠다.

"잔치국수 드시고 싶으셨으면 진작 말씀을 하시죠?"

"아무것도 먹고 싶은 게 없었어. 정말 내 평생 이리 입맛이 없기는 처음이었어. 그래서 내가 이제 갈 때가 됐나보다 했지."

"무슨 말씀을… 많이 드시고 회복해서 퇴원하셔야죠. 그래야 먼 곳에 살면서도 매주 찾아오는 효녀 따님이 원하는 대로 하루빨리 집에서 가족과 함께 행복하게 지낼 수 있으시죠."

황미숙 영양사의 말에 어르신은 고개를 끄덕이며 봄기운 가득한 세상이 펼쳐져 있는 창밖으로 눈길을 돌렸다.

어느 분야의 병원이든 한 부서라도 중요하지 않은 부서가 없다. 전문성과 환자를 대하는 태도, 그리고 환경과 시설 등 모든 면에서 사람들의 인정을 받는 병원이 되려면 모든 부서가 그 분야의 최고가 되어야 한다. 또한 그 최고의 힘이 하나의 목표를 향해 한마음으로 가야 한다.

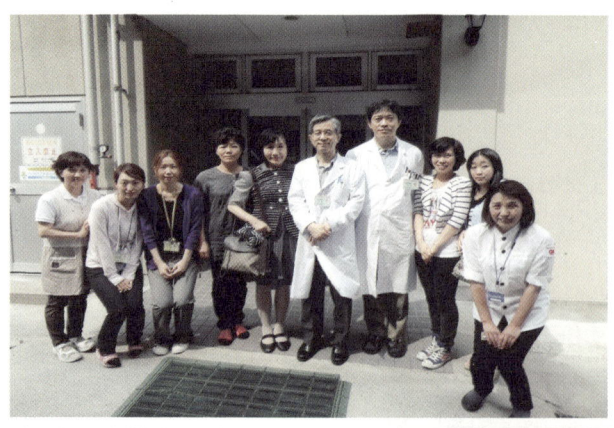

일본 아리요시병원 영양실 견학

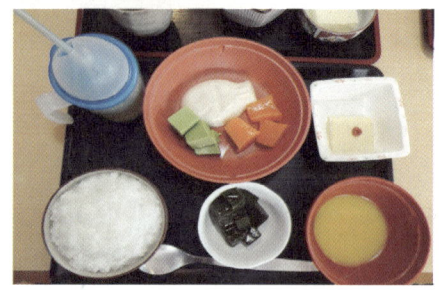

영양팀 역시 이손의 성장에 제 역할을 다하고 있다. 환자의 대부분이 어르신이라는 요양병원의 특성상 식사는 내과적 치료나 재활치료 못지않게 중요하다. 일반 어르신들도 식욕부진이 오기 쉬운데 질병이나 장애를 갖고 있는 어르신의 경우 더욱 식사에 신경을 써야 한다. 오감을 충족시켜주는 맛있는 식사를 하면 병을 이겨내게 할 뿐 아니라 재활 성공확률도 높아진다.

그럼에도 불구하고, 현재 많은 요양병원에서 어르신들의 이러한 특성을 고려하지 않은 일반식이나 소화능력의 둔화를 이유로 재료의 형체도 알아볼 수 없이 갈거나 다져 조리를 해 내오는 경우가 많다. 물론 연로하고 병을 앓고 있는데다 신체를 제대로 사용하지 못하는 어르신께 오감을 충족시키면서 건강에도 이로운 식사를 준비해서 드리는 것은 쉬운 일이 아니다.

하지만 어렵다고 포기한다면 그것은 최선이 아니다. 손덕현 병원장이 일찌감치 일본 아리요시병원의 소프트식과 믹서고형식을 벤치마킹하려고 노력해온 이유이다. 육안으로 봤을 때는 일반 음식과 다르지 않지만 먹기 쉽고 씹기도 쉬운 부드러운 음식인 소프트식과, 재료를 믹서에 갈아 생선은 생선 모양 틀에, 채소는 채소 모양 틀에 넣고 굳혀 음식의 형태를 재탄생시킨 믹서고형식을 배울 수 있게 영양팀원을 아리요시병원으로 연수를 보냈다.

이처럼 영양팀은 획일적인 급식 서비스가 아닌 감동의 서비스 제공을 목표로 어르신들의 영양과 건강을 책임지고 있는 부서이다. 특히 한명

한명에 기울이는 정성은 이손요양병원의 식사의 질을 더욱 업그레이드 시키는 양념이다.

영양팀에서는 식사시간에 영양사와 조리사가 조를 짜서 매일 병동 라운딩을 한다. 환자들이 어떤 음식을 좋아하고 어떤 음식을 먹지 않는지 체크하고 음식을 드실 때 불편해하는 점도 유심히 살펴본다. 또한 직접 환자들에게 식사에 대한 느낌과 생각을 물어보고 환자들이 원하는 것이 무엇인지도 리서치한다. 이렇게 병실 라운딩을 통해 알게 된 사실을 식단을 짜고 음식을 조리할 때 최대한 참고해서 환자들의 입맛에 맞춘다.

병실 라운딩을 하면서 꼭 챙겨보는 한 가지는 개개인의 식성이다. 직접 말씀해주신 분도 있지만 먹는 모습을 통해 한분 한분의 기호를 알고 가능하면 그분이 좋아하는 식사가 될 수 있도록 하기 위해서다. 그래서 이손의 영양실에 마련되어 있는 이름표에는 '매끼 김, 간장, 김치, 많이. 밥 작게, 진밥 $\frac{1}{2}$', '점심만 김, 진밥 주세요', '닭고기X, 가지X, 매끼 바나나', '돼지고기X, 김치 많이' 등등 각 환자의 식성과 요구사항이 적혀 있다.

이렇듯 이손 영양팀에서는 병실 라운딩을 통해 환자 개개인의 의견을 수용하여 최상의 맞춤식단을 제공하고 있으며, 질환별 식사 조절을 위한 영양 상담을 통하여 건강과 치유에 도움을 드리고 있다. 그리고 정기적인 영양회의와 위생교육을 통해 보다 위생적이고 균형 잡힌 식사로 고품질 서비스를 제공하려 언제나 최선을 다한다.

약제과 역시 환자의 건강과 직결되는 팀이다.

악균곤 약제과장을 중심으로 5명의 약제과 직원들은 430여 명의 입원 환자와 일평균 100여 명의 외래환자들에게 처방전대로 정확하고 신속하게 약을 제공하기 위해 최선을 다하고 있다. 약물들은 저마다 효능이 다르기 때문에 약물이 효과적으로 사용될 수 있도록 재고관리와 최신의 약물 정보를 숙지한다.

약제과에서는 각 진료과에서 진료받은 외래 환자의 원내 처방과 입원 환자에 대한 조제와 투약을 하며, 약품의 주문 및 입고, 재고관리를 한다. 사용 중인 약물이 품절, 생산 중단 등의 사유로 공급이 중단되거나 변경되는 경우 공지사항으로 알리고 공유한다. 특히 마약류는 철저히 관리하고 있다. 이손에서는 환자들의 건강을 우선으로 생각하기에 깨끗하고 안전한 약물 조제를 위해 자동 JVM 정제분류 포장기를 도입하여 사용하고 있다. JVM 포장기는 입원 환자가 필요로 하는 복약 정보를 기록하여 약 복용 시에도 효율적으로 관리할 수 있다.

요양병원의 뚜렷한 정체성 중 하나는 바로 '병원'이라는 너무나도 당연한 사실이다. 그럼에도 불구하고 정책 입안이나 적용에 있어 그 당연한 사실이 제대로 반영되지 않는 부분이 있고, 요양병원의 구성원 중에서도 그것을 도외시하는 경우가 있다. 그래서 손 원장이 기회만 있으면 이 당연한 사실의 중요성을 강조하는 것이다.

병원이기 때문에 요양병원에서의 진료와 치료는 기본 의무이자 자질이어야 한다. 손 원장이 최고의 실력을 갖춘 의료진으로 진료과를 구성한 이유다.

의료진의 실력과 종합병원 못지않은 최신설비로 이손요양병원의 환자들은 질 높은 진료와 치료를 받고 있다.

이손이 사람들의 입소문으로 성장하게 된 큰 힘은 눈에 띄든 띄지 않든, 언제 어디서나 최선을 다하는 이손사람들이 있기 때문이다. 총무팀은 병원의 모든 시설을 항상 철저하게 관리하여 환자들이 불편함이 없도록 할 뿐 아니라 다른 부서들이 각자의 역할에 집중하고 최대의 효과를 낼 수 있도록 지원하여 이손 전체의 퀄리티를 높인다. 기획조정팀은 교육과 내외적인 행사, 프로젝트를 기획하고 진행한다. 이처럼 이손의 모든 구성원들이 각자의 자리에서 역량을 잘 발휘하는 것이 바로 이손의 경쟁력이다. 이손의 경쟁력은 곧 사람인 것이다.

이손의 존엄케어가 현실이 되기 위해서는 어느 한두 부서의 노력만으로는 어렵다. 요양병원은 치료와 함께 환자들이 질 높은 일상생활을 할 수 있도록 해야 하며, 재활의 완성도도 높여야 한다. 요양병원의 이러한 충족조건을 최고로, 최대치로 갖추기 위해 이손사람들 모두는 각자의 자리에서 자신이 맡은 분야의 최고가 되기 위해 노력한다. 존엄케어로 환자의 자존감을 회복하고, 구성원 스스로의 자긍심을 높이기 위해 한마음으로 매일매일 열정을 다한다.

대한민국 최고의 노인요양병원과 노인의료복지시스템을 만들겠다는 꿈을 향한 그들의 도전은 언제나 현재진행형이다.

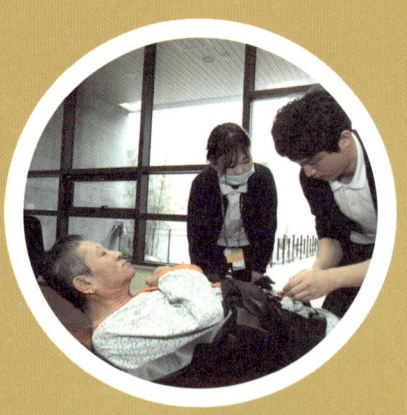

3장

이손이 실천하고 있는
존엄케어

| 01 |

님아, 우리 손잡고 함께 꽃구경 가오!

●●●● 이손에서는 사회복지사업계획에 의해 일년에 7회 정도, 입원한 어르신들을 모시고 마트를 찾아 직접 물건을 고르고 사게 하는 장보기나 경치 좋은 곳이나 특별한 볼거리가 있는 곳을 찾아 즐거운 시간을 보내는 나들이프로그램을 실시하고 있다. 그동안 나들이프로그램으로 다녀온 곳은 울산대공원 안의 장미원, 고래박물관, 경주보문단지 등이 있다.

이손의 나들이프로그램은 다른 병원에서는 경험할 수 없는 특별한 선물이라고 환자와 가족 모두 칭찬을 아끼지 않는다.

몸이 불편한 어르신들을 모시고 병원 밖으로 외출하는 것은 쉬운 일이 아니다. 어르신들이 대부분의 한두 가지의 내과적 질환을 앓고 있고 연로해서 휠체어를 이용해 이동해야 한다. 그런 분들을 모시고 나들이를 하는 것은 누가 보다라도 어려운 일이다. 어르신을 한분 한분 전담하여 보살필 인력이 반드시 필요하기에 봉사자들의 도움이 없었다면, 또한 어르신들의 삶의 질을 높여드리고자 하는 이손의 정성과 도전정신이 없었다면 기획 단계에만 머물렀을지도 모른다.

어르신들은 환자로서가 아니라 한 사람으로서 모든 것을 느끼고 누릴 수 있어야 한다는 손덕현 병원장을 비롯한 이손사람들의 생각과 각오가 나들이프로그램을 실천에 옮기게 한 것이다. 이손의 존엄케어에 대한 확신과 할 수 있다는 도전정신이 없었다면 실행하기 어려웠을 프로그램이다.

"봉사자 분들의 도움이 없다면 나들이 한 번에 두서너 분만 모실 수밖에 없을 거예요. 많은 분들이 도와주셔서 고래박물관 나들이 때도 12분이나 모시고 갈 수 있었어요. 나들이 가는 날이 정해지면 어르신들은 뭘 준비하면 되는지, 언제 어디로 가는지 계속해서 나들이에 대해 물어들 보시죠. 마치 소풍가기 전날 들떠있는 아이들처럼. 그런 어르신들의 모습을 보는 우리도 들뜨게 되지요."

임은미 사회복지사가 활짝 웃으며 말한다.

고래박물관에 도착하여 박물관 소속 인솔자의 안내에 따라 반구대암각화와 범고래 골격 등 전시관을 관람하고, 고래해체장과 고래기름 착유장 등 옛날 장생포의 모습과 포경선 등을 관람하며 어르신들은 아이들처럼 좋아했다.

"고래생태체험관에서는 해저터널을 통해 돌고래의 헤엄치는 모습을 보면서 너무 신기해하셨어요. 그리고 작은 열대어와 화려한 관상용 물고기를 보면서 즐거운 시간을 보냈죠. 추억을 남기기 위해 단체사진도 함께 찍고, 어르신들이 때론 멋지게, 때론 예쁘게 포즈를 잡으면서 하하하 웃는 모습은 항상 기억에 남을 것 같아요. 어르신들을 위해 나들이를 도와주신 많은 분들께도 감사한 마음을 전하고 싶습니다."

이지승 책임간호사는 어르신들과의 나들이가 있는 날 자신을 비롯한 이손 직원들과 봉사자들 모두 그 어떤 날보다 많은 보람과 기쁨을 느낀다고 한다.

울산대공원 장미원에서 열린 장미꽃 축제에 참가했을 때 계속해서 탄성을 내지르던 어르신들의 즐거운 모습을 볼 때도 사회복지사와 간호사 등 이손사람들의 마음은 마찬가지였다.

장미꽃 축제가 한창이었던 여름, 이손에 입원한 어르신들과 이손 직원들, 그리고 봉사자들은 울산대공원 안 그늘진 벤치에 모여 수박과 간식을 먹으며 즐거운 시간을 보냈다. 이손 직원들은 날씨 탓에 혹시 어르신들이 탈수 증상이라도 생길까 염려해 틈틈이 생수를 마시게 하는 등 건강에 문제가 생기지 않게 최선을 다했다.

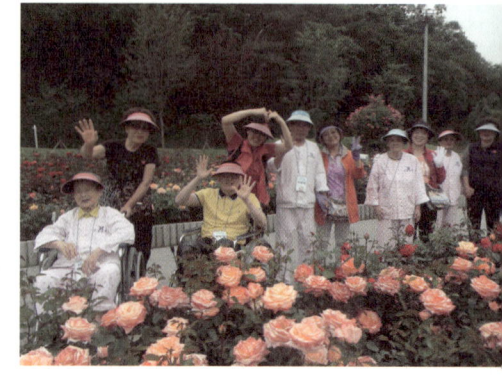

종류와 모양, 향기가 각각 다른 세계 각국의 다양한 장미들이라서 더욱 신기하고 화사해 보였다. 장미원

곳곳을 돌아보며 봉사자, 직원과 함께 사진을 찍고 향긋한 꽃내음을 맡는 어르신들의 표정은 무척이나 행복해 보였다.

그리고 여기 저기 많은 곳을 가보자고 서두르기도 했다.

"병원에만 있었던 터라 얼마나 답답했으면 이렇게 좋아하실까 싶었어요. 그러면서 다시 한 번 나들이프로그램에 대한 절실함을 느꼈죠. 병원으로 돌아오는 버스 안에서 아쉬움이 남는지, 다음에 또 장미 보러 가자고 하면서 오늘 너무 좋았다고 내 손을 잡고 말씀하실 때는 코끝이 다 찡했어요."

임은미 사회복지사는 다소 무더웠던 날씨에 어르신들이 힘들어하지 않을까 걱정하며 나섰던 나들이였지만, 그 어느 나들이 때보다 어르신들이 즐거워해서 뿌듯한 하루였다고 말한다.

사회복지사와 직원들은 화장실도 혼자 못 가던 어르신이 나들이프로그램에 참가할 수 있을 만큼 회복해서 함께 나들이하는 동안 감격의 눈물을 흘리는 모습을 볼 때 큰 보람을 느끼고 무척 기뻤다고 한다.

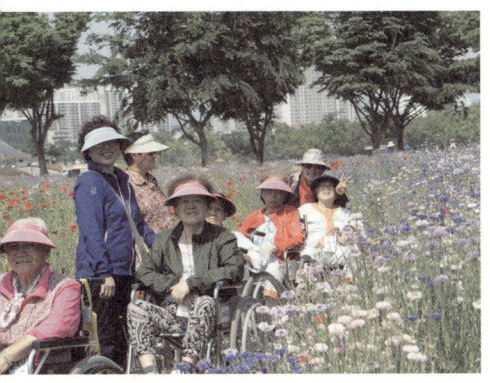

특히 내내 두 손을 꼭 잡고 꽃구경을 하고 간호사에게 두 분 사진도 찍어달라던 이덕용(가명·79세·남) 어르신과 최연정(가명·82세·여) 어르신을 보는 이손 직원들의 마음은 더욱 벅찼다. 이덕용 어르신과 최연정 어르신은 부부로, 현재 이손의

부부실에서 함께 생활하며 각자의 치료를 받고 있다.

두 어르신을 볼 때마다 이손사람들은 가슴이 뭉클해진다. 그리고 지쳐 있던 몸에 새로운 에너지가 차오르는 것을 느낀다.

최연정 어르신은 1년여 전인 입원 초기에는 중환자 중에서도 심각한 상태여서 개인 병실에서 24시간 1대1인 간호가 필요했던 와상환자였다. 심각한 내외과적 질환과 심한 치매까지 있어 당신 스스로 삶을 포기했던 어르신이 바깥나들이까지 하게 될 것이라고는 어르신은 물론이고 가족들, 심지어 이손사람들조차 짐작하지 못했다.

4년 전, 대동맥 심장판막증으로 유명 종합병원에서 수술을 받은 후 다시 한 대학병원에 입원해 있던 중에 화장실에서 슬리퍼를 신으려다 낙상으로 왼쪽 대퇴골두 골절을 입는 바람에 인공배뇨관을 달아야 했다. 그때부터 심한 우울증과 기억력 장애 증상을 보이기 시작하였다. 이후 인공관절 치환술 수술을 받았고 일주일 후 소장이 파열되는 바람에 복부 수술까지 하고 장루를 착용하게 되었다.

평소 밝고 고왔다는 어르신은 이손에 입원할 당시 3단계 욕창과 장루, 폐부종 등 심각한 내과적인 문제는 물론 인지장애가 있었고 소변줄(F-cath)을 착용한 상태였다.

가장 심각한 것은 어르신께서 삶에 대한 희망을 놓아버렸다는 사실이었다.

"대퇴부 골절로 인해 고관절 수술을 해서 다리는 깁스를 하고, 심한 욕창에 소변줄을 달고, 전혀 꼼짝을 못하고 식사도 제대로 못했어요. 이전에는 밝은 성격이었다는데 전혀 의욕이 없었죠. '내가 이렇게 살아서 무엇 하겠냐. 차라리 죽는 것이 낫지. 나는 살 희망이 없다', 계속 그 말씀만 하셨어요. 원장님께서는 저희랑 회진할 때마다 '반드시 좋아지실 것입니다. 걱정 하지 마십시오. 우리가 분명히 회복시켜 드릴 것입니다'라고 말씀드렸어요. 물론 우리 간호사들도 계속 그렇게 말씀드렸고요."

이지영 수간호사는 당시를 회상하며, 어르신을 격려하기 위해 모두 애를 썼지만 어르신은 쉽게 생각을 바꾸지 못했다고 말한다. 몸 상태가 심하게 안 좋으니 여간해서는 의지를 갖기 힘든 게 사실이었다. 하지만 손덕현 병원장은 포기하지 않았다. 매일 매일 완치될 수 있다고, 그렇게 해드릴 테니 희망을 가지라고 말씀드렸다. 확신에 찬 목소리였다.

"사실 최연정 어르신 같은 경우는 처음에는 저희 직원들도 '과연 될까? 나으셔서 다시 걸을 수 있을까?'라는 의문이 들었어요. 어르신이 워낙 절망에 빠져있었고 몸 상태도 너무 안 좋았거든요. 3단계 욕창에 식사조차 거의 안 해서 탈수까지 온 상태였어요. 그런데도 원장님께선 포기하지 않고 어르신과 가족들에게 신뢰와 믿음을 주셨어요. 그런 신뢰는 저희에게도 전달되어 어르신께 우리 모두 좀 더 신경 쓰고 더 각별하게 애정을 갖고 돌봐드렸죠."

이손사람들의 정성과 확신은 어르신의 건강을 조금씩 회복시켰고 마음까지 움직이게 했다. 그 방법은 다름 아닌 4무2탈이었다. 가장 먼저 탈 기저귀와 탈 침대에 집중하였다. 혼자서 소변을 못 보거나 요의를 느끼지 못해 소변 줄을 착용하는 경우가 아니라 수술 때문에 어쩔 수 없이 착용해야 하는 최연정 어르신 같은 경우에는 특히 탈 기저귀의 적용 대상자였다. 탈 기저귀, 탈 침대, 이 두 가지가 성공한다면 어르신의 질병은 반 이상 좋아진 것을 의미하며, 재활에도 더 충실할 수 있어 이전처럼 걷고 움직일 수 있을 가능성이 높아진다. 동시에 욕창을 없애는 데도 집중하였다.

'할 수 있다'라는 희망의 메시지를 전하며 어르신을 격려하고 집중 치료를 하니 식사량도 조금씩 늘어 내과적인 문제가 호전되었고, 세심한 관리와 치료로 욕창도 좋아지기 시작하였다. 계속하여 의사, 간호사, 재활치료사, 영양사 등의 다각적이고 종합적인 접근으로 케어를 실시하였고, 그 결과는 놀라웠다.

모든 것이 선순환되면서 어르신은 소변줄도 뽑고 재활을 통해 휠체어를 탈 수 있게 되었다. 그리고 워커를 이용하여 걷다가 드디어 혼자서 걸을 수 있게 되었다. 물론 탈 기저귀는 성공하였고, 스스로 식사, 화장실 배뇨활동, 운동 등 일상생활을 독립적으로 할 수 있게 되었다.

"낙상사고로 인한 골절이 어르신의 삶을 망가뜨린 셈이죠. 이제 입원하실 때의 모습을 찾아볼 수 없는 어르신을 보면서 '우리 병원이 아니고 다른 병원에 입원했다면 지금처럼 되었을까, 삶을 돌려드린다는 마음과 각오로 4무2탈을 실천하지 않았다면 지금도 누워 지내지 않으셨을까?'라는 생각이 들 때도 있어요. 잘난 체를 하는 게 아니라 그만큼 보람을 느끼고 환자들에게 더 잘해야겠다고, 우리가 그분들의 인생을 바꿔드릴 수 있다고 다시 다짐하는 셈이죠. 사실 와상 환자들은 대부분 폐렴이나 욕창 등의 합병증으로 더 악화되기 쉽거든요. 특히 어르신은 장루까지 차고 있었으니까요."

김외숙 간호부장 역시 겪고 있던 병이 한두 가지가 아니었던 최연정 어르신에게 지금과 같은 생활을 기대한다는 것은 결코 쉬운 일이 아니었다고 말한다.

"우리는 완전히 기적이라고 생각해요. 어머니가 다시 걷게 되실 줄은, 아니 두 분이서 손 잡고 산책을 하시게 될 줄은 몰랐어요. 어머니가 완전히 절망상태에 빠져 있는 상태여서 늘 가슴이 조마조마했죠. 이런 드라마틱한 변화는 바라지도 않았고 제발 살아 계시기만 바랐죠. 만에 하나 어머니가 잘못 되면 워낙 금슬 좋으셨던 아버지도 삶의 희망을 놓아버릴 것 같았기 때문입니다. 정말정말 이손의 모든 분들이 우리 가족에게 새로운 삶을 주셨어요. 너무너무 감사하죠."

최연정 어르신의 아드님의 말을 듣고 있던 다른 어르신의 따님이 "우리 모두에게도 최연정 할머니는 희망이에요. 저희 아버지께서도 자꾸 살 만큼 살았다, 더 살아봤자 너네 힘들기만 하지 하며 통 병을 극복할 의지가 없어서 많이 속상했는데 할머니께서 나으시는 모습과 서로 힘이 되어주며 하루하루 행복하게 지내는 두 분을 보면서 당신도 빨리 회복해 어머니랑 다시 꽃구경도 가고, 웃으며 살고 싶다고 하시네요. 이제는 열심히 치료도 하고 식사도 잘 하고 계세요. 두 분은 저희 아버지만이 아니라 많은 어르신께 희망이 되고 계신답니다."라고 거들었다.

사랑하는 아내를 잃을지도 모른다는 생각에 의기소침했던 이덕용 어르신은 아내의 기적 같은 변화를 보면서 이손을 완전히 신뢰하게 되었다. 그리고 허리 수술 후 당신도 이손에 입원하여 아내와 함께 부부실에서 생활하며 통증치료와 재활치료를 받고 있다.

아침에 일어나면 이덕용 어르신은 치매로 인해 인지가 조금 떨어지는 아내를 위해 이름과 주소를 쓰는 등 글씨 연습을 하면서 당신도 쓰기 훈련을 한다. 그리고 두 분이 함께 손을 잡고 신문을 읽기 위해 본관 1층까지 내려오신다. 두 분은 직원들을 보면 언제나 매번 크게 반가워하며, "미스 코리아네… 여기 직원들은 모두 미스 코리아야!"라고 말씀하신다. 어르신들의 웃음과 인사는 이손사람들에게 세상에서 가장 아름답고 기분 좋은 노래이며 힘을 주는 응원가이다.

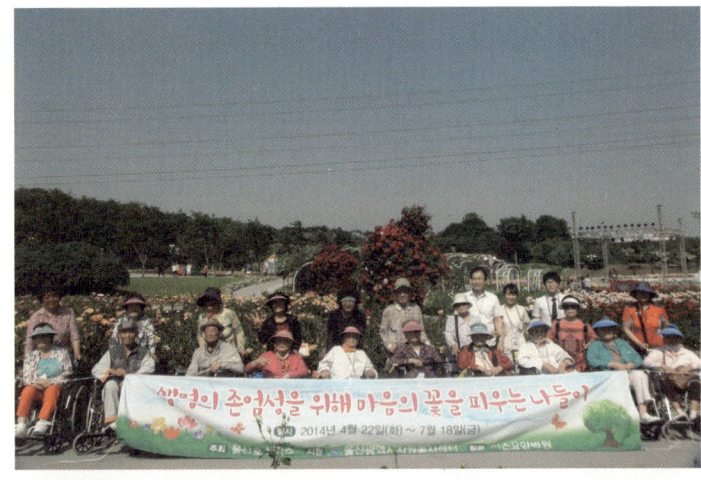

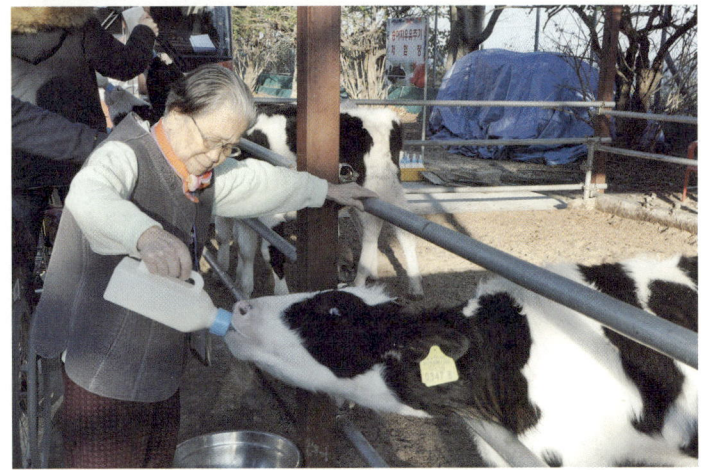

|02|

이 분이 정말 우리가 알던 그 환자 분이 맞아요?

● ● ● ● 2014년 4월에 입원하여 이손에서 다시 봄을 맞이하고 있는 이규석 씨는 일요일이 되면 아내와 함께 외출을 한다. 그들이 가는 곳은 교회이다. 여느 신자처럼 예배를 드리러 가는 것이지만 그의 역할은 다르다. 그가 목사이기 때문이다. 교회 신자들은 이규석 목사의 설교를 다시 들을 수 있게 된 것을 기적이라고 부른다.

"2014년도는 내 평생에 잊을 수 없는 아픔과 눈물의 한 해였습니다. 그 아픔과 눈물의 시간이 벌써 1년을 훌쩍 넘기고 있네요. 돌이켜보면 힘든 시간이었지만, 또 한편으론 기적을 체험하고 이손요양병원과 원장님 이하 여러 좋은 인연을 만나게 된 소중한 시간이었어요. 매일, 아니 매 순간 감사한 마음으로 기도하며 살고 있습니다."

만감이 교차하는 듯 그의 아내의 눈시울이 붉어졌다.

이규석 목사가 서울 A병원에 입원한 것은 2014년 1월 초였다. 심장 수술을 하기 위해서였는데 너무 위험한 수술이라 아내와 가족들의 마음은 몹시 무거웠다. 다행히 수술은 잘 되었고, 교인들을 비롯한 많은 사람들의 기도 덕이라며 가족들은 감사의 기도를 드렸다. 회복 또한 잘 되는 듯했다. 그런데 퇴원을 1주일 앞두고 다시 뇌출혈로 수술을 해야만 했다. 갑작스러운 변화에 가족들은 너무나 두려웠지만 이번에도 하나님이 간절한 기도를 들어주리라는 믿음을 잃지 않았다.

뇌수술 후 3일 만에 의식을 찾고 정신적으로나 육체적으로도 아무런 후유증 없이 빠르게 회복해서 하루 3시간씩 걸으며 운동을 할 수 있게 되자, 가족들은 가슴을 쓸어내렸다.

"퇴원이 가능할 정도로 회복되어 일주일 후 퇴원하라는 의사 선생님의 말씀을 들었을 땐 하늘을 날듯이 기뻤습니다. 그러나 그 기쁨도 잠시, 3월 초에 갑자기 다시 뇌출혈이 발생했고 남편은 의식을 잃었어요. 믿을 수가 없었어요. 신경과 의사가 수술할지에 대해 가족과 의논해 보고 결정하라는 말을 하더군요. 안타깝지만 수술 도중 사망할 확률이 99%이고, 수술이 잘 되어도 평생 식물인간이 되기 때문에 병원 측에서는 수술을 권할 수 없다면서요."

이 목사의 아내와 가족에겐 청천벽력 같은 일이었다. 그리고 수술 여부를 결정하는 건 정말 어려운 일이었다. 하지만 그대로 남편과 아버지를 보낼 수 없었던 그의 가족은 수술을 결정했다. 막상 수술을 결정하자 병원 측에서는 오히려 수술을 말렸다. 위험한 수술을 왜 하려고 하느냐는 것이었다.

"하지만 남편은 목사였고 우리는 하나님을 믿는 사람들로 하나님의 기적을 믿고 수술하기로 했습니다. 우리가 할 수 있는 최선을 다하고 그다음 일은 하나님의 뜻대로 따르리라 생각했고, 수술 시간 동안 우리 모두 손을 잡고 기도를 드렸습니다."

하지만 7시간이 넘게 진행된 수술은 수술 부위를 봉합하지도 못한 채 중단되고 말았다. 상태가 너무 나빠서 봉합할 경우 뇌압이 높아져 또 출혈이 발생하기 때문이라는 설명이었다.

중환자실로 옮겨진 이규석 목사의 상태는 하루하루 지날수록 더 절망적이었고 회복될 기미가 보이지 않았다. 그와 함께 아내와 가족의 가슴도 까맣게 타들어갔다. 그들이 할 수 있는 건 기도뿐이었다. CT 촬영과 뇌파검사까지 했지만 나을 징후가 보이지 않을뿐더러 신장투석을 해야 할 만큼 모든 신체 기능이 급속도로 나빠졌다. 그리고 거의 뇌사 수준이라는 의사의 말은 까맣게 탄 가슴을 무너뜨리기에 충분했다.

의사로서 더 이상 손을 쓸 수 없을 정도로 악화된 상태라는 말을 듣고 그의 아내는 자신도 모르게 주저앉아 버렸다. 남편을 이대로 보내야 하는 거냐고 하나님께 울부짖으면서도 그녀는 어쩔 도리 없이 남편과의 이별을 서서히 준비해야 한다는 생각을 할 수밖에 없었다. 너무나도 고통스럽고 잔인한 시간이었다.

"마지막으로 가족 얼굴을 보게 하고 장례를 준비하는 것이 좋겠다는 의사의 말을 듣고 집에 연락을 했죠. 막내아들이 교회 장로님과 병원에

왔는데, 아들에게 이제 아빠를 하늘나라로 보내드리자고 하니 막내아들이 절대 안 된다며 완강하게 반대했어요. '어머니 우리 아빠는 분명히 하나님께서 살려 주십니다'라는 아들의 단호한 말을 들으며 얼마나 울었는지 모르겠습니다."

의사도 병원도 포기한 아빠지만, 끝까지 포기할 수 없다는 아들의 마음을 그녀 또한 충분히 알 수 있었다. 하지만 현실은 현실이었다. 울면서 아들을 설득했다. 그래도 아들의 마음은 바위보다 더 굳건했다.

"그런 아들의 눈빛을 보는 순간, 하나님의 목소리가 들리는 것 같았어요. '세상 끝까지 너희와 함께 하겠다'는 말을 아들을 통해 하시는 것 같았죠. 순간, 우리의 운명은 우리가 결정하는 것이 아니라 하나님께서 알아서 하실 일이라는 깨달음이 머리를 때렸어요."

가족들은 다시 한번 다 함께 힘을 모아 하나님께 기도하자며 서로를 껴안았다. 그리고 그들은 죽을힘을 다해 더욱 기도에 매달렸다.

의사들은 회진할 때마다 요양병원으로 모시고 가라고 했고, 그의 가족들은 절대 그럴 수 없다며 몇 번 언쟁을 하기도 했다. 나중에는 중환자실에서 더 이상 할 것이 없으니 입원실로 옮기라는 제안을 했지만 이 목사의 아내는 남편의 의식이 돌아오면 입원실로 가겠다며 그조차 거부하였다. 그녀의 하루는 남편의 의식이 돌아올 수 있게 해달라는 기도로 시작하여 기도로 끝이 났다. 정말 피를 토하는 심정으로 드리는 간절한 기도였다.

그리고 수술 후 21일째, 그 기도는 응답을 받았다. 중환자실에서 버티는 것도 한계가 있어 입원실로 옮기는 날이었다. 입원실 침대에 눕히자 이규석 목사가 천천히 눈을 떴다. 그리고 아내와 아들을 지긋이 바라보던 그의 양 볼에 주루룩, 눈물이 흘러 내렸다.

의식은 돌아왔지만 병원에서는 더 이상의 차도를 기대하기 어렵고 병원에서 해드릴 것도 없다며 회진 때마다 요양병원으로 옮길 것을 권유하였다.

"결국 하는 수 없이 그 병원 호스피스 담당 전도사님께 상담을 하였습니다. 전도사님이 추천해 준 곳이 바로 이손요양병원이었어요. 하지만 어쩔 수 없는 선택이었기에 솔직히 많이 착잡했어요. 그 당시만 해도 요양병원에 대한 지식도 없었고 신뢰도 할 수 없었던 것이 사실이죠. 바로 이곳에서 하나님의 기적을 우리가 경험하게 될 줄은 그때는 미처 알지 못했던 거예요."

요양병원에 대한 부정적인 선입견을 갖고 있었기에 이손요양병원으로 오는 가족들의 발걸음은 무겁기만 했다. 그런데 이손의 첫인상은 그들의 생각과는 많이 달랐다. 침울하고 어두운 분위기일 것이라는 추측과 달리 이손은 밝고 쾌적한 느낌이었고, 규모와 시설도 예상보다 훨씬 좋았다. 무엇보다 무척 친절하고 환한 느낌의 직원들에게서 신뢰감을 느낄 수 있는 점이 좋았다.

"마치 어둠 속에서 불빛을 만난 것 같은 기분이 들었는데, 그땐 그저 내가 그의 회복을 너무나도 간절하게 바라기 때문에 드는 기분이라고 생각했어요. 하지만 그 느낌은 우리를 희망으로 이끌어주었고, 결국 우리는 하나님의 기적을 경험할 수 있게 되었지요. 그동안 심장수술 후 발생한 뇌출혈 환자는 포기해야 한다는 말들을 많이 들었어요. 하지만 이손요양병원은 달랐습니다. 절대 포기하지 않았어요. 오히려 지친 우리를 잡아 일으켜주고 끌어주었죠."

이규석 목사는 입원한 지 2주 후 코 줄을 빼고 식사를 할 수 있게 되었다. 가끔 손수 식사를 떠먹여 주는 손덕현 병원장을 보면서 그의 아내는 가슴이 메일 만큼 고마웠고 또한 나을 수 있다는 희망을 더욱 단단하게 움켜쥘 수 있었다. 손 원장의 격려의 말을 가족들은 아직도 잊을 수가 없다.

"목사님! 걱정 마세요. 올 연말이면 두 손 들고 축도하실 수 있습니다." 라던 확신에 찬 손 원장의 말이 이규석 목사와 가족에겐 얼마나 큰 힘과 용기가 되었는지 모른다. 코 줄을 뺀 지 다시 2주 후에 소변 줄까지 제거할 수 있었다.

"남편의 변한 모습을 사진으로 찍어 이전에 있던 종합병원의 수간호사에게 보내고 통화를 했더니 정말 놀랍다며 '이분이 정말 우리가 알던 이규석 환자 분 맞습니까?'라고 물어볼 정도였어요. 옆에서 지켜보는 우리도 믿기지 않은데 그 사람들이야 오죽했을까 싶어요. 정말 감사한 일이지요."

입원한 지 한 달 후부터 재활치료가 시작되었다.

뇌사상태와 비슷하다는 진단을 받았던 것에 비하면 재활치료를 할 수 있게 된 것만으로도 놀라운 변화였지만 이전의 삶과는 너무나도 달라져 버린 현실이었다. 재활치료를 시작할 당시 이 목사는 왼쪽 팔과 다리에 힘이 부족하고 피부에 닿는 느낌을 잘 느끼지 못했으며, 사물에 대한 이름 말하기 부분과 이해력, 기억력, 판단력이 떨어져 있어 지속적인 과제 수행은 물론 일상적인 대화 유지도 어려웠다. 이동을 하기 위해서는 등받이가 높은 휠체어를 타야 했고 말 또한 잘할 수 없는 상태로 일상생활의 활동을 하려면 대부분 보호자나 간병인의 도움을 받아야 했다.

그에 대한 재활치료 초기 평가 후, 재활치료센터에서는 보행, 스스로 화장실 사용하기, 왼쪽 팔의 힘 향상을 1차 목표로 잡았다. 특히 그의 경우 보호자의 케어와 협조가 가능하였기 때문에 항상 보호자와 상의하여 치료시간 외에 병실에서도 독립적으로 일상생활 및 팔, 다리 운동과 바른 움직임과 자세를 위한 노력을 할 수 있었고, 그것이 큰 도움이 되었다

재활치료사들은 다리를 지지하는 운동과 장애물을 넘을 수 있는 훈련을 꾸준히 하면서 보행보조기를 이용해 체중에 대한 부담을 줄여 실제로 보행할 때와 같은 상황에서 훈련하도록 했다. 또한 모래 위를 걸으면서 발목의 감각과 지각에 대한 훈련을 하며 미세 근육들이 작용할 수 있도록 하였다.

재활치료 초기에는 힘과 지구력이 워낙 떨어져 있는 상태라 이규석 목사는 굉장히 힘들어했지만 희망의 끈을 놓지 않았다. 항상 곁에서 치료에 적극적인 도움과 격려를 보내며 의지가 되어 준 아내 덕분에 몇 개월이 지나자 그는 드디어 한 걸음, 두 걸음씩 걷기 시작했다. 점점 좋아지는 자신의 모습에 스스로도 자신감을 얻고 치료에 대한 의지도 굉장

히 높아졌으며 그만큼 치료도 원활하게 진행되었다.

"언제나 가족처럼 대해주시고 사랑과 정성으로 치료에 최선을 다하는 모든 재활치료사분들의 진심어린 열정이 남편에게도 제게도 더 강한 의지를 갖게 해주었어요. 모두들 자신이나 가족의 일처럼 환자를 대한다는 것을 느낄 수 있었어요. 특히 오광준 재활치료팀장님이 남편을 치료하는 모습을 지켜보고 있으면 너무 감사하고 감동할 수밖에 없었어요. 서두르지도 않고 포기하지도 않았으며 할 수 있다는 격려와 응원 덕분에 휠체어에 의존하던 남편이 혼자 걸을 수 있게 되었습니다. 이손

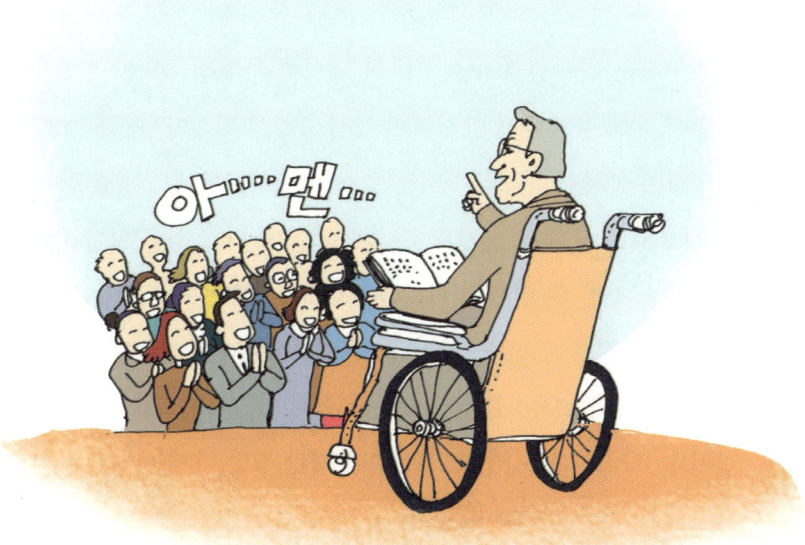

모든 분들의 사랑의 치료가 정말 놀라운 기적을 가져온 것이지요. 모든 재활치료사 선생님들께 다시 한 번 진심으로 감사하단 말씀을 전하고 싶습니다."

입원한 지 4개월 만인 지난여름, 이규석 목사가 휠체어를 타고 설교를 할 수 있게 되었을 때 교회의 모든 성도들은 함께 눈물을 흘렸다. 그날 교회는 그야말로 감사와 은혜의 눈물바다가 되었다. 기적은 거기서 끝이 아니었다. 10월에 접어들면서 그는 서서 설교를 할 수 있게 되었고, 1년이 지난 현재 혼자 걸을 수 있을 만큼 회복되었다.

그가 기적적으로 회복하는 모습을 보고 그의 지인 몇 사람도 이손요양병원에 입원하게 되었고, 입원 당시에는 걸을 수 없었던 그들도 서서히 호전되며 걸을 수 있게 되었다.

"그런 모습들을 볼 때마다 하나님께 너무나 감사하고, 늘 가족처럼 보살펴주시는 원장님과 주치의이신 남성헌 부장님, 한방과 선생님, 재활치료사, 간호사님들께 다시한번 감사드리게 됩니다. 또한 늘 한결 같은 마음으로 묵묵히 봉사해주시는 호스피스 여러분께도 정말 감사의 마음을 전하고 싶습니다. 앞으로 더 좋아질 남편의 모습을 상상하면 너무도 행복해집니다. 더 열심히 치료를 받아 머지않아 마음껏 두 팔을 흔들면서 신나게 걸을 수 있는 남편을 기대해 봅니다. 가끔 아직까지 남편의 현재 상태를 모르는 분들이 목사님 돌아가셨냐는 전화를 걸어올 때도 있어요. 지금은 웃으며 얘기할 수 있지만 정말 다시는 생각하기도 싫은 고통의 시간들이었습니다. 이손을 만나 그 절망 속에서 빠져나올 수 있었다고 생각합니다. 사람들은 기적을 잘 믿지 않지요. 하지만 나와 우리 가족들은 남편을 통해 그 기적을 보았습니다. 장례를 준비해야 할 상황까지 갔던 남편이 지금처럼 회복될 줄은 상상조차 못했지요. 하나님께선 우리의 기도를 외면하지 않으셨고, 아들의 확고한 믿음과 남편의 의지가 이뤄낸 일이지만 결코 이손요양병원을 만나지 못했더라면 불가능했을 것이라는 생각을 합니다."

그의 아내는 이손사람들에게서 받은 사랑과 보살핌을 절대 잊지 않고 기도로 보답하겠다는 말도 잊지 않았다.

이규석 목사는 크게 호전되어 2015년 3월 말에 퇴원하여 모두의 축복을 받으며 교회 사택으로 돌아갈 수 있게 되었다.

자신들의 노력으로 하나 둘씩 희망과 기적이 늘어나고 그러한 희망과 기적들이 또다시 새로운 희망과 기적들을 만들어가는 것, 그것이 이손사람들에겐 가장 기쁘고 행복한 선물이자 응원이다. 그리고 그것은 또 다른 기적을 위한 에너지가 된다.

|03|

긴 절망의 터널에서
벗어나게 해준 이손, 고마워요!

●●●● "안녕하세요?"

"어, 장영수 씨, 왔어요? 잘 지내요?"

"와! 오늘 완전 멋진데요? 더 잘 생겨졌네요, 장영수 씨!"

엘리베이터에서 내린 서글서글한 호남형의 청년이 간호사실 쪽으로 다가오며 밝게 인사를 하자 간호사들도 반색하며 그를 맞이했고, 함께 온 중년부부와도 반갑게 인사를 나누었다. 입원중인 노순자(가명·90세·여) 어르신의 아들 내외와 손자였다.

아침 일찍 아들 내외와 손자의 방문을 기다리던 어르신은 손자의 손을 잡고 놓을 줄을 몰랐다. 잠시 후 청년은 어르신이 탄 휠체어를 밀고 바깥 산책을 나갔고 뒤에서 그 모습을 지켜보는 부부의 얼굴에는 행복한 미소가 가득했다. 그들을 바라보는 간호사들의 표정 역시 감동의 기쁨이 느껴졌다.

"아직도 장영수 씨를 보면 믿기지 않아요. 너무 젊은 나이라 가슴이 많이 아팠는데, 이렇게까지 회복하게 될 줄은 사실 짐작하지 못했어요. 정말 다행이고, 기쁘고… 그리고 고맙죠. 내가 이 일을 하는 이유에 대한 답이 또 하나 더 생기게 되었으니까요."

김점숙 수간호사의 말이다.

장영수 씨와 이손의 인연은 환자의 가족으로서가 아니라 환자로 시작되었다. 3년 전, 장영수 씨가 이손에 왔을 때는 의식이 없는 환자였다.

2012년 5월, 장영수 씨는 계단에서 넘어지면서 머리를 심하게 부딪혀 의식을 잃고 한 대학병원에서 뇌수술을 받았고, 2차로 다른 병원에서 두개골 성형 수술을 하였다. 수술을 한 지 보름이 넘도록 장영수 씨는 의식을 회복하지 못했고, 두 명의 집도의 모두 뇌의 충격 상태가 심해 기적을 바랄 수밖에 없다고 설명했다. 그의 가족에겐 하늘이 무너지는 것 같은 말이었고, 그때부터 절망의 터널 속에 갇히게 되었다.

"참 성실한 아들이었습니다. 우리 속 한 번 안 썩히고 원하는 대학에 들어가고 원하는 직장까지 들어가 차근차근 제 삶의 길을 찾아가는 아들은 우리에게 기쁨이자 보물 같은 존재였습니다. 그런 아들에게 일어난 일을 우리는 믿을 수 없었고, 믿기도 싫었습니다. 깨어나기 힘들 거라는 말은 마치 우리에게는 사형선고처럼 들렸습니다. 아내가 흘린 눈물은 낙동강 물보다 많을 거예요."

장영수 씨의 아버지는 말을 하는 도중, 몇 번 헛기침을 하였다.

그저 의식이 돌아오기만을 기다리며 케어와 재활치료를 중점으로 하는 병원으로 옮겨야 할 상황에서도 가족들은 어떻게 할지 판단이 서지 않았다. 그때 지인이 이손을 소개해 주었다. 하지만 장영수 씨 가족은 요양병원이라는 점 때문에 받아들이지 않았다. 주변에서 들리는 요양병원에 대한 평가들이 좋지 않았을 뿐만 아니라 그 당시 요양병원들의 비의료적이고 비인간적인 행태들이 언론을 통해 알려지고 있었기 때문에 꺼렸던 것이다.

그래도 그 지인은 장영수 씨의 회복과 경제적 측면을 다 고려해봤을 때 재활전문병원인 이손요양병원에 입원하는 것이 가장 적합할 것이라고 계속 권유하였다. 일반적인 요양병원과는 다르며 재활전문병원일 뿐만 아니라 원장과 직원들이 남다른 사명감과 철학을 가지고 있어 다른 병원이나 가족들마저 포기한 환자를 많이 회복시켰다고 간곡하게 권하는 지인의 말에 장영수 씨 가족은 결심을 하게 되었다. 그리고 이손에서 보내온 구급차를 타고 중환자실에 입원시켰다.

"실오라기라도 잡는다는 심정으로 입원을 결심하고도 기대감보다 걱정이 앞섰던 게 사실입니다. 입원 첫 날, 주치의와 간호사, 간병인 모두 공손하고 친절하게 대했지만 처음이니 그러려니 하는 기분이었고, 개방된 병실과 벽마다 붙여놓은 4무2탈 문구를 보면서도 여느 병원들처럼 형식적으로 붙여 놓았겠지, 생각했습니다. 주일 날 당직을 서시던 손덕현 병원장님의 농부처럼 어진 첫 인상도 걱정에 가려 예사로 넘기게 되었습니다. 그런데 결론부터 말하자면 우리의 오해였습니다. 아들이 퇴원할 때까지 2년 3개월 동안 원장님을 비롯하여 모든 직원들이 처음과 끝이 똑같았어요. 특히 4무2탈의 환자 케어 방침은 처음에만 노력하고 포기할 줄 알았는데 항상 실천했고 결국 이뤄냈어요."

장영수 씨 가족은 시간이 지날수록 이손을 신뢰하게 되었고, 꼭 낫게 하겠다며 희망을 잃지 말라던 손 원장의 확신을 믿게 되었다. 그래서 피치 못할 일이 생겨 며칠간 병원에 오지 못할 때도 불안감 없이 편하게 일을 보고 지낼 수 있었다.

입원 중에 혼수상태에서 심한 강직현상이 오는 바람에 장영수 씨의 사지가 비틀리고 온 몸이 뻣뻣해진 적이 있었다. 당연히 움직임이 심해져 혹시 침대에서 떨어질지 모른다는 걱정에 끈으로 묶어달라고 부탁했지만 이손에서는 단호히 거절했다. 떨어지지 않도록 항시 살펴보겠다며 이런저런 예외상황을 자꾸 두게 되면 4무2탈에 성공할 수 없고, 결국 재활에도 실패하고 만다는 확신에 찬 설명에 그의 부모는 병원을 믿고 맡기기로 하였다.

"말로만 4무2탈을 강조하는 것이 아니라 실제 4무2탈의 환자 케어 방침을 병실 전체에서 모든 직원들이 실행하고 있는 모습을 늘 볼 수 있었습니다. 우리가 아들만이 아니라 다른 환자들도 옆에서 봐서 알지만 4무2탈을 실천한다는 게 정말 힘든 일입니다. 인내와 사명감이 없으면 해낼 수 없는 일이에요. 환자와 가족이 원하는 대로 신체구속도 하고 기저귀를 사용하면 요양보호사나 간호사 입장에서는 훨씬 편하죠. 하지만 이손 직원들은 그러지 않았습니다. 그래서 환자들의 회복률이 좋은 것이라 생각합니다."

장영수 씨는 1차 수술을 한 병원에서 얼마 누워 있지 않았는데 뒷머리에 욕창이 생기는 바람에 지금도 흉터가 있다. 그래서 이손에 입원한 후에도 그의 부모님은 욕창 걱정을 많이 했다. 하지만 퇴원할 때까지 2년 3개월 동안 욕창이 한 번도 생기지 않았다.

"정말 이손의 환자 케어는 확실히 차별화되어 있습니다. 저로서는 최고라고 말씀드릴 수 있습니다. 1대1의 재활치료도 철저히 잘 실행하고 있기 때문에 기적 같은 일들이 일어나는 거라 생각합니다. 나는 아들이 기적이 아니라 4무2탈의 실행과 의료진의 정성과 사랑의 힘으로 다시 일어날 수 있었다고 믿습니다."

장영수 씨에게 일어난 변화는 정말 눈앞에서 보면서도 믿기지 않을 만큼 놀라웠다. 깨어나지 못할 확률이 크다는 진단을 받은 그는 입원한 지 2년 3개월 만에 당당하게 걸어서 퇴원했을 뿐만 아니라 현재 사회생활 적응 훈련을 하며 가족과 행복하게 지내고 있다.

현재의 장영수 씨를 처음 만나는 사람이라면 누구도 그가 그런 사고를 겪고 사경을 헤맸다는 사실을 짐작할 수 없다. 그는 그야말로 다시 살아난 것이다. 이제 곧 새로운 직장도 생길 것 같다는 소식을 전할 때 그의 얼굴은 환하게 빛이 났다.

식물인간이었던 아들이 다시 사회 복귀까지 하게 된 것을 경험한 그의 가족은 이손에 대한 신뢰와 편안한 마음으로 서울의 한 요양병원에 계시던 장영수 씨의 할머니를 이손으로 모셔왔다.

"연세가 아흔이신 어머니가 오랜 당뇨와 대퇴골절로 거동이 불편해 구급차로 서울에서 이손병원까지 이송했습니다. 꽤 심각한 상태로 2014년 7월에 입원하였고, 7개월이 넘어가는데 아직 욕창 한번 없이 많이 회복하시어 편안히 계십니다. 우리 아들도 퇴원 후 사회생활 적응 훈련을 하면서 우리와 함께 잘 지내고 있고요. 우리 가족은 이제 긴 절망의 터널에서 빠져 나왔습니다. 모든 직원 여러분들께 진심으로 감사드립니다."

장영수 씨의 회복은 환자와 가족들에게만 영향을 미친 것이 아니다. 이손사람들에게도 다시금 강한 자신감과 책임감을 느끼게 했다. '과연 원장님이 말씀하신 대로 이 환자가 다시 걸을 수 있을까? 다시 사회로 돌아갈 수 있을까? 환자와 가족들에게 헛된 희망만 안겨준 것이 되면 어쩌지? 나중에 원장님 말씀처럼 안 되면 어떡하지?'라는 걱정을 하는 직원들도 있었다.

하지만 장영수 씨의 놀라운 변화를 보면서 이손사람들은 한 명의 힘으로는 못해낼 일을 타부서 전문가들과 논의하고 집중치료를 하면 놀라운 결과가 나온다는 것을 또다시 깨닫게 되었고, 의료인이라면 절대 희망을 포기하면 안 된다는 사실을 더욱 확신하게 되었다.

그리고 그러한 확신과 긍지, 사명감으로 또 다른 기적을 만들기 위해 환자 한 사람, 한 사람에게 최선을 다하며 하루하루를 힘차게 이어가고 있다.

|04|

웃어요, 찰칵!

●●●● "자, 모두 웃으세요, 거기 손자분 고개 조금 숙이고요, 어르신 더 활짝 웃으세요, 자, 찍습니다. 하나, 둘, 셋!"

찰칵, 찰칵! 카메라 앵글 속에는 곱게 한복을 차려 입고 얼굴 메이크업도 한 박영숙(가명·79세·여) 어르신과 아들 내외분, 손자의 웃는 얼굴이 잡혔다. 다른 어르신과 가족들도 차례를 기다리며 들뜬 모습으로 이야기를 나누고 계시고, 촬영장 가득 행복의 기운이 넘쳐난다.

이손에서 2015년 1월에 처음 실시한 가족사진 찍기 행사는 어르신들과 가족들의 큰 호응 속에 잘 끝났고 이후 매년 실시할 예정으로 있다. 가족사진 찍기 행사는 2014년 실시한 가훈쓰기 프로그램에서 확장된 아이디어였다.

2015년에는 '가족행사'라는 주제로 다양한 행사를 진행함으로써 가족과의 시간을 더 늘리고 병원생활에 활력을 드려야겠다는 기획을 하게 된 김은혜 사회복지사는 지난해 체험했던 가훈쓰기 행사를 2015년에도 다시 하고, 그때 가족사진 촬영도 함께 하자는 아이디어를 내게 되었다.

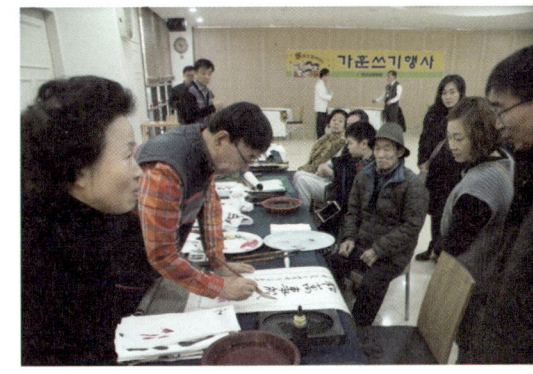

"지난해 가훈쓰기를 했을 때 어르신들이 정말 좋아하셨어요. 그래서 올해 다시 하고 거기에다 가족사진도 찍으면 더 좋겠다는 생각이 들었어요. 어르신들께서는 항상 가족 안부나 병문안을 기다리거든요. 그 마음을 담아 좋은 추억을 만들어 드리기 위해 기획한 행사가 바로 가족들과 가훈쓰기, 가족사진촬영행사입니다. 행사를 위해 가장 먼저 한 준비는 가훈쓰기에 참여해줄 서예가들과 사진작가, 메이컵 담당자들을 섭외하는 것이었어요. 먼저 서부노인복지관에서 서예와 문인화를 강의하고 있는 강사님께 '가훈쓰기, 가족사진촬영행사'의 취지를 말씀드리자 적극적으로 재능기부를 하겠다고 하셨어요. 강사님 덕분에 가족행사의 절반을 잘 준비할 수 있었어요. 그리고 울산 MBC 웨딩 컨벤션 업체의 전문사진작가 두 분과 메이크업 담당 팀도 참여해주시기로 했어요."

서예가와 사진작가 등 외부 봉사자 섭외가 끝나자 김은혜, 임은미 사회복지사는 신관, 본관을 나눠서 어르신들의 행사 참여 욕구를 조사하기 시작하였다. 사실 어르신들께 사진 촬영에 대한 말씀을 드리는 일은 한편으로 생각하면 조심스러웠다. 곱게 단장하고 사진을 찍자고 하면 영정사진을 떠올릴 수 있기 때문이다. 하지만 어르신들의 반응은 오히려 반가워하고, 적극적으로 참여하고 싶다였다.

가훈쓰기와 가족사진촬영을 하려고 하는데 참여하겠냐는 질문에 "옛날에는 입춘대길이라는 한문을 적어 출입문에 붙여 놓기도 했어."라며 옛날 추억을 기억해내고 반기는 어르신도 계셨고, "가족사진 찍으면 좋지, 그런데 우리 아들, 딸들은 일한다고 바쁠 텐데……."라며 자녀들이 올 수 있을지 걱정하는 어르신도 계셨다.

자녀들에게 전화를 해서 오라고 말씀드릴 것이라는 복지사의 말에 어르신은 "억지로 오라고 하지 마. 사정이 있어서 못 오는 것일 텐데 억지로 오라 하면 속이 상할 거야. 이번에 못 찍으면 다음에 찍으면 되지."라고 당부하셨다. 그게 부모의 마음이었다. 언제나 당신 자신보다 자녀들 걱정부터 하고 배려하는 어르신들을 보면서 김은혜 사회복지사는 어르신의 마음을 볼 줄 아는 복지사가 되어야겠다는 다짐을 다시 하였다.

어르신들의 의견을 여쭤본 다음 사회복지사들은 참여하고 싶다는 의사를 밝힌 어르신의 가족에게 일일이 전화를 드렸다.

가족들에게 전화를 드릴 때는 조심스럽게 주의를 해야 한다. 보호자들은 병원에서 전화가 오면 혹시 어르신의 상태에 문제가 있는가 싶어 걱정스러운 마음으로 전화를 받기 때문이다.

가훈쓰기와 가족사진촬영 행사에 대해 가족들도 무척 호의적이었다. 참여 가족이 정해지자 본격적으로 행사준비가 시작되었다. 어르신 및 가족의 초상권에 대한 동의서를 준비하고 제일 중요한 포토 존에 대한 회의도 했다. 그리고 각 부서 직원들의 역할에 맞는 배치도를 작성하면서 하나하나 준비를 하였다.

"원장님께 참석인원, 행사준비사항 등 중간보고를 드렸더니, '포토 존 배경을 일반 사진관이 아니라 울주군의 명소를 하는 게 어떨까?'라고 제안하셨어요. 그래서 디자이너와 울주 8경을 찾아보고 '봄날의 간절곶'을 배경으로 포토 존을 재조정했습니다. 가족사진의 배경하면 사진관의 배경만 떠올리는 식의 고정관념을 탈피하는 발상의 전환이 필요하다는 것을 절실히 깨닫게 되었어요. 요양병원에 입원하고 있는 어르신들의 지식수준, 문화수준, 생활수준이 점차 향상되는데 사회복지사의 시각이 고정되어 있으면 차별화되는 프로그램 및 행사를 기획하고 연계할 수 없을 테니까요."

김은혜 사회복지사는 매일 도전과 변화를 할 수 있도록 노력해야겠다는 다짐을 덧붙인다.

드디어 가훈쓰기, 가족사진촬영행사가 시작되고, 서예가와 선생님들께서 도착해 행사 준비에 들어갔다. 시간이 되자 어르신들은 가족들과 함께 행사 장소인 신관 대강당에 도착했고, 순서대로 메이크업을 하셨다. 준비를 마친 어르신들은 가족들과 함께 포토 존에서 포즈를 잡으며 사진이 어떻게 나올지 너무 궁금해 하셨고, 촬영 후에는 가족들과 함께 다과를 드시면서 오순도순 이야기꽃을 피웠다. 그리고 가족들과 함께 가훈에 대한 이야기도 나누고 함께 좋은 글귀를 정하였다. 가훈이 정해지면 서예가 선생님이 글씨를 써주고 문인화도 삽화해 주었다.

어르신들께서는 아들, 딸, 손자, 다 같이 모여 있는 것만 바라봐도 좋다고 말씀하시며 연신 "좋은 추억을 만들어줘서 고맙다."라고 직원과 자원봉사자들에게 감사의 뜻을 전달하였다.

"가족사진이 나온 다음, 어르신들의 병실 가까운 곳에 걸어두었고, 가족들에게는 핸드폰으로 포토파일을 전달하여 수시로 볼 수 있게 해드렸어요. 추석에도 가족행사를 연계하여 어르신들께 좋은 추억을 만들 수 있게 지역사회와 함께 노력할 것입니다."

가훈쓰기와 가족사진촬영 행사는 성공적으로 끝이 났다. 기획한 프로그램이 어르신들과 가족의 호응을 받으면 사회복지사들은 더욱 힘이 난다.

이러한 특별기획행사 외에 이손에서 정기적으로 다양하고 내실 있는 사회복지프로그램을 실시하고 있어 환자들의 정서적 치료는 물론이고 재활에도 아주 좋은 긍정적 영향을 주고 있다. 이손의 사회복지프로그램은 형식적이지 않고 실제로 환자들에게 치료의 효과를 끌어내는 퀄리티 높은 프로그램으로 알려져 다른 병원에서 벤치마킹을 하고 있을 정도이다.

이손에서 하고 있는 사회복지프로그램에는 음악치료요법, 미술치료요법, 웃음치료요법, 요리치료요법, 놀이치료요법, 운동치료요법, 원예치료요법, 회상요법, 영화감상, 치료 레크레이션, 이손노래자랑, 이손소모임 등등이 있으며, 외부 봉사자들의 도움으로 이뤄지는 호스피스 봉

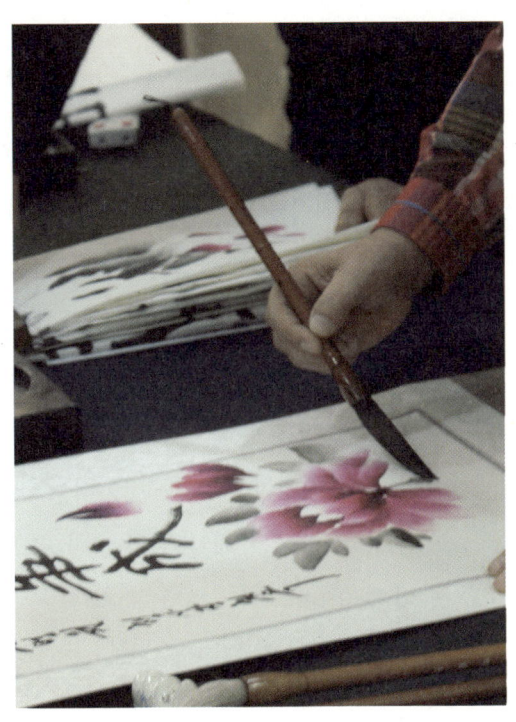

사, 목욕 봉사, 미용 봉사 등도 치료에 큰 도움이 되고 있다.

"우리 이손의 사회복지프로그램의 특징은 획일화되어 있지 않다는 점이라고 생각합니다. 일반적으로 요양병원에서 하는 미술치료나 음악치료 등 여러 가지 프로그램들이 사실 좀 획일화되어 있고, 보여주는 데서 그치고 있습니다. 우리도 처음에는 외부에서 공연단을 초청해 공연을 보여드리는 프로그램이 많았습니다. 하지만 시간이 지날수록 어르신들이 즐거움을 크게 느끼지 못하고 치료에도 큰 도움을 주지 못한다는 사실을 깨닫게 되었습니다. 프로그램을 위한 프로그램이었다는 반성을 하고 새롭게 기획하고 준비하자고 담당자들과 회의를 했습니다."

사회복지프로그램에 대해 큰 관심을 갖고 늘 살피는 손덕현 병원장은 사회복지사 등 관련 담당자들과의 회의를 통해 형식적인 프로그램이 아니라 실제로 어르신들이 많은 것을 느끼고 즐길 수 있으며, 치료에도 도움이 되는 프로그램으로 구성하기로 했다.

그가 생각하는 사회복지프로그램의 핵심은 어르신들이 직접 참여하고 그 과정을 통해 즐거움은 물론이고 성취감을 느낌으로써 동기부여가 될 수 있어야 한다는 것이다. 그래야 다음 시간을 기다리게 되고, 다음에 할 때에는 내가 무엇을 할 수 있을까 기대할 수 있는 프로그램이 될 수 있다.

"보여주기 식의 프로그램은 그것을 보는 시간에만 잠깐 재미를 드릴

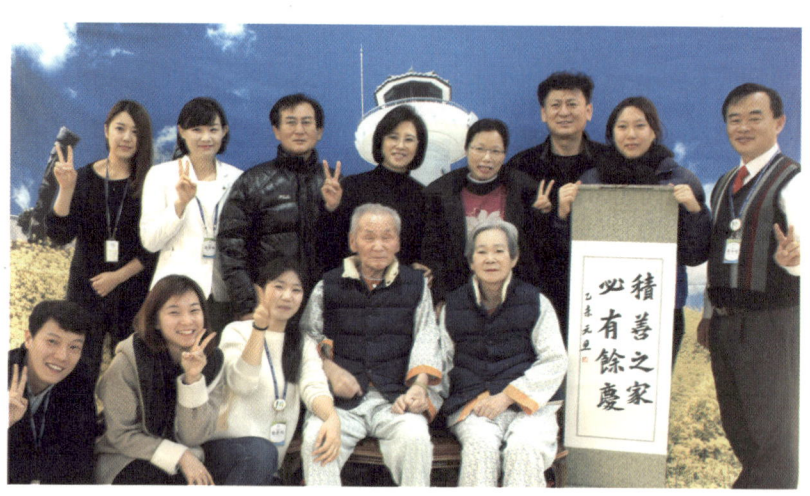

뿐이고, 그 시간이 끝나면 감흥이 생활 속으로 스며들지 못하고 다시 무료해지기 쉽습니다. 어르신들이 직접 참여할 수 있고 그 시간이 끝난 후에도 생활 속에서 소일거리로 할 수도 있을 때 복지프로그램의 효과는 극대화된다고 생각합니다."

이렇듯 새로운 시각에서 만들어지는 이손의 사회복지프로그램들은 정기적으로 이뤄지는 주간프로그램과 부정기적인 기획프로그램 모두 어르신들과 가족들에게 좋은 평을 받고 있으며 그 효과가 재활에도 긍정적 결과를 가져다주고 있다.

늘 환자의 입장, 환자의 시선으로 생각하기 위해 노력하고 기존의 사고 틀에서 과감히 벗어나 새로운 것을 추구하는 이손사람들의 열정과 노력으로 이손 환자들의 매일이 즐거움과 성취감으로 채워지고 있는 것이다.

|05|

우리는 요리사!

●●●● "할머니 맛있게 드세요."

"그려, 너도 많이 먹어."

어르신이 여드름이 수줍게 난 여학생 그릇에 짜장면을 덜어주며 환하게 웃는다.

"내 평생 이렇게 맛있는 짜장면은 처음이야. 최고야, 최고!"

"나의 숨은 재능을 찾았네, 찾았어. 진작 요리를 할 걸 그랬네. 하하!"

밝은 햇살이 쏟아지는 병동 휴게실에서 어르신들과 가족봉사단 봉사자들이 함께 짜장면을 먹으며 하하, 호호 웃음꽃을 피우고 있다. 어르신들은 가족봉사단으로 매달 찾아와 함께 이런저런 요리를 만들고 즐거운 시간을 보내주는 가족이 고맙고, 직접 요리를 하는 시간이 너무 즐겁다고 입을 모은다.

2013년 7월부터 시작되어, 매월 둘째 주 주말에 이뤄지는 요리치료요법은 어르신들에게 특히 인기 많은 프로그램이다.

요리치료요법은 환우들의 영양관리와 직접 음식을 만들어보면서 느끼는 오감이 즐거운 치료요법이다. 매월 둘째 주 화요일에 사회복지사와 영양사가 계절에 따른 제철음식, 영양에 관련한 회의를 통해 그달의 요리주제를 정하게 되면 영양실에서 재료를 준비하고 사회사업실에서는 울주군 건강가정지원센터와 연계하여 요리치료요법을 준비한다.

간호부에서는 연하장애가 없으신 어르신들을 각 병동에서 5명씩 추천하고, 당일이 되면 가족봉사단의 봉사자들이 병실마다 다니면서 어르신들을 모시러 간다. 요리치료프로그램은 각 병동 휴게실에서 이루어진다. 영양사와 사회복지사의 안내에 따라 어르신들께서 정해진 자리에 앉고 봉사자들이 세팅을 마치면 요리치료요법이 시작된다.

휴게실의 넓은 통유리를 통해 들어오는 밝고 따스한 햇살 속에서 봉사자들의 도움을 받아 요리를 하는 어르신들의 얼굴은 때론 진지하고 때론 미소가 가득하다.

처음 요리를 같이 할 것이라고 말씀드렸을 때부터 어르신들은 새로운 치료 프로그램에 무척 설레고 봉사자들도 치료에 대한 기대감이 높았다.

"혼자 간단한 요리가 가능한 어르신은 스스로 하도록 진행하고 도움이 필요한 어르신은 봉사자들이 옆에서 가르쳐드리며 함께 이런저런 음식을 만들고 있습니다. 할머니들께서는 오랜만에 접하는 요리라 옛

기억에 잠기기도 하고 이런저런 옛 얘기도 많이 해주세요. 할아버지들의 경우 본인 손으로 직접 요리를 해보는 게 처음인 경우가 대부분이지요. 처음에는 어색해하셨지만 시간이 갈수록 익숙해지셨고, 아주 좋아하세요. 요리치료프로그램을 통해 어르신들의 생활에 활기가 돌고 재활의지도 높아지는 것을 느낄 수 있습니다. 가족봉사단이 함께 해주기 때문에 더욱 의미가 깊은 것 같아요. 3대가 함께 요리를 통해 소통하고 공감하는 요리치료요법은 앞으로도 어르신들을 위해 더욱 알차게 진행될 것입니다."

완성된 음식의 모양은 제각각 다르지만 당신이 직접 만드신 음식이 가장 맛있다고 연신 엄지를 치켜세우거나 함께 만든 자원봉사자 아이들에게도 음식을 먹여주며 가족 같은 모습으로 환히 웃는 어르신들을 보면 가슴 가득 뿌듯함이 차오른다고 임은미 사회복지사는 말한다.

요리치료요법의 메뉴는 잔치국수, 주먹밥, 호떡, 샌드위치, 샐러드, 김밥 등 주로 평상시에 먹기 힘든 것으로 정한다. 시간대도 간식시간과 맞아 떨어져서 즐겁게 요리도 하고 함께 음식도 나눠 먹으며 이야기꽃을 피우는 시간이 되고 있다. 때로는 재활치료 때문에 참석하지 못한 어르신들을 위해 바리바리 음식을 싸가는 어르신들을 보며 이손사람들은 가슴 훈훈한 정(情)의 의미를 다시금 느낀다.

"특히 짜장면과 김밥을 가장 좋아하세요. 그중에서 김밥은 오래 전부터 소풍의 이미지가 떠오르는 음식이기 때문에 따뜻한 날에는 김밥을 만들어 다 함께 병원 주차장 쪽에 있는 원두막에 가서 먹곤 합니다. 멀리

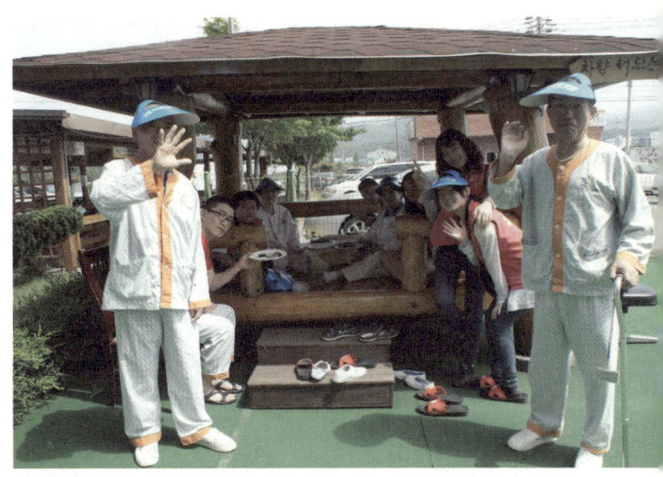

야외 요리치료 프로그램 진행

나간 것은 아니지만 마치 소풍 나온 기분이라며 좋아하세요. 병원 담장이 예쁜 꽃그림으로 채워져 있어 더욱 소풍 분위기가 나는 것 같아요."

이손의 담장에 그려진 아름다운 벽화는 울산청년문화제작소 청년들과 울산대학교 학생들이 와서 직원들과 함께 그려준 것이다. 청년문화제작소에서는 원래 개인 사유지에는 벽화를 그려주지 않고 공공기관이나 거리에만 벽화작업을 하지만, 특별히 이손의 요청에는 어르신들께 도움을 드릴 수 있다는 생각으로 응해주었다.

벽화작업의 주제를 냄새 없는 병원을 표현하는 꽃으로 정해 꽃의 여러 가지 이미지를 표현했다. 무미건조했던 벽은 꽃을 피우고 향기를 더하며 어르신들에게 일 년 내내 봄을 선사하고 있다. 날씨 좋은 날이면 어르신들은 병문안 온 가족들과 함께 벽화 앞에서 사진을 찍기도 한다.

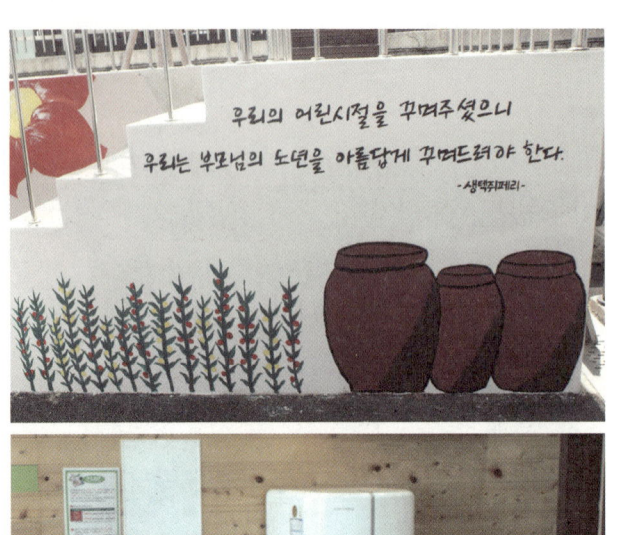

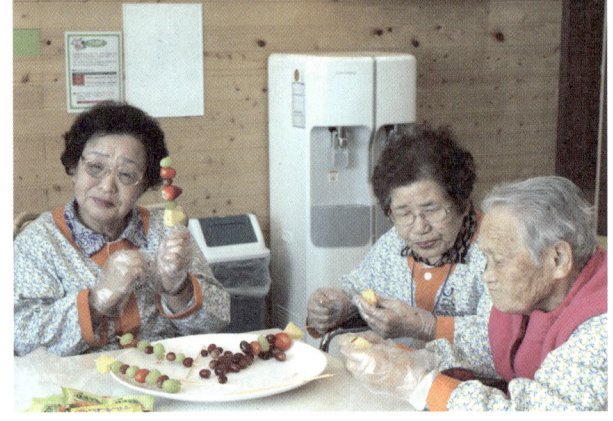

웃음은 치료다

웃음치료요법도 어르신들께 인기 높은 프로그램이다.

매주 목요일이면 각 병동 휴게실에서는 웃음소리가 끊이지 않는다. 웃음치료연구소 김택기 소장과 함께 어르신들이 웃음치료를 하고 있기 때문이다. 넓은 창밖으로 보이는 풍경을 배경으로 소리 내어 크게 웃는 어르신들의 모습은 그 어느 꽃보다 아름답고 빛보다 환해 보인다.

"웃음은 고정관념이 깨어질 때 나는 호흡이며 즐거운 감탄사로 신이 인간에게만 준 특별한 선물이라고 했습니다. 우리나라의 웃음 역사를 살펴보면 조선시대에는 보리가시랭이나 새의 보드라운 깃털로 겨드랑이나 발바닥을 자극하여 환자의 웃음을 자아내고, 약으로 치료하여 육체적 병을 치유하였다고 합니다. 웃음과 미소는 우리의 정서를 맑고 밝게 하여 건강한 정신을 만들고, 개개인의 밝은 마음들이 하나 둘 모여 안정된 사회를 형성해 갈 수 있도록 만드는 것입니다."

이손에서 웃음치료프로그램을 진행하고 있는 웃음연구소 김택기 소장의 말이다.

그가 말하는 웃음은 눈으로 보고 감성을 자극해 감정이 받아들이는 시각적 효과(55%), 웃음소리를 듣고 느끼는 감정인 청각적 효과(38%), 말로 하는 언어적 효과(7%)가 있다. 미국의 의학박사 리버트는 웃는 사람의 피를 뽑아 분석한 결과 암을 일으키는 종양 세포를 공격하는 킬러세포가 혈액 속에 많이 생성되어 있음을 알아냈다. 그는 웃음이 우리 인체의 면역력을 높여 암을 예방하고 폐를 깨끗하게 하며 머리를 차게 한다하여 치료와 정신적 치유에 접목시켰다.

"이곳 이손요양병원의 어르신들과 함께 웃고 즐겁게 보낸 시간이 어느새 1년이 지났습니다. 몸이 불편하고 손과 발을 제대로 못 움직여 소근육을 움직여야 할 때면 앞에서 바라보는 제가 미안한 마음이 들고, 한 번이라도 해보려는 어르신들의 움직임에 대한 의지가 안타까움을 더합니다. 하지만 이손요양병원의 여러 어르신들은 적극적인 협조와 함께 웃고 행복해지려는 노력을 많이 하십니다. 지금은 얼굴을 익혀서 서로의 마음을 헤아리며 먼저 인사하고 웃어주며, '수고했다, 잘했다, 고맙다, 덕분이다'는 말을 잊지 않고 해주십니다. 오히려 어르신들 덕분에 제 자신의 가치기준에 대한 생각과 변화를 갖게 해주어 감사하며, 계속해서 보석 같은 에너지를 전파할 것입니다."

웃음치료요법을 통해 이손 어르신들의 표정은 훨씬 밝아졌고, 웃음소리도 더 많이 들린다. "웃음치료 할 때마다 1년씩 젊어지는 것 같데이. 곧 회춘할지도 몰라. 하하하!"라며 소리 내어 웃는 어르신을 보는 이손사람들의 마음에도 꽃이 핀다.

웃음치료를 통해 어르신들 모두 행복한 마음으로 재활에 적극적으로 임해서 하루빨리 회복되어 더 크게 웃을 수 있는 그날을 위해 이손사람들은 항상 웃는 얼굴로 즐겁게 어르신들을 케어하고 있다.

뜨개질하고 화분 키우고

요리치료, 웃음치료, 음악치료, 미술치료 등과 같은 집단프로그램 외에 이손에서는 각 어르신들의 상태와 정서를 고려하여 개별프로그램도 실행하고 있다.

컨디션이 좋지 않다고 판단되는 어르신이 있으면 간호부에서는 사회복지사에게 연락하여 그 분에게 맞는 개별프로그램을 해달라고 부탁한다.

한 번은 매일 집으로 가고 싶다고 자꾸 고집하는 어르신이 안타까웠

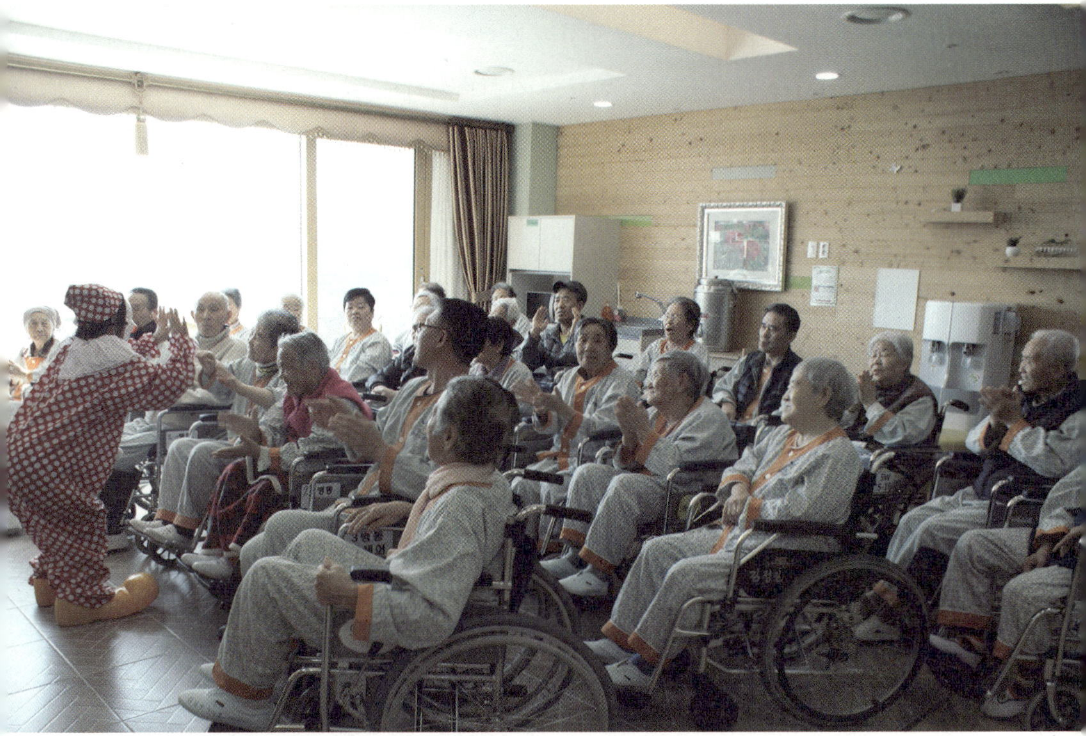

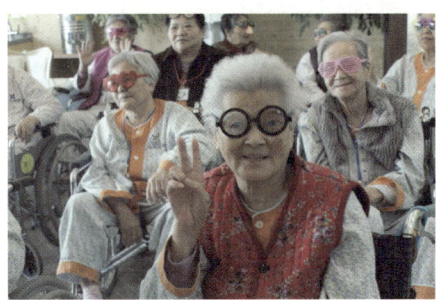
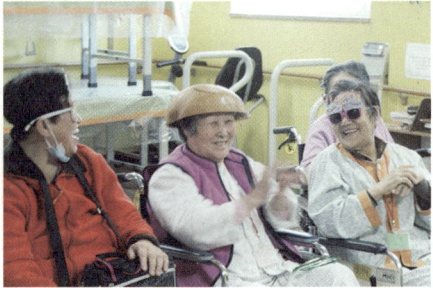

웃음치료 프로그램

던 간호사가 어르신의 기분전환에 도움이 될 만한 프로그램이 없을지 사회복지사에게 의논했다. 김은혜 사회복지사는 먼저 어르신을 찾아가 이야기를 나눠 보았다.

무기력하고 우울해하는 어르신들은 동기부여를 하지 않으면 다양한 개별프로그램을 진행할 수가 없기에 어르신의 성격, 행동, 식습관 등 어르신의 주변 환경을 유심히 살펴보는 과정이 필요하다.

"입원했을 때부터 많이 우울해 하던 한 어르신이 계셨어요. 어르신께 찾아가 아직 완쾌되지 않았는데 계속 댁으로 가신다니 의사선생님과 간호사선생님들만이 아니라 가족분들도 걱정이 많다고 먼저 말씀드리고 나서, 어디가 불편해 댁에 가시고 싶은 거냐고 여쭤봤어요. 그랬더니 어르신께서 대답하기를 남편 분이 아파서 요양병원에서 간병을 오랫동안 했다며, 행여나 빨리 나을까 기대했는데 남편분과 사별을 했고, 그 이후로 당신은 요양병원이 싫어졌다는 거예요. 순간 감정이 복잡해졌어요."

김은혜 사회복지사는 남편이 생각나서 요양병원이 싫다는 어르신께 어떻게 해야 요양병원의 이미지를 바꿀 수 있을까 고민을 많이 했다. 그리고 어르신의 자택에 텃밭이 있다는 점에서 착안하여 휴게실에 있는 계단식 화분에 들꽃을 가꾸게 하면 긍정적인 이미지로 바꿀 수 있을 것이라는 생각이 들었다.

다음날 다시 어르신을 찾은 그녀는 들꽃이 많이 피었는데 같이 산책 나가서 들꽃을 캐와 휴게실에서 키워보면 어떻겠냐고 말씀드렸다. 그러자 늘 침울한 표정이던 어르신의 얼굴에 언뜻 변화가 보였다. 하지만

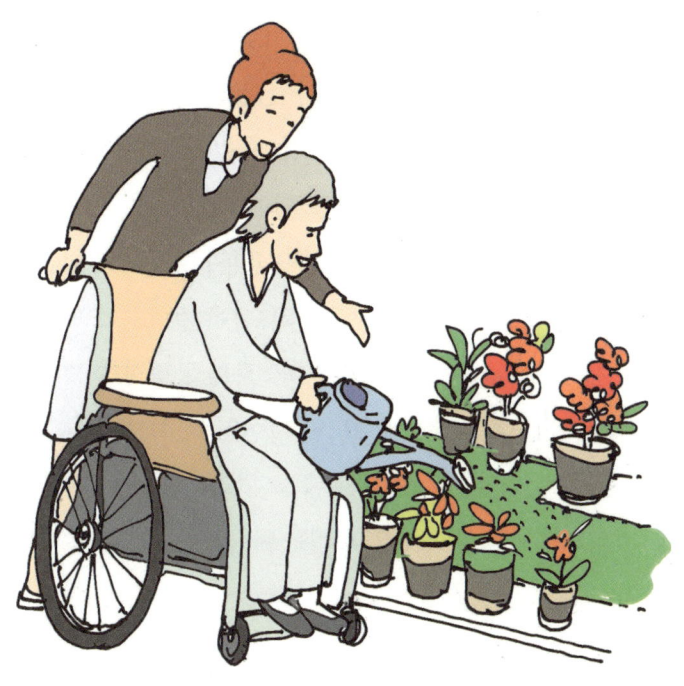

꽃은 좋지만 들꽃들이 화분에서 클 수 있겠냐며 곧 시무룩해 했다. 김은혜 사회복지사는 포기하지 않고 어르신을 설득했다.

"어르신께 '저는 꽃을 키워본 적이 없어 화분갈이도 못하는데 어르신이 가르쳐 주시면 어르신과 함께 물도 주고, 예쁘게 키워 볼게요. 어르신이 키우시면 꼭 잘 클 거예요'라고 말씀드렸더니 저를 한참 보다가 그럼 한번 해보자고 하시더라고요. 개별프로그램에 참여하겠다는 마음만으로도 이미 달라진 것이며, 분명 좋은 결과가 나올 거라고 생각했어요."

김은혜 사회복지사의 설득에 어르신도 결국 승낙했고, 그녀는 어르신을 모시고 밖으로 나가 어르신이 맘에 들어하는 들꽃들을 채취했다. 그리고 어르신과 함께 분갈이도 하고 물도 주었다.

그 후 어르신은 변했다. 늘 어두운 표정으로 다른 사람들과 병원 프로그램에 무관심하던 어르신은 병원 휴게실에 자신만의 텃밭이 생겼다는 생각으로 매일 휴게실에 나와 화분에 물도 주고, 다른 사람들과 오순도순 이야기도 하면서 잘 어울릴 수 있게 되었다. 점차 긍정적인 생각을 하며 병원생활에 잘 적응해 재활치료에도 적극적인 것을 보면서 그녀는 보람을 느꼈다.

원예프로그램 외에도 뜨개질 등 개인의 취미를 활용하는 개별프로그램이 많다.

뜨개질은 인지증진 프로그램의 하나인데, 어르신들은 레이스 뜨기 등을 하게 되면 눈이 침침해 잘 안 보인다고 하면서도 과거에 자녀들 옷을 만들어 입히고 이불도 직접 만들어 사용했던 시절의 추억을 들려주며 좋아하신다.

"뜨개질로 가족들 옷을 만들어 입히면 너무 기분이 좋았다는 어르신께 다음 치료시간에 뜨개질용품을 가지고 갔더니 너무 좋아하셨어요. 익숙한 솜씨로 뜨개질을 하면서 옛날이야기를 하는 어르신의 얼굴이 봄날의 햇살보다 더 환하고 생기가 났어요. 정말 그럴 때 우리도 기분이 날아갈 듯하죠. 그리고 집단프로그램도 더 발전시키기 위해 노력해야겠지만, 어르신 각각에 맞는 개별프로그램 개발에 더욱 신경을 써야겠다고 결심했습니다."

김은혜 사회복지사의 얼굴에 야무진 결의가 느껴졌다.

이손의 꿈에 마음을 보탭니다

이러한 이손의 다양한 복지프로그램들은 대부분 자원봉사자들과 함께 만들어가고 있기에 더욱 의미가 있다.

이손의 사회복지프로그램에 도움을 주는 봉사자들을 살펴보면 크게 가족봉사단, 삼성SDI 자원봉사자, 이미용 봉사자, 호스피스 봉사자, 부광고등학교, 방기초등학교, 방기초등학교 부설 유치원학생 등이 있다.

"24시간 우리 직원들하고만 지내다 청소년들이나 초등학생, 유치원아이들이 찾아오면 어르신들이 너무너무 좋아하세요. 초등학생들과 함께 전례놀이나 나무토막 탑 쌓기 등을 하기도 하고, 아이들의 재롱잔치를 보기도 합니다. 유치원 아이들은 선생님하고 같이 미리 준비를 해와요. 어르신들과 함께 크레파스로 그림도 그리고 카드나 부채를 만들기도 해요. 방기초등학교는 초록운동회라고 프로그램 이름을 정해서 활동적인 내용으로 어르신들과 시간을 보내고, 유치원생들은 노란병아리라고 해서 공예치료를 주로 합니다."

이손요양병원에서는 2015년의 사회복지프로그램 주제를 가족행사로 정하고 울주군 건강가정지원센터랑 연계해 토요돌봄나눔 행사를 진행 중이다. 우선 직원들의 자녀를 부모가 일하는 곳에 초청하여 병상에서 봉사활동도 하고 우리 엄마 아빠가 어떻게 일하는지도 보여준다. 그리고 지역사회와 연계하여 지역주민들을 초청해서 다 함께 즐거운 시간을 보내는 대대적인 가족행사도 진행 중에 있다.

질병을 치료하는 것은 요양병원의 당연한 의무이다. 하지만 거기에 전문적인 재활을 통해 환자가 병원에 입원하기 전의 모습과 기능을 되찾을 수 있도록 하는 것이 진정한 요양병원이라 할 수 있다. 그러기 위해 빠질 수 없는 것이 사회복지프로그램이다. 다양하고 질 높은 복지프로그램을 통해 질병 치료와 재활의 효과를 더욱 높일 수 있다.

이손요양병원은 다양한 전문가와 자원봉사자와의 협력을 통해 다양하고 질 높은 복지프로그램을 실시함으로써 삶을 돌려드리는 병원이라는 타이틀에 더욱 충실하기 위해 매일매일 땀을 흘리고 있다.

소원나무 프로젝트

2015년 4월30일, 이손병원 대강당에서는 감동과 눈물의 웨딩촬영이 가족과 이손의 환자들, 직원들의 따뜻한 축복 속에서 진행되었다.

웨딩촬영의 주인공은 중환자실에 입원 중이던 최순주(가명·64세·여) 어르신과 남편이었다. 순백의 웨딩드레스에 눈부신 면사포를 쓰고 환하게 웃고 있는 어르신의 모습은 손에 들린 꽃다발보다 아름다웠다. 비록 여전히 침대에 누워 있지만 행복한 미소를 짓고 있는 아내를 보는 남편의 볼에는 눈물이 흘러 내렸다.

최순주 어르신은 2012년도 여름, 루게릭 진단을 받은 뒤 서울의 한 대학병원에 입원했다가 퇴원 후 집에서 지냈다. 2013년 1월, 폐렴으로 다시 입원했으나 점점 악화되어 전문적인 재활치료를 하기 위해 이손요양병원에 입원했다. 입원한 첫날부터 남편은 매일 저녁마다 찾아와 아내의 몸을 닦아주고 연고도 발라주는 등 지극 정성으로 돌봤다.

평생을 그래왔듯이 남은 생 동안 서로 더 깊이 사랑하며 행복한 시간을 보내리라 생각했던 노부부에게 닥친 아내의 발병은 청천벽력이었지만, 그 속에서도 서로를 향한 애틋한 마음은 더 강해졌다.

여느 신랑신부처럼 행복한 미소를 지으며 촬영에 임하는 부부를 특히

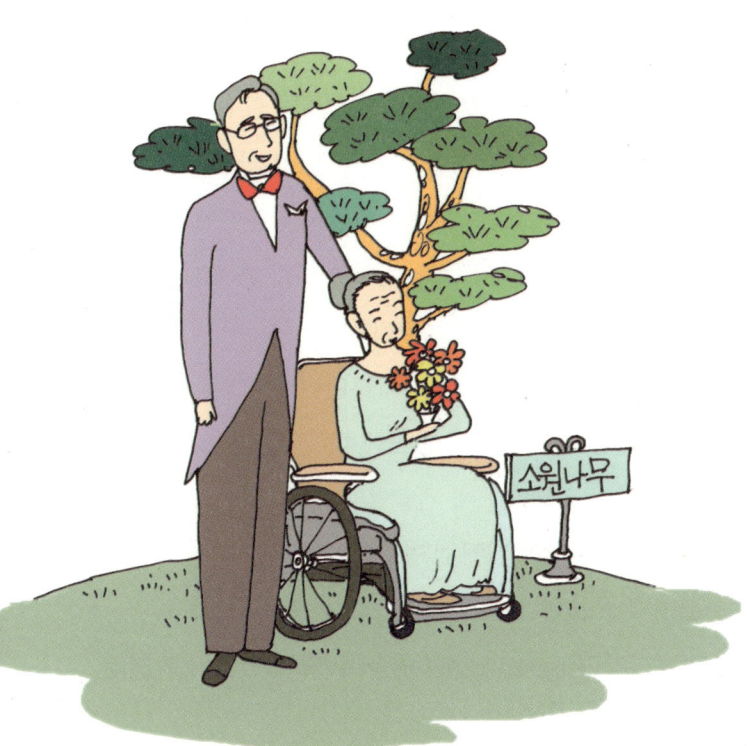

감격에 겨운 표정으로 바라보고 있는 사람이 있었다. 이손의 소원나무 프로젝트에 함께 해준 울산MBC 〈히든챔피언〉 출연자 중 한 명인 송일순(가명·치과) 이사장이다.

침대에 누운 채 움직이지도 못하는 최순주 어르신이 결혼 37년 만에 다시 웨딩촬영을 할 수 있었던 것은 소원나무 프로젝트 덕분이다. 이손에서는 5월 가정의 달을 맞이하여 재활에 대한 희망과 의지를 북돋우고 삶에 대한 활력을 주고자 소원나무 프로젝트를 시행하기로 했다. 그 소식을 알게 된 〈히든챔피언〉 출연자 10여 명과 소속 직원들이 기꺼이 동참해주었을 뿐만 아니라, 소원나무 프로젝트를 진행하는 동안 여러 곳에서 도움의 손길을 함께 해주었다.

"입원하고 있는 어르신들은 마음으로는 하고 싶지만 육체적인 질병으로 인하여 그저 생각만으로 그쳐야 하는 바람을 갖고 있습니다. 그분들의 소원을 이뤄드려 삶에 대한 희망, 회복에 대한 희망을 주고 싶어서 소원나무 프로젝트를 계획했는데, 히든챔피언 출연진이 함께 도와주셔서 감사했습니다."

이손사람들과 히든챔피언 출연진들은 함께 일일이 어르신들을 찾아가 소원을 여쭙고 그 내용을 하트 모양의 종이에 적었다. 그리고 소원나무 프로젝트를 위해 세워진 소원나무에 매달았다. 가슴 깊이 묻어두었던 어르신들의 소원이 소원나무의 열매로 열리는 순간부터 희망의 에너지가 모두에게 전해지기 시작했다.

최순주 어르신의 웨딩촬영은 바로 소원나무에 매달려 있는 소원열매

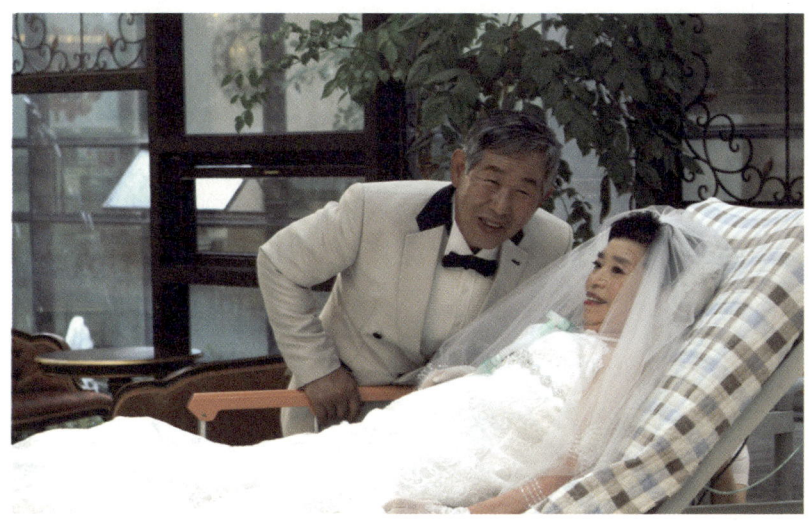

'소원나무, 소원을 들어드립니다' 웨딩촬영 편

중 하나다.

"최순주 어머니는 원래 붉은 장미처럼 열정적이고 활발하셨다고 해요. 중환자실의 침대에 누워 말도 제대로 못하고, 움직이지도 못하는 상태에서 리마인드 웨딩촬영을 해보고 싶다는 뜻을 어렵게 표현하시는 모습을 보니 너무 안타깝고 마음이 아팠어요."

친정어머니의 칠순잔치 때 웨딩촬영을 해드렸다는 송일순 이사장은 최순주 어르신의 소원을 위해 팔을 걷어붙였다. 어르신의 남편과 함께 직접 웨딩숍을 찾아 웨딩드레스와 턱시도도 고르고, 멋진 촬영을 위해 웨딩숍 직원들과 회의도 했다.

사랑하는 아내의 마지막 소원을 위해 어색함을 무릅쓰고 턱시도를 입은 남편은 아름다운 신부로 재탄생한 아내를 보고 신데렐라 인형 같다고 말했다. 그리고 아내가 안 아팠더라면 얼마나 좋았겠냐며 다시 눈시울을 붉혔다.

리마인드 웨딩촬영 동안 노부부는 현실의 아픔을 잠시 잊고 37년 전, 처음 서로를 마주보며 평생을 약속했던 그 시간으로 돌아간 듯 내내 행복한 표정이었다. 그들에게 그 어떤 추억보다 짙은 여운으로 영원히 남아 있을 시간이었다.

어르신들의 소원은 대부분 아주 사소했다.

'열심히 재활해서 고향 땅을 밟고 싶다', '꽃 나들이 가고 싶다', '다리가 빨리 나아서 집으로 돌아갈 수 있기를 바란다', '뜨개질을 많이 했었는데 지금은 못하고 있다. 다시 뜨개질을 해서 옷 하나 만들어 보고 싶다', '예전에 갔었던 정자 바닷가에 가서 바다 구경도 하고 회 한 접시 먹고 오고 싶다'.

건강한 사람에겐 일상인 일들이 입원 중인 어르신들께는 이루기 힘든 일이기에 이손사람들은 더욱 최선을 다해 소원나무 프로젝트를 진행했다.

"어르신들을 보니까 소원이 가장 소박해요. 어떤 분은 상추쌈에 고추장 찍어 먹고 싶다하고, 어떤 분은 노래를 신나게 불러보고 싶다하고, 어떤 분은 소풍 한 번 나가고 싶다하고… 할 수 있는 만큼 도와드리고 싶어요. 도와드려야죠."

소원나무 프로젝트에 동참한 박희진(가명 · 제조/도매업) 대표는 어르신들이 부모님 같다는 말을 덧붙였다.

집안 형편 때문에 명문대학을 갈 수 있는데도 취업을 할 수밖에 없었던 아들이 얼마 후 법대 장학생이 되어 최고의 행복을 선사해주었다는 이야기와 얼마 전에 치과를 개업했다는 손주 얘기를 할 때 조일윤(가명·79세·남) 어르신의 표정에는 자랑스러움이 가득했다. 조일윤 어르신의 소원은 바로 손주의 치과에 가보는 것이었다. 바쁜 자식들에게 폐가 될까봐 숨기고 있던 어르신의 마음을 김명찬(가명·종합건설업) 대표가 앞장서서 이뤄드렸다.

파킨슨병을 앓고 있는 권민석(가명·74세·남) 어르신은 세상에 부딪히며 포기할 수밖에 없었던 가수의 꿈을 아직도 잊지 못한다. 비록 가수의 꿈을 이루지는 못했지만 많은 사람들 앞에서 노래를 부르고 싶다는 어르신을 위해 박오상(가명·일반음식업) 대표가 나섰다. 노래하는 순간만은 육체의 아픔도 잊는다는 어르신은 삶속에서 잊고 살 수밖에 없었던 노래를 부르며 삶의 희망을 찾았다.

히든챔피언 출연자들과 이손사람들이 어르신들을 모시고 울산대공원으로 나들이를 간 날, 향기로운 꽃향기보다 더 짙은 사랑의 향기가 세상을 감쌌다.

"히든챔피언 출연진들이 봉사해주신 덕에 어르신들의 소원이 더욱 알차고 더 큰 기쁨으로 결실을 맺을 수 있었습니다. 다시 한 번 감사드립니다. 앞으로도 계속 저와 이손직원들은 어르신들의 소원을 들어드리기 위해 노력할 것입니다."

어르신들은 우리의 현재와 미래를 존재하게 한 분들이므로 사랑과 존경을 받아 마땅하다는 생각을 실천하고 있는 이손사람들, 그들이 가꾸는 소원나무는 앞으로도 시들지 않고 어르신들을 비롯한 이손의 환자들에게 희망이라는 열매를 선사할 것이다.

https://youtu.be/QCjcy9tCsDk
손덕현 병원장 '히든챔피언' 출연

https://youtu.be/7d3L27QTU8o
'소원나무, 소원을 들어드립니다' 1부

https://youtu.be/OZj6NYWues0
'소원나무, 소원을 들어드립니다' 2부

성명	성별 / 연령	소원
신OO	F/61	부산에 살던 집 부근을 구경하고 싶다.
김OO	M/28	TV시간을 오후 11시까지 연장해주셨으면 좋겠다.
배OO	F/85	일본 교토에 가서 동무들을 보고 싶다.
성OO	F/71	마음대로 걷고 뛰고 싶다.
강OO	F/85	뜨개질을 많이 했었는데 지금은 못하고 있다. 다시 뜨개질을 해서 런닝구나 옷 하나 만들어 보고 싶다.
이OO	F/75	춤추는 곳에 가서 춤추고 싶다.
김OO	F/80	밖에 나가서 맛있는 것도 먹고 바깥구경도 하고 싶다.
송OO	M/69	다리가 빨리 나아서 걷고 싶다.
박OO	F/74	농사지어서 먹고 싶은 거 맘껏 먹고 놀고 싶다.
원OO	F/81	차 타고 드라이브 가고 싶다.
최OO	F/78	고향인 포항에 있는 표충사에 다시 한 번 가보고 싶다.
최OO	M/67	예전에 일궜던 논도 챙겨보고, 보신탕도 먹고 싶다.
박OO	M/58	안동 고향 강가에 가서 고향친구들과 함께 물고기 잡아서 매운탕 끓여 먹고 싶다.
권OO	M/74	목이 괜찮다면 가수하고 싶다. 집에 한번 가서 집정리도 하고 가족과 함께 밥먹고 싶다.
김OO	M/55	예전에 산에 많이 갔었는데 그때 가봤던 산에 가서 산을 타고 싶다.
안OO	M/48	부산에서 동생이 하고 있는 빵집에 가서 같이 빵을 만들어 보고 싶다.
홍OO	M/80	집에 가서 집 밥이 먹고 싶다.
정OO	M/57	슈퍼 운영 때문에 바빠서 여행을 못 가봐서 여행 한 번 가보고 싶다.
이OO	M/49	회복되어 화장실 거동을 마음껏 하고 싶다.
성OO	M/87	틀니를 하고 싶은데 비용이 너무 많아서 못했는데 틀니를 해서 과일을 먹어보고 싶다.
이OO	M/80	건강한 모습으로 농사짓고 싶다.
허OO	F/46	가족과 함께 여행가고 싶다.
박OO	F/71	텃밭이 있는 데서 살고 싶다.
엄OO	F/85	아들 집에 가고 싶다.
최OO	M/80	건강이 회복되어서 봄꽃놀이 가고 싶다.

성명	성별 / 연령	소원
최OO	F/83	예전에 갔었던 정자 바닷가에 가서 바다 구경도 하고 회 한 접시 먹고 오고 싶다.
장OO	M/40	가족과 온천에 가고 싶고, 아들과 낚시도 하고 싶다.
이OO	M/48	빨리 건강이 회복되었으면 좋겠다.
정OO	F/84	예전에 절에 많이 갔었는데 절에 한 번 가보고 싶다.
최OO	F/77	아들이 빨리 장가를 갔으면 좋겠다.
추OO	F/77	빨리 건강해져서 집에 가고 싶다.
옥OO	F/85	거제에 사는 남동생이 보고 싶다. 같이 회도 나눠 먹고 싶다.
윤OO	F/70	울산대공원 장미축제에 가보고 싶다.
조OO	F/79	손, 발이 빨리 나았으면 좋겠다.
김OO	F/17	조금이라도 걸었으면 좋겠다.
홍OO	F/78	맏아들 손자 보고 싶다.
심OO	M/70	꽃피는 봄에 봄꽃구경 가고 싶다.
신OO	M/82	걸어서 집에 가고 싶다.
박OO	M/70	빨리 건강이 회복되어서 한국 팔도강산을 돌아다니고 싶다.
허OO	F/46	가족과 제주도 여행 가고 싶다.
박OO	F/74	밖에 나가서 쑥도 캐고 캔 쑥으로 쑥떡 만들어 먹고 싶다.
박OO	F/85	가까운데 바깥구경도 하고, 나물도 캐고 싶다.
최OO	M/76	고래고기를 좋아했었는데 요즘에 자꾸 생각이 난다. 고래고기 한 번 먹어 보고 싶다.
이OO	M/59	복지TV에서 노래 한 곡 부르고 싶다.
박OO	M/79	집에서 혼자 농사짓고 있는 할머니와 같이 여행가고 싶다. 혼자 있으니 마음이 쓰인다.
박OO	F/79	6녀 1남 중 외아들인 복락이가 보고 싶다.
장OO	M/35	아이들이 보고 싶다.
박OO	M/60	경주 고향에 가서 한 바퀴 돌면서 어떻게 변했는지 보고 싶다.
이OO	M/41	부모님 산소가 있는 의령(고향)에 가고 싶다.
송OO	M/50	낚시나 등산을 가보고 싶다.
김OO	M/66	오른팔 나으면 운전하고 싶다.

성명	성별 / 연령	소 원
박OO	M/71	친구도 만나고 싶고 같이 꽃구경도 가고 싶다.
주OO	F/86	벚꽃놀이 가고 싶다.
이OO	F/84	내가 직접 끓인 청국장이 먹고 싶다. 며느리에게 부탁해 끓여 와도 내가 끓인 그 맛이 아니라 아쉽다.
문OO	F/86	그때 그 시절로 돌아가 봤으면 좋겠다. 젊은 시절 마을 회장을 3년 했었다. 모든 마을 주민들이 함께 모여 돼지 한 마리 잡아 방금 삶은 김이 모락모락나는 돼지고기를 숭숭 썰어 막장에 푹 찍어 한입 먹고 싶다.
주OO	F/84	봄나들이 가고 싶다. 벚꽃, 진달래, 개나리, 목련 봄꽃이 한창 핀 이때 봄나들이 가고 싶고, 맛있는 것도 먹고 싶다.
엄OO	F/76	예전에 청송사과 밭 할 때 다녔었던 청송 경로당에 놀러가서 동네 사람들과 얘기하고 싶다.
김OO	M/64	내가 즐겨 찾던 석남사에 벚꽃 구경 가고 싶다. 벚꽃 한창인 석남사에서 호래기에 미나리 초장에 쓱쓱 버무려 소주한잔 걸친다면~ 더 이상 바랄 것이 없겠다.
정OO	M/62	각설이 타령 보고 싶다. 작천정 벚꽃 축제에 가면 커다란 가위를 든 엿장수들의 노랫가락과 각설이 타령을 흥겹게 부르던 그 모습이 아련하다. 구석에서 파전에 막걸리 한잔이면 더 이상의 소원도 없을 듯하다.
김OO	M/75	병원에만 있으니 답답해서 산에 가서 맑은 공기 마시고 싶다.
조OO	M/79	기특한 손주! 치과 개업한 병원에 한번 가 봤으면… 참으로 잘난 내 아들 학비 없어 서울대 못 보내고 취업을 했지. 아들이 다시 부산대 법대 장학생, 내겐 최고의 행복이었다. 그 잘난 아들의 아들이 치과 의사가 되어 개업한다네. 개업한 병원에 가서 내 손주 안아주고 싶다.
장OO	M/63	낚시를 좋아하지는 않지만 조용한 낚시터에 자리 잡고 앉아 내손으로 미끼 끼고 잡은 고기 다시 자유 찾아 놓아주기도 하고, 가능하다면 매운탕도 끓여먹고 싶다.
최OO	M/85	성당에 가서 미사에 참여하고 싶다.
손OO	M/86	예전에 다녔던 언양 향교에 가보고 싶다.
하OO	M/71	KTX 기차 타고 서울 가고 싶다.
이OO	M/74	손주가 부산대 앞에 한 번 오셔서 맛있는 거 먹자고 했는데 부산대 앞에 가서 손주랑 같이 삼겹살에 소주 먹고 싶다.
박OO	M/55	초등학교 1학년 아이와 국제결혼한 부인이 있는데 부인을 베트남 친정에 보내주고 싶다.

성명	성별 / 연령	소 원
이OO	F/79	틀니를 하고 싶다.
심OO	F/62	딸이 울산에 사는데 딸에게 직접 된장찌개를 끓여주고 싶다.
박OO	F/90	큰아들 집(부산)에 가고 싶다.
한OO	F/58	삼겹살이 먹고 싶다.
최OO	F/86	현재 깁스 중인데 두 달 뒤에 풀면 온천에 가고 싶다.
김OO	F/73	63빌딩에 한번 가보고 싶다. 충청도에 있는 남편 산소와 시부모님 산소에 가보고 싶다.
오OO	F/82	부산시민회관에서 한복 입고 민요, 춤 공연 보고 싶다.
문OO		딸네 집에 가서 밥 한 끼 먹고 오고 싶다(문경)
정OO	F/71	아들, 며느리와 함께 쌈밥 정식 먹고 싶다.
박OO	F/83	손녀와 함께 제주도에 가고 싶다
김OO	F/70	딸과 함께 제주도에 가고 싶다.
송OO	M/74	예전에 다녔던 학교에 다시 가서 수업을 받아보고 싶다.
이OO	M/71	여행을 자주 못 가서 제주도, 63빌딩에 가보고 싶다.
주OO	M/86	예전에 일본 제철소에서 일했었는데 제철소 한 번 가보고 싶다.
표OO	M/73	한 상 차린 맛있는 음식을 먹고 싶다.
안OO	M/62	소고기 육회에 소주 한 잔 하고 싶다.
정OO	M/76	밭에 농사지어 보고 싶다(TV에서 고추와 가지를 접목시켜서 키우는 보라색 고추를 보았는데 직접 접목 시켜보고 싶다).
송OO	M/76	꽃구경 가고 싶다.
김OO	F/59	예전에 운동 다니던 백율사에 가보고 싶다.
문OO	F/77	걸어서 온~ 천지로 다니고 싶다. 지금은 무엇이든 간에 다 귀찮고 힘들고 눕고만 싶지만, 정말 할 수만 있다면 온 천지 내발로 돌아다니고 싶다.
김OO	F/74	프랑스로 여행을 떠나고 싶다. 프랑스를 죽기 전에 한번 가서 헤어, 패션을 내 눈으로 보고 경험하고 싶다. 갈 수 없다면 프랑스 헤어, 패션 위주로 동영상 제작해 보여주면 좋겠다. 예전 수학여행지인 보은 속리산에 남편(이OO 어르신)과 함께 가보고 싶다.
박OO	F/81	병원에서 요양보호사들처럼 환자를 돌보는 봉사를 하고 싶다. 몸을 조금이라도 움직일 수 있다면 나보다 더 힘든 사람, 도움이 필요한 사람들에게 봉사하고 싶다. 꽃구경 가고 싶다.

성명	성별 / 연령	소 원
김OO	F/81	오리고기를 직접 구워 먹고 싶다. 얼마 전 아들과 오리고기를 먹고 왔다. 참 맛났었다. 입이 데일 정도로 뜨끈한 금방 구운 오리고기를 먹고 싶다. 꽃놀이 가고 싶다.
이OO	F/81	꽃구경 가고 싶다.
박OO	F/80	많은 사람들 앞에서 노래를 실컷 불러보고 싶다.
강OO	F/79	꽃구경 가고 싶다.
장OO	M/49	가족끼리 다 같이 여행가고 싶다.
김OO	M/65	꽃구경 가고 싶다.

♥ 이손병원의 복지프로그램

★ 개별프로그램
작업치료요법(퍼즐 맞추기, 레이스 꿰기 등)과 두뇌활성화를 위한 인지증진 (미로 찾기, 수놓기 등) 프로그램을 어르신 성향 및 취미를 고려하여 맞춤식 개별프로그램으로 진행하고 있으며, 다양한 도구 및 주제를 개발하고 체계화하기 위해 노력하고 있다.

★ 방기초 병설유치원 힐링공예 프로그램
방기초등학교 병설유치원 아이들이 방문하여 어르신과 함께 부채에 그림을 그려 꾸며보고, 어린이들이 직접 써온 편지를 낭송하는 시간 등을 가지고 있다. 그리고 실로폰연주도 함께 하고 어르신들과 함께 액자를 꾸미기도 한다.

★ 방기초 초록운동회 작업치료요법
방기초등학교와 연계하여 학생들이 방문해 각 병동을 돌아다니며 열심히 연습한 오카리나 등의 악기 연주를 하기도 하고, 어르신들과 함께 윷놀이 등의 전례놀이를 함으로써 작업치료요법도 진행되고 있다..

★ 보광고 메디컬동아리 청춘예찬 피부관리요법
보광고등학교 메디컬동아리에서는 "청춘예찬" 피부관리 요법을 통해 어르신께 마스크팩과 안마를 해 드리고 있다.

★ 새천년체조
매월 둘째 주, 넷째 주 목요일에는 새천년체조 동영상을 관람하면서 어르신들과 함께 스트레칭을 해보는 시간을 갖고 있다.

★ 생신잔치
매월 둘째 주 금요일에는 호스피스팀과 원목님께서 어르신들의 생신축하 노래 합창과 축하공연을 해드림으로써 많은 어르신들께서 함께 즐거워하고 있다.

★ 어버이날 기념 카네이션 달아드리기 행사
어버이날이 되면 직원들이 정성껏 카네이션을 달아드리는 행사를 진행한다.

★ 언양초 우크렐라 연주 봉사
언양초등학생들이 어르신들을 위해서 우크렐라 연주와 합창을 통해 어르신들과 함께 즐거운 추억을 만들고 있다.

★ 요리치료프로그램
울주군건강가정지원센터 소속 가족봉사단이 매월 찾아와 어르신과 함께 요리를 만들며 이야기꽃을 피우고 함께 사진도 찍으며 추억을 만들고 있다.

★ 웃음치료요법
웃으면 복이 오듯이 웃음치료사를 따라 다함께 '웃음 레크레이션'을 진행한다.

★ 음악치료요법
다양한 타악기를 직접 연주해보는 시간이다. 다양한 악기의 합주를 보고 직접 연주를 해보기도 한다.

★ 이손노래자랑
매주 월요일마다 진행되는 이손노래자랑으로 나날이 늘어가는 어르신들의 노래실력을 느낄 수 있다.

♥ 이손에서 진행하는 문화사업

★ 개원증축기념 7080가요콘서트
신관 개원증축 기념으로 어르신들을 모시고 신관 대강당에서 7080기념콘서트를 진행하였다. 원장님의 노래솜씨와 초대가수 함중아의 무대로 한껏 분위기가 고조되었고, 90여 명의 어르신과 직원들이 화합하는 시간이 되었다.

★ 국제합창제 공연
부산국제합창제에 참여 중인 러시아와 영국 합창단원이 통도사 방문 이후 본원에 방문하여 어르신들에게 아름다운 합창으로 소중한 추억을 만들어 주었다

★ 문화누리사업
하나. 역사문화탐방(경주) : 울산문화누리와 연계하여 역사문화 탐방으로 어르신들과 함께 경주를 방문하여 경주국립박물관 견학과 임실치즈 체험, 뻥튀기 체험 등 다양한 체험활동을 하였다.
둘. 염색체험, 민요공연 : 울산문화누리와 연계하여 천연재료를 이용한 손수건을 염색해 보는 특별한 체험을 하였으며, 민요, 북 공연 등 신명나는 공연에 참여하였다.
셋. 벽화작업 : 청년문화제작소와 연계하여 삭막한 병원 외부벽면에 대학생

들의 도움으로 벽화작업을 진행하였다. 어르신들께서 좋아하는 도라지꽃과 나비 등 형형색색의 벽화 그림를 통해 한결 기분 좋아지는 공간이 되었다.
넷. 연길시 경로문화대학 예술단 공연 : 중국 연길시 경로문화대학 예술단원들이 이손을 방문하여 어르신들을 위해 물동이춤과 가요공연을 보여주었다.
다섯. 중남초등학교 오케스트라 공연 : 중남초등학교 오케스트라 공연을 비롯하여 삼성SDI행울합창단과 색소폰 공연으로 좋은 추억을 만들었다.
여섯. 푸른초장 공동체 브라스밴드 공연 : 경기도 분당에 위치하고 있는 푸른초장 공동체에서 웅장한 관현악기들로 오케스트라 연주를 해주었고, 아이들이 준비한 연극을 통해 어르신들과 이손 가족 모두가 즐거운 시간을 보냈다.

★ 야외나들이행사
울산 호스피스팀을 비롯하여 여러 자원봉사자들과 함께 직원들이 어르신을 모시고 경주보문단지, 고래박물관, 울산대공원, 언양 메가마트 등으로 나들이를 나가 답답한 병원생활에 변화와 활력을 드리고 있다.

★ MBC컨벤션웨딩 장수사진, 가족사진 촬영 및 나눔 행사
MBC컨벤션웨딩, 울산시자원봉사센터와 연계하여 장수사진촬영, 가족사진 촬영을 실시하고 팥빙수 나눔 행사를 통해 경제적 취약계층 어르신 80여 명에게 사랑을 실천하였다.

★ 징검다리도서관 책 공연
징검다리도서관에서는 연 1회 책 공연을 하고 있다. 2014년에는 '배비장전'의 공연을 지원하여 어르신들께서도 좋아하는 마당극을 통해 함께 신명나는 시간을 보냈다. .

★ 설날맞이 한복데이 행사
설날을 맞이하여 직원과 울산대학교 학생 자원봉사자들이 한복을 입고 어르신들에게 세배를 드리고 덕담을 함께 나누며, 다과 나눔 행사를 통해 사랑을 전달하였다

♥ 이손이 하고 있는 사회공헌사업프로그램

★ 교통취약계층 한방진료봉사
울주군 내에 위치한 교통취약계층의 7개 면 경로당에서 한방진료봉사를 진행하였다. 15명의 지역주민을 위해 한방과장, 간호사, 원무과 직원들이 친절하게 진료봉사를 진행하였다.

★ 거문도주민 방문 및 건강검진 실시
거문도 주민들이 이손요양병원을 방문하여 견학을 하고 건강검진을 받았다.

★ 방기초등학교 장학사업
매년 방기초등학교 졸업생 대상으로 장학 사업을 지원하고 있다.

★ 안전취약계층 지문, 얼굴 사전등록 사업
울주경찰청과 연계하여 치매환자 및 안전취약계층을 대상으로 지문과 얼굴 사전등록사업을 진행하였다.

★지역발전기금전달식
지역발전을 위해 이장님, 부녀회장님, 청년회장님을 모시고 지역발전기금을 전달했다

★ 남부종합사회복지관 건강강좌
남부종합사회복지관에서 노인 일자리 사업 참여자를 대상으로 손덕현 원장의 치매예방에 관한 교육이 있었다.

★ 삼성SDI 직원대상 건강강좌 실시
250여 명의 삼성SDI 직원들과 350여 명의 지역주민들을 대상으로 삼성레포츠센터에서 손덕현 병원장이 건강강좌를 실시하였다.

★ 울주군보건소 건강강좌
2014년도 노인통합건강증진사업으로 울주보건소에서 주최한 손덕현 원장의 건강교육이 있었다.

★ 인권보호교육(울산노인의 집)
울산노인의집에서 '사람중심의 케어와 신체억제대의 올바른 사용법'이란 주제로 인권보호교육을 실시하였다.

★ 울주군장애인복지관 진료봉사
울주군장애인복지관에서 남성헌 진료부장의 재활치료에 대한 건강상담 및 무료진료가 있었다.

★ 보광고 직업인 특강
지역에 있는 보광고 학생들이 의사, 간호사, 영양사, 사회복지사를 꿈꾸고 있다고 하여 이손병원에서 현장 답사와 직업인 특강 시간을 가졌다.

★ 보광중 직업인 특강
보광중학교 학생들이 본원을 방문하여 간호부장님, 치위생사 선생님의 교육을 들으며 직업에 대해 알아보고 실습해보는 시간을 가졌다.

★ 신언중학교 직업인 특강
신언중학교에서는 의사 직업인 특강을 실시하였다.

♥ 사랑을 나누고 실천하는 나눔천사들

★ 울주군건강가정지원센터 소속 가족봉사단
가족봉사단은 울주군건강가정지원센터(김도경 센터장) 소속으로 부모와 자녀들이 자원봉사활동을 통해 소통하고 화합을 할 수 있는 기회를 제공한다. 가족봉사단은 1년 가까이 요리치료요법을 계획하여 지속적이고 열정적으로 이손에서 자원봉사 활동을 하고 있다. 2014년 하반기에는 협약식을 통하여 이손에서는 아이들을 위한 전문인 직업체험과 멘토, 멘티사업을 통해 진로와 멘토링 사업을 지원할 예정이다. 울주군 건강가정지원센터는 가족봉사단 외 전문상담원 파견, 가족자조모임에 대한 정보 공유를 통해 지역사회 구성원들을 위한 자원봉사프로그램을 계획하고 지원할 예정이다.

★ 삼성 SDI 나눔천사
삼성 SDI 직원들로 구성된 봉사자들은 지역사회의 몸이 불편한 독거노인들을 대상으로 한 '행복 지팡이 도시락 배달 봉사활동'을 통하여 이손과 인연을 맺었다. 행복 지팡이 도시락 수급자 어르신 중 한 분이 이손요양병원에 입원중이라 도시락을 전달하러 왔다가 인연을 맺게 된 것이다.
삼성 SDI 자원봉사자들은 이손요양병원에서 2014년 가을, 행복하고 아름다운 가을음악회를 주최하였고, 2014년 연말에는 '붕어빵은 나눔을 충전하고~'란 주제를 가지고 붕어빵 기기와 재료를 준비하여 직접 따뜻한 붕어빵과 어묵을 제공하여 어르신들께 옛 추억을 떠올릴 수 있는 즐거움을 선사해드렸다. 또한 어르신들과 함께 다육이 화분을 만들어 병원에 후원하면서 어르신들의 정서적, 심리적 위안을 제공해주었으며, 삼성SDI 어린이집 아이들의 귀여운 재롱잔치도 펼쳤다.

★ 무료법률상담소 개최
분기별 넷째 주 금요일에는 김창모 변호사가 환자와 직원들의 법률적, 경제적 문제를 상담을 해주고 있다.

★ 울주군청 세무과 공무원 자원봉사활동, 후원품 전달
울주군청 세무과 공무원 40명이 감염관리 및 청소 자원봉사활동을 실시하였고 샴푸, 린스 등 생필품을 후원하여 어르신들께 전달하였다.

★ 혜연어린이집 재롱잔치 공연
혜연어린이들이 어르신들과 가족들에게 춤과 노래를 통해 재롱잔치공연을 보여주었다

★ 이외 이미용 봉사자와 호스피스 봉사자들이 이손에서 큰 역할을 해주시고 있다. 이러한 봉사자의 사랑으로 인해 어르신들은 더욱 즐겁고 만족스러운 이손에서의 시간을 보내고 계시다.

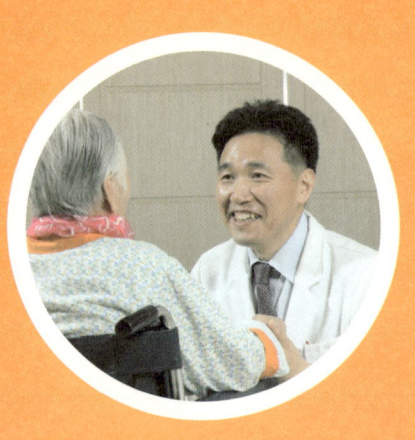

4장

손덕현 원장이 말하는
노인의료의 방향

|01|

노인의료는
개인의 문제가 아니다.

●●●● 한국의 고령화는 전 세계에서 유래를 찾아보기 어렵게 가장 빠르게 진행이 되고 있다.

65세 인구가 7%를 넘으면 고령화 사회, 14%를 넘으면 고령사회, 20%를 넘으면 초고령 사회로 규정한다. 현재 우리나라의 고령화 속도를 보면 2013년 기준으로 65세 이상의 노인인구가 614만 명으로 12.2%를 차지하고 있으며, 2018년이 되면 14.3%로 고령사회로 진입하고, 2026년에는 20.8%로 본격적인 초고령 사회에 도달할 것으로 전망하고 있다.

가장 가까운 일본이 고령사회에서 초고령 사회로 진입하는 데 12년이 걸렸고, 프랑스는 40년, 영국은 53년이 걸렸지만 한국은 8년으로 예상된다. 전문가들은 세계 최저수준의 출산율과 맞물려 세계 최고의 고령화속도를 보이는 것으로 진단하고 있다.

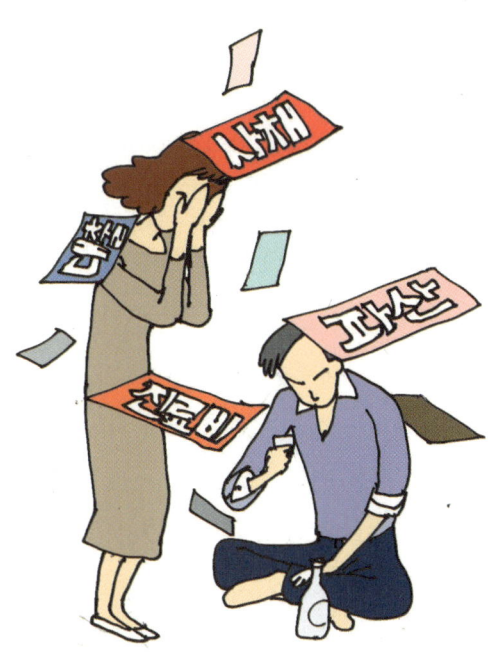

　우리나라의 고령화가 앞당겨진 데에는 지속적인 출산율의 감소도 큰 몫을 하고 있다. 지난 20년간 꾸준히 감소 추세였던 출산율은 2014년 합계출산율이 1.21명으로 세계 최저 수준을 기록했다. 초고령 사회인 일본보다도 낮은 수준이다. 저출산율은 곧 우리의 경제전망을 어둡게 하는 지표이다. 인구 증가 자체가 불가능해짐은 물론 생산가능 인구 또한 줄어든다는 것을 의미하기 때문이다. 생산가능 인구가 줄고 부양해야 할 노인인구가 늘어난다는 사실은 개인은 물론이고 사회 전체가 심각한 사태에 직면할 수 있음을 가리킨다.

　그렇기 때문에 노인문제는 가족만의 문제가 아니라 사회적 문제이며 사회적 책임이라는 것을 부정할 수 없다. 또한 노인문제는 부모세대만의 문제가 아니라 부모를 부양하는 주체이자 미래의 잠재적 노인인 자식세대까지 아우르는, 우리 모두의 문제라는 현실적 자각이 더욱 중요해졌다.

따라서 고령화를 대비하여 개인은 물론 국가에서 다양한 분야에서의 제도적, 실질적 준비를 해야 함은 당연한 일이다. 노인의 문제는 남의 문제가 아니라 나 자신, 나아가 우리 모두의 미래의 문제이기도 하며, 그 나라 국민의 미래의 삶이 존중되고 보장되는 사회가 국민에게 희망을 줌으로써 건강하고 행복한 국가가 될 수 있기 때문이다.

그리고 또 하나 우리나라 고령화 사회에 이슈되고 있는 심각한 문제는 노인 자살율이다. 2013년 현재 우리나라 65세 이상 노인 자살율은 10만 명당 81.8명으로 OECD 회원국 중 가장 높다. 65세 이상 노인의 공적 연금 수급율이 32%에 불과하고 전체 노인의 67%에게 지급되고 있는 기초노령연금은 1인당 8~9만 원 정도로 최저생활보장 수준에도 미치지 못하고 있다. 노인 빈곤율(중위가구 소득의 50%에 못 미치는 가구비율)은 2011년 기준 약 45%로 OECD 국가 중 부끄러운 1위를 차지하고 있고, 독거노인의 수도 2013년 125만 명으로 이중 30만 명의 노인이 사회적 돌봄이 시급한 상태이다.

평균수명의 연장이 재앙이 아니라 축복이 되기 위해서는 노인문제에 대한 올바른 인식과 정부나 지자체의 노력이 지속적으로 이어져야 한다. 특히 고령노인들 중 독거노인들의 증가는 우리 모두가 주목해야 할 문제이다. 독거노인은 동거자가 있는 노인에 비해 사회적 고립에 쉽게 노출되고 그에 인해 여러 가지 어려움에 처하게 되기 때문이다.

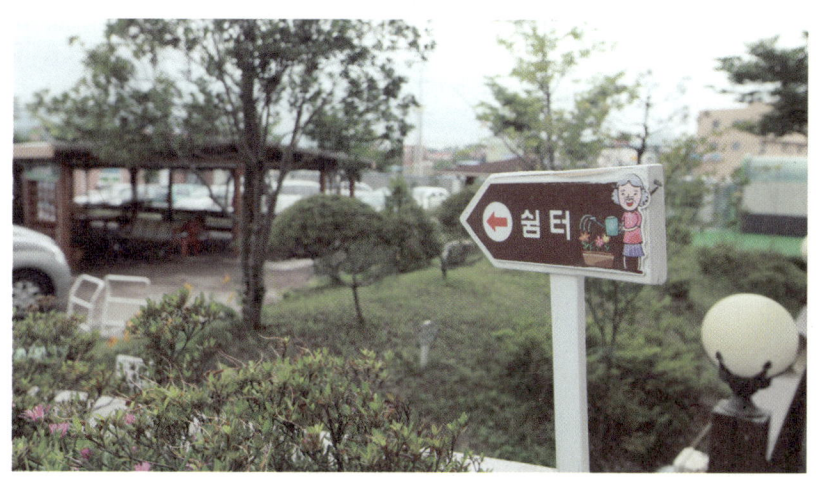

특히 빈곤 문제는 노년층의 복지 차원에서만이 아니라 생존 차원에서 주목해야 하는 중요한 문제이다. 빈곤이 곧 의료혜택을 받지 못하는 문제로 이어지기 때문이다. 나이가 들수록 건강에 이상이 생기는 것은 당연한 일이다. 하지만 퇴직 등으로 일자리를 잃게 되면서 수입은 현저히 줄어들고, 새로운 경제활동을 하려고 해도 기회를 얻기가 매우 힘든 것이 현실이다.

더구나 교육이나 의식주 등 다른 비용은 상황에 맞춰 어느 정도 줄일 수 있지만 의료비는 계획대로 조절하기가 불가능하기 때문에 더 큰 문제가 아닐 수 없다. 특히 나이가 들수록 중증질환에 걸릴 확률이 높아지는데, 이 경우 치료를 중단하게 되면 죽음과 직결될 수도 있다.

이처럼 고령화가 지속되면서 새롭게 발생한 빈곤층이 바로 '의료 빈민'이다. 다른 말로 '메디컬 푸어(Medically Poor)'라고도 하는데, 암 등의 중증질환에 걸린 가족의 병원비를 대다가 재산을 탕진하게 된 사람들을 일컫는다.

사회보장이 잘 갖춰진 선진국에서는 의료 빈민이 되어 거리로 내몰릴 우려가 적지만 우리나라의 현실은 그렇지 못하다. 일단 중증질환의 진단에서부터 치료까지, 본인이 부담해야 할 돈이 적지 않기 때문이다. 평소 각 질환에 대한 여러 개의 사설보험을 들어 놓지 않았다면 중산층에서 빈민으로 전락하는 것은 순식간의 일이다. 하지만 팍팍한 살림살이에 매달 보험료까지 지불할 여력이 없어 불안하면서도 대비를 못하고 있다가 당하는 사람들이 많다.

2015년 1월, 보험개발원이 발표한 보험통계 분석 결과에 의하면, 우리나라 고령층의 실손의료보험 가입률은 17%에 불과한 것으로 나타났다. 사망・장해・요양・간병 등을 담보하는 생명・장기보험의 경우에도 각각 45.7%와 24.5%를 기록하는 데 그쳤으며, 연금보험 보유 비중 역시 10.8%에 불과했다. 그만큼 노인들의 노후대책이 마련되어 있지 않다는 뜻이다. 생계도 어려운 상황에서 질병 치료를 위한 병원비 지출은 불가능하며, 편안해야 할 노후가 고통스러울 확률은 높아진다.

현재 우리나라는 관절염, 요통, 고혈압, 당뇨 등 적어도 한 가지 이상 만성질환을 앓고 있는 노인들이 과반수를 차지하고 있다. 또한 치매를 비롯한 정신 건강의 악화와 노인성 우울증도 점점 더 심각해지는 실정이다. 간단히 말해 너도 나도 '100세 시대'라지만, 누구나 수명 연장의 기쁨을 맛보기란 어렵다는 이야기이다. 돈 걱정, 건강 걱정에 우울함이 가중될 수밖에 없다.

경제적 빈곤으로 인해 필요한 의료혜택을 받지 못하는 경우는 개인의 불행이자 사회의 불행이다. 평생을 가족과 사회를 위해 열심히 일한 노인들이 나이가 들어 정신적, 육체적 고통에 시달려 암울한 삶을 살아야 한다면 그 사회는 우울한 사회일 뿐만 아니라 미래에 대한 전망도 밝을 수 없기 때문이다.

그러므로 노인의료 서비스에 대한 사회적 준비와 실천이 시급하다. 그런데 이를 뒷받침해줄 만한 제도적 장치는 현실을 제대로 반영하지 못해 미흡한 수준이다. 특히 건강보험의 재정 전망은 그리 밝지 않다. 여기에 국민연금 역시 노후를 보장하지 못하는 것이 현실이다. 따라서 그 부담이 각 가정의 몫으로 돌아가 가계 지출 중 의료비가 급격히 늘어남으로써 큰 부담이 될 것으로 예상된다. 그 과정에서 의료 불평등 현상이 심각해질 수 있다.

노인의료에 대한 충분한 사회적 제도와 대책이 마련되지 않으면 우리의 미래가 흔들릴 수밖에 없다. 이제 노인의료를 한 개인의 문제로 바라보는 시각을 하루빨리 교정해야 한다.

이렇게 중요한 노인의료 문제를 해결하는 데 있어 요양병원의 역할은 매우 중요하다. 그런데 요양병원에 대한 정책과 제도가 안고 있는 폐단 때문에 요양병원의 순기능이 약화되고 오히려 질 낮은 요양병원 양산 등의 부작용이 발생하고 있다. 그리고 그 책임은 고스란히 요양병원이 떠안고 있고, 요양병원에 대한 사회적 인식에 부정적 영향을 끼침으로써 노인문제를 더 심각하게 만들고 있다.

빠른 속도로 진행되는 고령화는 요양병원에 대한 수요로 이어졌고, 그에 대한 대책으로 정부는 2000년 초반기에 자금지원 및 진입장벽을 낮추어 일정량의 노인요양병상을 확충하려고 했다. 하지만 정책적인 실패로 인해 예상 병상보다 5배 이상이 증가하였다. 실제 노인요양병원의 현실을 제대로 반영하지 못한 제도 탓에 너도나도 요양병원을 짓게 됨으로써 시설이나 의료인 등 인력을 제대로 갖추지 못한 요양병원들도 늘어나 요양병원의 역할을 제대로 하지 못하고 전체 요양병원의 질만 떨어뜨리는 결과를 가져오게 되었다. 그런 일부 요양병원으로 인한 폐해가 언론에 오르내리면서 당연하게 요구되는 시대적 필요성에도 불구하고 사회적 인식은 부정적이 된 경향이 없지 않다.

물론 제도를 악용하여 영리적 목적만을 쫓는 요양병원들의 책임은 피할 수 없다. 하지만 현재의 요양병원에 대한 제도의 수정과 보안 없이는 그러한 요양병원을 막을 도리가 없고, 그 피해가 국민들에게 간다는 것을 알아야 한다.

지금까지는 요양병원의 양적인 성장이 이뤄졌지만, 이제는 질적인 성장이 필요한 시기이다. 이를 위해서는 요양병원을 운영하는 사람들이 노인의료에 대한 올바른 가치관을 가져야 함은 물론이고 현실적인 제도의 뒷받침이 반드시 필요하다.

요양병원이 한국 고령화 사회에서 큰 역할을 담당해 오고 있는 것은 누구도 부인할 수 없을 것이다. 앞으로 점점 더 요양병원이 노인의료와 복지를 담당하는 데 큰 역할을 할 것이다. 지금은 과도기적인 시기라 부정적인 부분도 있지만 국민들로부터 신뢰받는 요양병원으로 거듭나기 위해 노력을 하고 있다는 것을 알고 격려하면서 지켜봐 주여야 한다. 또한 정부도 요양병원과의 원활한 소통을 통해 국민들을 위한 현실적이고 합리적인 정책을 마련해야 한다.

노인의료 및 노인복지는 우리 모두의 과제이다. 진정한 노인복지가 완성될 때 우리의 행복한 미래가 약속될 것이다. 노인들이 사회적으로 고립되지 않고 다양한 생활지원을 받으면서 정신적으로, 육체적으로 건강한 삶을 영위할 수 있는 복지실현은 반드시 이뤄져야 한다. 노인을 위한 복지는 곧 현재 열심히 일하는 세대에게 희망을 줄 수 있는 사회의 필수조건 중 하나이기 때문이다.

|02|

2015년 요양병원의 수가개정 방향을 보면서

●●●● 요양병원이 처음 만들어질 때는 의료와 복지의 역할, 즉 병원의 기능과 요양시설의 기능을 담당하도록 설계되었다. 그리고 장기요양보험이 시행되기 이전까지는 급속하게 진행되는 고령화에 비해 요양병원이 부족하여 지금의 규제와는 달리 정부에서 요양병원의 신축이나 병원에서 요양병상을 설치할 경우 경제적인 지원을 아끼지 않았다.

하지만 2008년, 미국의 전문요양시설의 수가제도를 모델로 한 일당정액 수가가 요양병원에 도입됨으로써 실제 병원으로서의 기능보다는 시설 기준에 초점이 맞추어진 제도를 적용하게 되었고, 그때부터 이미 요양병원의 의료의 질적인 저하는 많은 부분에서 예견되었다.

2007년 요양병원 수가제도를 도입하기 이전에 질병군에 따른 수가를 시범사업으로 했는데 갑자기 자원소모량에 기준을 둔 제도를 도입하게 되었다. 자원소모량에 따라 질병군별로 7개 대분류군으로 먼저 나누고 여기에다 일상생활수행능력 평가사항을 기준으로 다시 중분류로 나누어 각 항목에 일당 수가를 부여하였다. 이렇게 만들어진 것이 요양병원의 일당정액수가인데 자원소모량에 의한 분류와 구조로 수가가 결정되어 요양병원의 병원으로서의 기능이 더욱 축소되는 결과가 초래되었다.

게다가 정부는 요양병원에서 중환자를 치료하는 것은 요양병원의 기능에 맞지 않다고 판단하여 중환자실의 수가를 인정해 주지 않아 그 당시 중환자실을 운영하던 요양병원들이 중환자실 운영을 중단할 수밖에 없었다. 또한 수가 개편 이전부터 요양병원에서 진단목적으로 설치한 CT나 MRI와 같은 장비도 인정하지 않아 이를 이미 사용하던 병원에서는 철거를 진행하는 소동도 벌어졌다.

요양병원은 단순히 확정된 질병을 가진 장기질환에 대해서 요양과 생활을 하는 것이 올바른 기능인 것으로 정부는 생각한 것이다. 그 결과 현재 요양병원은 의료적인 행위를 많이 할수록 병원 운영은 어려운 구조로 되어 있다. 현실적으로 병원을 경영하는 입장에서는 수익을 생각하지 않을 수 없다. 그래서 의료적 행위가 적은 인지장애나 문제행동군의 경우 들어가는 비용은 얼마 되지 않고 비용을 줄이면 수익이 되기에 결국 중증환자를 피하고 경증환자를 받아들이게 되었다.

이렇게 요양병원에서 오히려 비용을 최소화하면 수익이 나는 수가제도의 결함으로 인해 많은 비의료인과 일부의 생활협동조합이 요양병원을 설립하는 결과를 초래하였으며, 점점 요양병원의 기능이 시설의 기능으로 하향 왜곡되게 진행되었다.

이로 인해 요양병원이 급증하고 사회적으로 문제를 일으킨 사건들이 많이 일어났는데도 불구하고 정부는 계속해서 요양병원의 순기능은 무시하고 일률적인 규제와 수가억압정책을 펴고 있다.

현재의 수가체계는 의료적 행위를 하면 할수록 손해가 나고, 제대로 된 의료적 행위를 해도 국가로부터 인정받고 평가받기 힘든 구조이다. 이러한 제도적인 문제를 보완하지 않고 의료적인 기능이 약하다며 요양병원들을 없애려고만 하는 것은 문제이다.

이번 수가개정을 통해 요구하는 것은 의료적인 행위를 할 수 있도록, 요양병원이 병원으로서의 기능을 정상적으로 수행할 수 있도록 하자는 것이다. 요양병원이 의료적인 행위를 할 경우에도 경영이 가능하도록 수가를 올려주고, 또한 의료적 행위에 대한 분류를 해주어서 올바른 기능을 할 수 있도록 보완해 주어야 한다. 이렇게 할 때 요양시설과의 기능 분화도 자연스럽게 정립될 것이며 병원으로서의 기능을 수행할 수 있다.

수가제도의 문제점이 현실에서 나타나고 있는데도 2008년 수가가 결정되고 나서 현재까지 아직 한 번도 개정을 하지 않았다. 그동안 환자군도 많이 변했고 새로운 약제들이 많이 개발되었다. 그러나 일당정액제로 인해 이러한 약제를 사용했을 때 비용을 청구할 수 없다보니 좋은 약제, 부작용이 적은 약제를 사용할 수 없어 질적인 부분에서도 문제를 안고 있다. 새로운 약제나 고가약제에 대해서는 필요한 경우 행위별로 인정해 주어야 한다. 치료를 할 수 있는데 보험 적용이 되지 않아서 급성기병원으로 외진을 보내거나 전원하는 것은 오히려 보험재정에 득이 되지 않는다.

현재 필요한 수가개정 내용은 의료적인 행위에 대한 수가와 중증도의 환자 분류군에 대해 정당한 수가를 보장하는 것이다. 또한 요양병원이 말기질환자 관리 및 호스피스 역할을 일부 담당하고 있기 때문에 말기질환에 대한 수가를 인정하고, 존엄의 죽음을 맞이할 수 있도록 하는 것이다.

현재 진행되고 있는 개정방향에서 본인부담상한제를 제한하겠다고 한다. 상한제의 근본취지는 2004년 7월 1일 국민건강 보험법 시행령 제19조 2항에 근거하여, 국가가 질병으로 인한 국민들의 병원비 부담을 줄여주기 위해 의료복지정책의 일환으로 제정한 것으로, 먼저 의료급여환자부터 혜택을 주기 시작하여 지금은 전 국민에게 그 혜택을 주고 있다. 이 제도는 2015년 보험 환자 적용분을 기준으로 볼 때, 소득의 규모에 따라 소득 분위를 10개로 나누어 국가가 본인부담금에 혜택을 주는 부분을 차등하여 지급하도록 되어 있다.

본인부담금은 본인부담상한제 사전적용과 사후환급제도를 통하여 연도별로 소득분위 구간에 따라 121만원에서 506만원까지 총 7개 구간을 50만원 단위로 나누어 관리한다. 그리고 이 금액이 넘는 부분을 국가가 병원에 대신 지급해주거나 환자나 보호자가 직접 수령하도록 되어 있다. 상한제 사전적용을 받으면 일정 부분을 초과한 본인부담금의 수령처가 병원이 되고, 상한제 사후적용을 받으면 환자나 보호자가 나온 병원비를 낸 다음 그 영수증을 가지고 공단으로부터 직접 수령하게 된다. 이는 국민이 선택한 권리임에도 불구하고 요양병원에 장기입원 한다고 이를 없애거나 줄인다는 것은 오히려 국민의 의료비 부담을 증가시키는 것이며, 형평성에 문제가 있는 것이다.

노인의료비 급증이란 이유를 내세워 노인이라고 해서 이러한 불평등한 대우를 받아서는 안 된다. 노인들은 오늘날 우리가 있게 한 분들이다. 그분들이 마지막을 아름답고, 경제적인 부담 없이 치료를 받을 수 있게 하는 것이 노인의료복지의 기본이다,

우리나라는 외국 의료정책을 도입할 때 그 나라의 문화나 국민들의 정서와 현장의 여건들은 고려하지 않고 단순히 눈에 보이는 제도만을 모방하여 국내에 적용하는 경우가 많다. 그 예 중 하나가 바로 외국의 사례처럼 의료비 지출의 급증을 염려하여 입원일수를 무조건 줄이겠다는 정책이다. 물론 장기입원이 증가하면 보험재정도 문제가 된다는 것을 충분히 이해한다. 그러나 퇴원하여 가정이나 사회에서도 지속적으로 관리를 할 수 있는 시스템이 갖추어지지 않은 현실에서 그냥 입원일수를 줄이겠다고 하면 오히려 국민건강을 위협하는 역효과가 날 수 있다.

이손병원을 운영하면서 이런 사례들을 많이 보아왔다. 재활치료를 통한 빠른 가정 복귀를 위해 온 이손식구들이 힘을 합쳐 환자의 상태를 호전시켜 퇴원을 시켰으나 3~4개월이 지나면 다시 악화되어 병원으로 돌

아오는 경우가 빈번하다. 이는 결국 퇴원 후에도 지속적인 관리와 치료가 필요한데 우리는 아직 이러한 시스템이 구축되어 있지 않음을 보여주는 것이다.

일본의 경우는 아주 잘 세분화되어 있고, 급성기와 회복기, 만성기 개호보험을 통해 시설, 방문진료, 방문재활이 잘 연계되어 있다. 그래서 급성기나 회복기병상의 경우 일정기간 내에 퇴원을 하면 만성기나 방문재활 등을 통해 연속적인 케어를 받을 수 있다. 결국 이러한 시스템이 되어야 병원의 입원기간도 자연스럽게 줄일 수 있다는 뜻이다.

우리 정책 입안자들은 일본을 방문하여 회복기 병상이 90일 입원기간으로 되어 있는 것만 보고 우리도 요양병원의 입원을 120일로 줄이자는 생각을 한다. 그러나 우리나라의 현실은 요양병원에서 퇴원한 사람들이 가정이나 요양시설에서 지속적인 치료를 받는 것이 아니라 다른 요양병원들을 전전하게 된다. 요양시설에서 재활치료를 제대로 받을 수 없고, 방문재활도 아직 인정하고 있지 않아 상태는 악화되고 결국 환자만 고생하고 지속적인 치료를 받지 못하는 것이다. 이것을 요양병원의 책임으로 돌리기에는 무리가 있다.

요양병원이 병원으로의 기능을 가질 수 있도록, 선순환구조로 갈 수 있도록 수가는 미래를 내다보고 개정해야 한다. 시간에 쫓겨서 진행하면 결국 땜질밖에 되지 않는다.

노인의료비가 증가하는 것은 고령화로 인해 어쩔 수 없는 것이다. 중요한 것은 어떻게 효율적으로 사용하느냐이다. 이에 대해서는 요양병원도 국가와 같은 시각으로 바라보며 보험재정을 걱정하고 안정화되기를 바라고 있다. 무조건 없애려고 하기보다는 순기능을 통해 노인의료비를 절감할 수 있도록 해야 한다.

급성기병원의 진료비를 절감하는 역할을 돈독히 하고 있는 요양병원은 의료비 절감의 큰 역할을 담당하고 있다. 요양병원은 없어져야 할 병원이 아니라 노인의료의 핵심을 담당해야 한다는 것을 알아야 한다.

노인의료와 복지의 효율적인 운영을 위해서는 의료복지법의 제정이 절실하다. 현재는 복지와 의료가 서로 분리되어 있어 정책적인 면에서 중복과 낭비가 많고 서로 협력과 소통이 잘 이루어지지 않고 있다. 선진국의 예를 볼 때 의료와 복지는 뗄레야 뗄 수 없는 것이며 긴밀한 연계가 이뤄져 있다. 따라서 고령화에 대비하여 요양병원이 순기능을 할 수 있도록 미래지향적인 정책과 통합적인 정책이 절실한 시점이다.

사실 노인의료를 한다는 것은 정말 어렵다. 노인의료는 제대로 하려면 너무나 할 일이 많고, 하지 않으려면 할 것이 없다. 제대로 하려는 순수한 열정을 정부가 수가규제를 목적으로 꺾지 않아야 한다.

어르신들이 없었다면, 그분들의 희생과 노력이 없었다면 오늘날 우리가 존재하지 않았을 것이다. 그분들이 나이가 들었다고, 치매가 있다고, 재정이 부족하다는 이유로 의료 혜택을 제한하여 마음에 또 하나의 상처를 주지 않았으면 한다.

|03|

요양병원과 요양시설의 역할은 다르다

●●●● 노인인구의 증가와 함께 요양병원이 늘어나는 것이 문제가 아니라 노인의료에 대한 철학이나 개념 없이 돈벌이 목적으로 하는 요양병원들이 늘어나서 문제이다. 그런 병원들은 환자들에게 필요한 의료진이나 인력, 그리고 시설과 기기를 마련하지도 않은 채 그저 환자를 유치하기 위해 환자를 사고파는 행위, 입원료 할인행위 등을 하여 요양병원의 질을 떨어뜨리고 사회적인 지탄을 받고 있다.

이것은 제대로 된 요양병원 역할을 고민하는 요양병원만이 아니라 이를 이용하는 환자와 가족들에게도 정말 심각한 문제가 아닐 수 없다. 이런 병원들로 인해 국민들로부터 요양병원 전체가 불신을 받고 있는 현실은 노인의료 문제를 해결하는 데에도 도움이 되지 못하기 때문에 안타까운 사실이 아닐 수 없다.

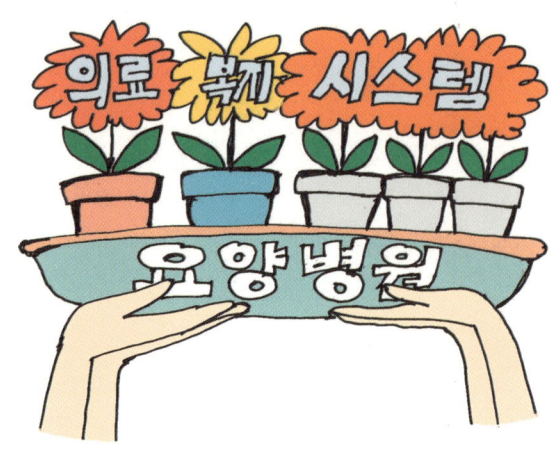

　노인의료에 뜻과 철학을 가지고 환자들을 위해 최선을 다하는 요양병원들의 노력이 제대로 평가받지 못하면 정부와 개인의 노후 대책에 대한 노력도 결실을 맺기 어렵다. 노인요양병원의 순기능이 제대로 발휘될 때 노인의료 문제의 많은 부분을 해결할 수 있기 때문이다.

　요양병원이 없었을 때를 생각해 보면 어르신들의 간병과 치료를 위해서 가족의 누군가가 이 일을 담당하고, 여러 측면에서 가정의 엄청난 부담이 되었다. 그러나 요양병원이 이러한 부분을 담당함으로써 노인만이 아니라 가정의 행복에도 긍정적인 역할을 할 수 있게 되었다.

　정부와 요양병원이 함께 노력한다면 요양병원은 노인의료와 복지에서 중요한 역할을 할 것이다. 이제 법적으로 요양병원의 설립기준도 까다롭게 되었다. 시설기준도 의료법시행규칙이 개정되어 2014년 4월부터는 병상 이동이 가능한 편의시설을 갖추어야 하고, 침대형 엘리베이터를 설치해야 한다. 기존 운영병원의 경우 개설자가 요양병원으로 변경할 때 이러한 시설기준을 갖추어야 하기 때문에 지금처럼 건물의 1~2층을 이용하여 요양병원을 개설하는 것도 어렵게 되었다.

그리고 심사평가원의 적정성평가와 인증원의 의무인증평가를 통해 질 낮은 요양병원은 경쟁력을 잃고 도태할 것이다.

여기에 정부가 요양병원과 요양시설에 대한 기준을 정립해준다면 양질의 요양병원의 역할은 확대될 것이다.

아직까지 대다수의 사람들이 요양병원과 요양시설의 차이를 잘 모르고 있다. 요양병원과 요양시설은 노인의료와 복지의 전달체계에 큰 축을 차지하고 있지만 엄연히 그 역할이 다르다. 가끔 공식적인 자리에서 '○○요양원 원장님'이라고 소개하는 경우가 종종 있는 것과도 무관하지 않을 것이다.

요양병원은 의료기관이다. 즉 병원이다. 1994년 의료법에 요양병원이 명시되면서 약 20년의 역사를 가지고 있고, 재원은 국민들이 내는 건강보험으로 충당하고 있다. 요양병원 입원대상은 '노인성질환이나 만성질환 및 외과적 수술 후 회복이 필요한 자로 의학적 치료 및 요양을 필요로 하는 자'라고 명시되어 있으며, 만성기 및 아급성기적 의료 처치가 필요한 경우에 입원할 수 있다. 이전에는 노인전문병원이란 말을 사용하였는데 현재는 요양병원으로 명칭이 통일되었다. 요양병원은 의사와 간호사 및 전문 인력이 상주하며 의료법이 규정한 시설·장비를 갖춰야 한다.

반면 요양시설은 의료시설이 아닌 생활시설이다. 노인장기요양보험법에 의해 운영이 되고 있고 재원은 건강보험이 아닌 장기요양보험에서 담당하고 있다.

이러한 요양병원과 요양시설의 구분은 대학병원이나 일반종합병원에서 수술이나 급성기 치료를 받은 후 회복을 위해 요양병원에 입원 후 재활 및 의료적인 치료를 받은 다음 집으로 가거나 집으로 가기 어려운 경우 요양시설에서 생활하게 하는 의료·복지 시스템에 따른 것이다.

그러나 현실적으로 많이 왜곡되어 있는 것이 사실이다. 비정상이 정상처럼 자리를 잡고 있는 것이다. 장기요양보험법을 만들면서 정책입안자들이 고의적으로 의료를 배제해 버렸기 때문이다.

장기요양보험법은 고령이나 노인성 질병 등으로 일상생활을 혼자 수행하기 어려운 노인 등의 환자에게 신체활동 또는 가사지원 등의 장기요양급여를 사회적 연대 원리에 의해 제공하는 사회보험제도이다. 우리나라에서는 2008년 7월 1일부터 시행했는데, 수급자에게 배설, 목욕, 식사, 취사, 조리, 세탁, 청소, 간호, 진료의 보조 또는 요양상의 상담 등을 다양한 방식으로 제공하므로 '수발보험'이라고도 불린다.

현재 장기요양보험법에 의하면 65세 이상 노인 또는 65세 미만 노인성 질병을 가진 사람 중 6개월 이상의 기간 동안 스스로 일상생활을 수행하기 어려운 사람이라면 장기요양보험을 신청할 수 있다. 수급은 등급판정위원회에서 1~3등급 판정을 받은 자로 제한한다. 시설 급여는 이용비용의 20%, 가정으로 방문하는 재가급여는 이용비용의 15%만 본인이 부담하면 된다. 기초생활수급권자는 100% 무료이다.

그런데 이 장기요양보험법에는 큰 허점이 존재한다. 장기요양보험법은 노인성 질환을 가진 환자를 대상으로 하고 있지만, 신체활동과 가사활동 보조 이외에 의료 행위가 필요한 환자들은 반드시 병원에서 치료해야 한다는 규정이 없다. 더구나 요양병원과 달리 요양시설은 정부에서 간병비를 보조해주고 있으므로 중증 환자가 아니라면 대부분 요양시설을 선호한다.

또, 1등급 입소자라 할지라도 의사소견서를 제출하지 않아도 돼 보호자와 시설 운영자가 합의하면 얼마든지 중증환자를 입소시킬 수 있다. 이 경우 환자는 제대로 된 의료서비스를 받지 못하고 병증이 악화되어 사망에 이를 수도 있다. 이렇듯 요양등급 1, 2등급의 환자 중 과반수가 의료적 치료가 반드시 필요함에도 의료의 사각지대에 몰려 있고, 그럼에도 불구하고 제재할 만한 규정이 없다는 것은 매우 안타까운 일이다.

게다가 경증환자가 입소해야 할 요양시설에 중증환자가 자리를 차지하고 있으니, 오갈 데 없는 경증환자들은 결국 울며 겨자 먹기로 요양병원에 입원할 수밖에 없다는 문제도 함께 발생한다. 즉, 요양시설에 있어야 할 일부가 요양병원에 입원하는 소위 기능적인 부분의 혼란을 초래하는 것이다.

요양병원과 요양시설에 대한 이러한 제도적 문제점을 수정하여 의료적 처치가 필요한 경우는 병원에, 그렇지 않는 경우는 시설에서 생활이 가능하도록 하는 제도적인 정비가 필요하다.

기본적으로는 의료적 치료가 필요한 장기요양보험 1, 2등급 환자는 요양병원으로 입원해 적절한 치료를 받으면서 요양을 받는 것이 좋다. 반면 의학적 치료가 필요하지 않은 3, 4등급 환자는 요양시설에서 수발을 받으면 된다. 그렇지만 건강보험을 담당하는 부서와 장기요양보험을 담당하는 부서가 따로 돼 있는 정부부처의 비효율적인 시스템 때문에 이 같은 기능 정립이 어렵다.

　요양병원과 요양시설은 각각의 기능이 있다. 서로의 강점을 가지면서 기능적인 연계나 통합시설 운영을 통해 효율적으로 활용하면 정말 이상적인 역할을 담당할 수 있을 것이다. 올바른 의료복지체계란 직위에 관계없이, 경제적인 능력에 따른 차별 없이 모든 사람에게 가장 적절한 의료적 치료나 생활 및 복지 혜택을 누리게 하는 것이다.

이손의 행복나눔125 선포식

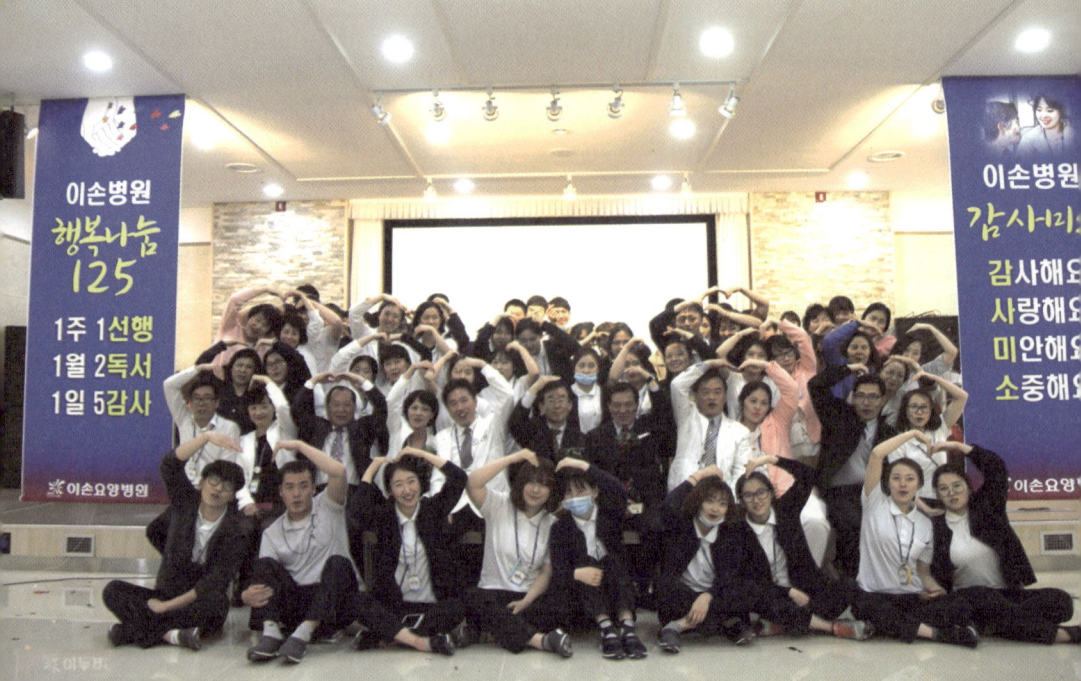

| 04 |

요양병원이 완화의료의 대안이다

●●●● 고령사회가 되면서 웰빙보다 웰다잉(well dying)이 더 부각되고 있다. 잘 죽기 위해서는 어떻게 인생을 살아갈 것인가를 생각해야 한다. 따라서 웰다잉이 웰빙을 포함하고 있는 것이다.

내가 요양병원을 운영한 지 10년이 된다. 초기 병원을 운영할 때는 말기암으로 병원에서 치료하다가 숨을 거두기 전 집으로 모시고 가는 경우가 많았지만 오늘날은 오히려 병원에서 임종하는 것이 보편화되었다. 사회복지 측면에서 볼 때는 자기가 거주하던 곳에서, 자기가 활동하는 공간에서 삶을 마감하는 것이 가장 이상적이다.

그러나 현실은 그렇지 않다. 그 차선책으로 생긴 것이 완화의료 전문기관이다. 완화의료 전문기관은 말기 환자의 통증관리와 전인적(全人的) 돌봄을 전문으로 하는 의료기관이다. 울산지역에서는 2014년 1월,

울산대 병원이 호스피스 완화의료 전문기관으로 지정되었다.

수명이 연장되고 의료기술이 발달하면서 암은 불치병이 아니라 만성병으로 바뀌고 있다. 그러나 인간은 죽기 마련이다. 지난 10년간 암으로 인한 사망자는 2000년 5만 8,700명에서 2012년 7만 4,990명으로 증가했다. 우리나라 전체 사망자 수를 기준으로 보면 사망자 4명 중 1명이 암으로 사망할 정도로 말기 암환자가 많은데, 현재 의료전달체계는 급성기 치료를 중심으로 되어 있기 때문에 말기 환자와 가족들이 적절한 완화의료 서비스를 받기 어려운 실정이다. 말기 암환자가 편안하게 임종을 맞을 수 있는 호스피스 완화의료 이용률은 11.9%에 불과하다.

현재 암 관리법이 규정한 완화의료 전문기관은 56곳에 불과하다. 2013년, 보건복지부가 호스피스 완화의료 활성화대책을 통해 2020년까지 완화의료 전문병상을 880개에서 1,400개로 확대하고, 완화의료팀제와 가정 호스피스 완화의료제도 도입, 완화의료 전문기관 건강보험 수가 적용 등을 추진하겠다고 밝혔지만 얼마나 효과가 있을지 미지수다. 더욱이 적용 대상을 말기 암으로 국한하고 있어 나머지 질환은 소외돼 있다.

이런 가운데 요양병원은 호스피스 완화의료기관으로 법적 지정을 받지 못하고 있다. 현행 암 관리법 제22조에는 말기 암환자 완화의료 전문기관 운영 자격을 의원, 한의원, 병원, 한방병원, 종합병원으로 한정하고 있다. 이는 법제정 당시 요양병원은 초창기라 역할이 활성화되지 않았기 때문이다.

요양병원이 진료하고 있는 암환자는 2013년 기준으로 3만 8,000여 명으로 상급종합병원, 종합병원 다음으로 많은 인원을 진료하고 있으며 실제로 완화의료에 가까운 역할을 하고 있다. 병원에서는 임종을 준비하는 호스피스 진료를 제대로 받을 수 없고, 호스피스 기관만으로는 증가하는 암 환자를 수용하기 어렵다. 그렇기 때문에 요양병원을 완화의료 전문기관으로 지정해야 한다.

정부와 일부 의료관계자들은 요양병원이 완화의료기관의 기능을 담당할 수 없을 것이라는 부정적인 시각을 갖고 있다. 그들의 주장은 시설과 인력을 제대로 갖추지 않은 채 돈만 좇는 요양병원들에 근거를 두고 있다. 물론 시설을 제대로 갖추지 못한 요양병원이 있다는 점은 안타까운 현실이며 하루빨리 시정되어야 한다. 하지만 병원, 한의원 등과 유사한 인력과 시설을 갖춘 요양병원조차 완화의료를 시행할 수 없게 하는 현행 암 관리법은 진지하게 검토해봐야 하는 문제다.

모든 요양병원이 일부 지적된 수준미달의 요양병원과 같은 것은 아니다. 법적으로 허용된다면 그것을 감당할 충분한 준비가 되어 있는 요양병원들이 많다. 시설과 인력 등 완화의료기관으로서의 자격과 조건을 갖추고 실제 그 역할을 하고 있는 요양병원들까지 허용하지 않는 것은 오히려 국가적 손실일 뿐 아니라 국민들의 웰다잉의 권리를 무시하는 것이라 생각한다.

보건복지부에서는 현재 병원, 한방병원, 종합병원 중에서 보건복지부령으로 정하는 시설·인력·장비 등의 기준을 충족하는 의료기관을 선

별해 완화의료기관으로 인증하고 있는데, 그 대상에 요양병원도 포함시키고 정부가 기준미달이라고 판단되는 요양병원은 제외시키면 된다.

이미 정부로부터 말기 암환자에게 편안함과 존엄성을 고려한 의료를 제공하고 있다는 것을 인증받은 요양병원도 있다. 완화의료 전문기관으로 공식 인증을 받지 못했지만, 완화의료를 수행할 수 있는 요양병원이 있고, 정부도 이를 인정했다는 뜻이다.

요양병원은 2013년부터 의료기관 인증을 의무적으로 받고 있다. 그리고 의료기관 인증제도에 완화의료에 대한 평가항목도 있어 말기환자에게 편안함과 존엄성을 고려한 항목평가를 받고 있다. 또한 현재의 요양병원의 인력 현황이나 진료 시스템 등이 완화의료 서비스 제공이 가능하게 되어 있다.

2013년 3분기 기준으로 전국 요양병원에는 가정의학과 784명, 내과 512명, 외과 485명, 재활의학과 347명 등 25개 전문의가 모두 종사하고 있고, 한의사 1,217명, 사회복지사 1,171명, 영양사 2,186명 등 충분한 전문 인력을 바탕으로 말기환자의 통증 관리 및 존엄성이 고려된 의료서비스를 제공할 수 있다. 한해에 쓰는 의료비의 절반가량을 사망하기 전의 3개월 동안 종합병원이나 급성기병원에 지출하는 말기 암 환자들이 요양병원에서 호스피스 완화의료를 받게 되면 환자는 물론 가족들의 신체적·정신적 고통을 줄일 수 있을 것이다.

또한 암환자의 경우 전문 인력과 장비가 편중돼 있어 수도권으로 환자의 쏠림 현상이 심각한데, 규모의 경제를 고려한 지역별 암센터 설치와 함께 요양병원을 지원하여 육성하면 이러한 쏠림 현상을 해결할 수 있다. 지금 우리에게 필요한 것은 비용이 너무 많이 드는 귀족형 호스피스가 아니라 누구나가 누릴 수 있고 비용도 저렴하며 건강보험 재정도 절약할 수 있는 서민형 호스피스로, 기존의 요양병원을 활용하면 충분히 가능하다는 것을 정부와 관계자들이 알았으면 한다.

|05|

노인의료복지의 모델, 의료복지복합체, 지역포괄 케어시스템

●●●● 나는 우리 이손요양병원만이 아니라 앞으로 노인의료가 가야 할 방향이 의료복지복합체라고 생각한다.

의료복지복합체를 추구하는 이유는 노인의료가 의료적인 부분만이 아니라 노인복지의 차원으로 나아가야 하기 때문이다. 즉, 단순히 치료만이 아니라 다각적으로 삶의 질을 높일 수 있도록 케어할 때 진정 노인 세대의 삶이 행복할 수 있다.

의료복지복합체는 어르신들에 대한 생활, 복지, 의료 등을 한곳에서 관리를 해주는 시스템이다.

우선 의료복지복합체의 개념을 다시 살펴보자.

의료복지복합체 시스템으로 돌아간다면, 병원에 계실 때는 병원에서 치료를 받고, 퇴원하게 되면 집에 계실 경우에는 집에서 필요한 치료와 케어를 받을 수 있도록 하고, 시설에 계시면 시설에서 치료와 케어를 받을 수 있도록 관리해 주는 것이다.

이러한 의료복지복합체의 시스템이 정착되면 그 환자에 대한 모든 정보를 한곳에서 관리할 수 있는 장점을 갖게 된다. 예를 들어 지금은 한 병원에서 CT촬영 등 여러 가지 검사를 했어도 다른 병원에 가게 되면 거의 대부분 다시 재촬영을 하고 다시 검사를 해야 한다. 경제적인 부담 외에도 많은 부분의 낭비가 아닐 수 없다. 하지만 의료복지복합체 시스템으로 운영되면 어느 병원에서 어떤 검사를 하든 다른 어느 병원에 가서도 그 검사에 대한 정보를 공유할 수 있다.

처음에는 정부에서 의료복지복합체에 대해 부정적인 태도를 고수했지만 이제는 그 필요성에 공감하고 제도적인 측면에서 검토를 하고 있다. 일본도 처음에는 반대를 하다가 결국 의료복지복합체 시대적 흐름으로 볼 때 가야 할 길임을 공감하고 가동하기 시작하였다.

우리나라에도 의료복지복합체 시스템을 어느 정도 갖춘 병원이 몇 군데 있다. 요양병원, 요양시설, 그리고 재가서비스로 구성된 시스템인데, 이러한 구성은 일본의 개념으로 우리가 도입하기 위해서는 좀 더 연구하여 우리에 더 맞는 시스템으로 만들어나가야 할 것이다.

우리가 일본의 의료복지복합체를 그대로 도입하기 어려운 가장 큰 차이는 바로 일본은 병원 구분이 병상 개념이고, 우리는 종별 개념이기 때문이다.

일본에는 '케어매니저'라는 제도가 있는데, 바로 의료복지복합체에서

케어매니저 제도를 관리한다. 예를 들어 할머니 한 분이 급성맹장염이어서 입원을 해서 수술을 해야 한다면 케어매니저가 해당 병원으로 할머니의 모든 자료를 보낸다. 그러면 그 병원에서 수술과 모든 치료를 한다. 수술이 끝나면 회복기병원으로 전원되어 치료를 연속적으로 하며 이후 환자의 상태를 파악한 후, 아직 치료가 필요하면 요양병상으로 옮겨 치료를 한다. 그리고 퇴원이 가능한 경우에 집으로 가서 생활하기 어려우면 시설에 정보를 전달하고 시설에서 지내시게 한다. 혹은 아들이나 누군가가 집에서 할머니와 생활할 수 있는 상황이 되었다고 했을 경우 재가케어가 되도록 한다.

이렇듯 한 어르신의 건강을 포함한 생활 전반을 의료복지복합체에서 케어매니저를 통해 관리하기 때문에 그분에게 어떤 도움이 필요할 때 어디로 가서 어떤 조치를 해야 하는지에 대한 적절한 가이드를 해준다. 물론 하나의 기관에서 정보를 관리하기 때문에 독점이라는 문제점이 발생할 수 있는 단점도 있기는 하다.

이러한 케어매니저 제도가 가능할 수 있는 배경은 앞에서도 말했듯이 일본은 우리와 달리 병상 체계이기 때문이다. 우리는 종합병원, 요양병원 식으로 규모와 성격으로 병원이 나뉘어져 있다. 즉 서울대학교병원이 종합병원이지만 그 안에 요양병상이 있는 것이 아니다. 하지만 일본은 한 병원 안에 노인병상 100개, 급성기 병상 100개, 이런 식으로 병상개념으로 구성되어 있다. 그렇기 때문에 케어매니저가 병원 소속으로 근무하면서 한 어르신에 대한 종합적인 케어를 할 수 있는 것이다.

2013년에 재활전문병동을 신관에 증축하면서 병원을 법인화한 것도 요양병원과 급성기병원과 시설, 그리고 재가케어까지 가동할 수 있는 시스템으로 가기 위한 한 단계인 것이다. 복지복합체를 지향하는 병원과 지역사회가 연계하여 지역포괄 케어시스템이 이뤄진다면 노인세대를 위한 진정한 복지가 이루어질 것이다.

의료복지복합체를 구축할 때 잊지 말아야 할 점은 의료가 핵심이 되어야 한다는 것이다. 의료가 빠진 노인복지라는 것은 존재하지 않기 때문에 의료가 기반이 되어야 한다. 현재에도 전국에 실버타운들은 많다. 실버타운을 지으면서 홍보할 때는 의료까지도 가능한 것처럼 하지만 실제로 의료까지 가능한 실버타운은 거의 없다. 실버타운을 세우는 사람들은 완성되고 나면 대부분 빠져나가 버린다.

이손이 의료복지복합체를 구상하고 있는 이유는 의료 부분이 탄탄하게 자리 잡았기 때문이라고 자신한다.

이손과 협약을 맺고 있는 아리요시의 미치야스(有吉通泰) 원장님도 이손을 둘러보고 나서 의료복지복합체에 대한 이손의 꿈이 실현될 가능성이 높다고 격려해주셨다. 다른 요양병원보다 의료적인 부분의 기반이 확실하게 안정되어 있어 있기 때문이라는 말씀이었다.

의료복지복합체가 더욱 발전하고 완성의 질을 높이려면 지역과의 연계가 이뤄져서 지역 전체가 큰 의료복지복합체가 되어야 한다. 그것이 바로 지역포괄 케어시스템이다. 그렇기 때문에 이미 의료복지복합체가 구성되어 있는 일본은 이미 계획을 세워 2025년에 지역포괄 케어시스템을 실행하려고 준비하고 있다.

지역포괄 케어시스템을 간단히 설명하면 차로 이동해서 30분 거리에 있는, 그리고 인구가 적어도 만 명 정도 있는 지역이 자체적으로 의료와 복지의 모든 것을 해결할 수 있도록 구성되어 있는 시스템이다. 이러한 시스템이 실현되려면 그 지역에 병원도 있어야 하고, 시설도 있어야 하고, 재가도 가능해야 하고, 실버타운 등의 노인 고령자 주택이 있어야 한다. 아파트나 단독주택에서 어르신들이 살면서 벨을 누르면 간호사나 의료진이 바로 달려갈 수 있도록 하는 시스템이 되어야 하는 것이다. 지역포괄 케어시스템이 이뤄지면 지역도 발전할 수 있다. 일자리 창출이 되기 때문이다.

내가 그리는 지역포괄시스템은 의료적 관리가 핵심이 되어야 하는 중증 어르신들은 병원에 입원하고, 경증 어르신들은 요양시설에 입소하는

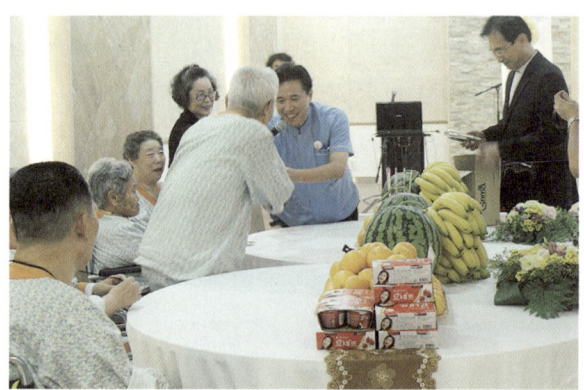

생신잔치

것이다. 그 다음 단계가 데이케어이다. 요양병원과 요양시설은 집을 떠나는 구조이지만 데이케어는 낮에는 시설에 있고 밤에는 집으로 돌아가는 구조이다. 실제로 익숙한 환경을 벗어나지 않고 생활할 수 있다는 부분에 있어서 병원이나 시설보다는 데이케어를 지향해야 한다.

호주나 일부 나라에서 실행중인 커뮤니티가 데이케어의 좋은 예가 할 수 있다. 몇 년 전 호주를 갔을 때 살펴보니 교회가 커뮤니티를 담당하고 국가에서 지원을 해주는 시스템이었다. 노인들이 낮에는 그곳에 와서 여러 프로그램을 하고 밤에는 집으로 돌아가는데, 우리나라의 경로당이나 노인복지회관과 비슷하다. 따라서 우리도 경로당과 복지회관을 더 활성화하고 프로그램 등의 소프트웨어와 공간적인 하드웨어를 확장하면 데이케어의 역할을 할 수 있다고 본다.

이손이 본관의 지하와 1층을 리모델링하여 요양시설로 만들고, 다음 단계로 전문요양시설을 짓고 실버타운도 지을 계획을 세우는 것은 커뮤니티 기능을 가진 복지복합체를 만들어 우리 지역에서의 지역포괄시스템의 가능성을 높이는 데 앞장서기 위해서다. 신관을 증축할 때 어르신들이 모여 이야기를 나누고 다양한 사회복지프로그램도 할 수 있는 공간을 만들어 커뮤니티 홀이라 이름 붙인 이유도 바로 이것이다. 축소된 커뮤니티의 의미인 것이다.

한 건물에 이러한 의료복지복합체를 만들 수도 있다. 핵가족화되었기 때문에 고령자들이 살 수 있는 주택과 같은 1인실이나 2인실의 공간을 만들고 그 건물의 한 층에 병원이 있고, 헬스나 미니골프장 같은 운동시설과 커뮤니티 할 수 있는 공간, 뷔페를 비롯한 식당, 스파나 사우나 등의 시설도 들어선다. 그리고 주변에 정원이나 산책로 등도 마련한다.

쉽게 말해 아파트나 빌라와 같은 공간에서 살다가 몸이 아프면 바로 다른 층에 있는 병원에 가서 즉각적으로 치료를 받을 수 있고, 운동도 같은 건물에서 할 수 있고, 맛있는 식사도 할 수 있고, 다양한 취미활동을 할 수 있는 커뮤니티 공간도 있으니 모든 것이 해결되는 것이다. 즉, 생활하면서 즐길 수 있는 공간이다. 자녀들을 보기 위해서 찾아가지 않아도 주말이 되면 자녀들이 찾아와 3대가 모여 행복하게 지낼 수 있다.

하나의 단지를 조성하여 위와 같은 기능을 갖춘 의료복지복합체를 만드는 방법도 있다.

고령화사회에서 고령사회로 넘어가는 과정에 있는 우리나라가 나아가야 할 방향은 지역포괄 케어시스템이라고 본다. 나이가 들어 누군가의 도움이 필요한 상태가 되어도 자기가 평생을 살아온 정든 지역에서 인생의 마지막까지 계속 건강하고 편안한 삶을 누릴 수 있도록 거주 공간, 의료서비스, 간호서비스, 예방과 건강증진서비스, 생활 지원이 일체적으로 제공되는 시스템이 지역포괄 케어시스템이기 때문이다.

더구나 앞으로 점점 치매를 비롯한 각종 노인성 질환의 증가가 예상되기 때문에 지금부터 이러한 질환에 걸려도 안심하고 지역에서 생활할 수 있도록 지원하는 지역포괄 케어시스템을 구축해나가야 한다.

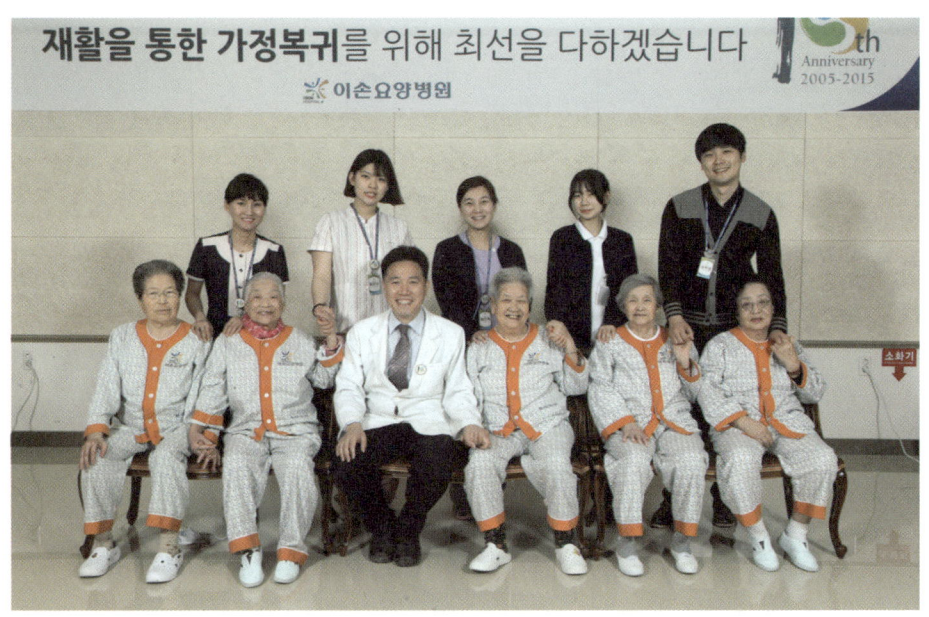

지역포괄 케어시스템을 구축할 때는 지역의 자주성과 주체성을 살려 지역의 특성에 맞는 시스템이 되도록 해야 한다.

우리 이손요양병원은 한국적이고 각 지역 맞춤형인 지역포괄시스템이 현실화될 수 있도록 언제나 끊임없는 연구와 고민을 하고 있다. 그 꿈을 향한 길을 초심을 잃지 않고 쉼 없이 성실하게 걸어가 한 단계, 한 단계 차근차근 이뤄나갈 것이다. 그리하여 어르신들이 행복하고 건강한 삶을 살 수 있고, 아름다운 죽음을 맞을 수 있는 나라가 되는 데 앞장 설 수 있도록 할 것이다.

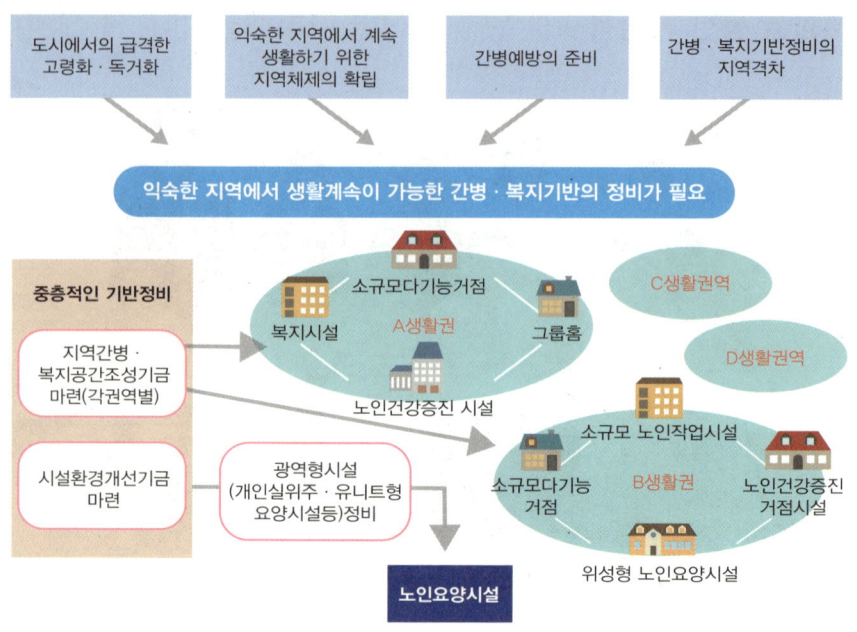

〈그림〉 지역중심의 요양·복지기반의 정비체계 (일본의 예)

★ 지역포괄 케어시스템의 구성요소
- 전문적인 서비스 : 장기요양, 의료, 예방 등
- 전문적인 서비스의 전제로서 거주와 생활지원 복지서비스가 서로 관계하고 연계하면서 재가케어지원을 시행한다.
- 단독거주·고령자 단독가구가 주류인 상황에서 재가생활을 선택한다는 의미를 가족이 이해하고 이를 위한 마음가짐을 갖는 것이 중요하다.

★ 거주지와 주거방식
- 삶의 터전으로 필요한 거주지가 정비되어 본인의 희망과 경제력에 맞는 주거생활이 보장되는 것이 지역포괄 케어시스템의 전제가 된다.
- 노인의 프라이버시와 존엄성이 충분히 보장된 주거환경이 필요하다

★ 장기요양·의료·예방
- 개개인이 안고 있는 과제에 맞추어 장기요양·재활의료·간호·보건·예방이 전문직에 의해 제공된다.
- 케어매니지먼트에 의해 필요한 생활지원이 함께 제공된다.

★ 지역포괄 케어시스템 구축에 유의할 점
- 비용을 들이지 않는 시스템을 구축해야 한다.
- 인간의 존엄과 자립, 안전의 확보를 이념으로 재가서비스를 주축으로 한 커뮤니티 케어제도
- 행정, 의료, 기업, 커뮤니티, 자원봉사자 단체가 각각 역할을 분담하여 조화로운 고령자 보건의료복지제도의 구축과 운영
- 의료의 효율화, 간호사 교육개혁, Open System, Case Mixing Funding에 의한 조기 퇴원 촉진

- 호주의 HCC(Home & Community Care)는 유럽의 '고부담 고복지'의 시스템을 받아들인 후 호주의 실정에 맞춰 '저부담 중복지'의 형태로 변형하여 실천하고 있는 호주형 지역포괄 케어시스템으로서 향후 우리나라의 바람직한 모델이 될 수 있음.
- 향후 노인요양병원이 Community Hospital로서의 역할을 수행하기 위해서는 농협, 신협, 교회 등과의 연계를 통하여 농협이나 신협의 고령자 또는 교회의 고령신도를 위한 의료복지복합체를 구축, 운영하는 것도 하나의 방법임.

★ 장기요양보험제도에 의한 최저보장+민간보험의 장려=부담의 공평화
- 차세대에 부담을 주지 않는 복지제도
- 정신적, 경제적, 사회적 자립, 장기요양비용을 연금으로 소화
- 재정 부담을 경감하는 새로운 복지시스템의 구축
- 세계적인 조류인 지역 커뮤니티 주도의 장기요양시스템 구축
- 발상의 전환으로 고령자의 인권을 존중한 자립을 중시하는 시스템의 확립

★ 고령자 ALOS(Average Length of Stay—평균재원기간)의 단축
- 자원봉사자에 대한 지원과 활성화에 주력
- 각종 보조금 제도, 법적 정비
- 재원은 장기요양보험 재정과 세금에 의한 일반재원으로 하고, 부족한 경우 민간서비스를 이용

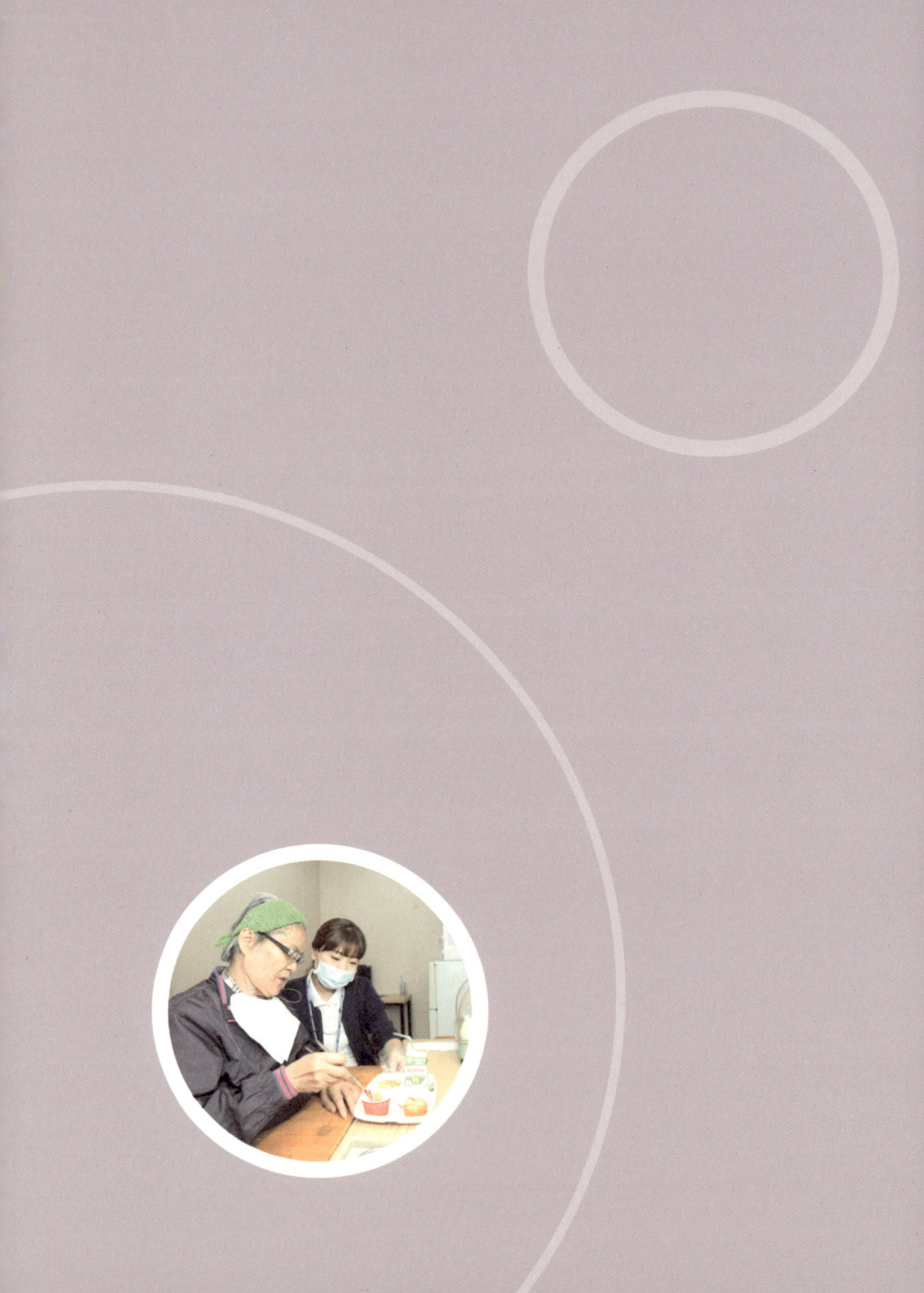

부록

건강 100세를 위해
이손이 드리는 Tip

수명에는 건강수명과 평균수명이 있다

 이제는 오래 사는 것도 중요하지만 건강하게 오래 사는 것이 더 중요하다.
 경제협력개발기구(OECD) 보고서에 의하면 2011년 우리나라의 평균수명은 82.1세로 OECD 국가의 평균인 80.1세를 넘어서 장수국가 대열에 들어섰다. 그러나 건강수명은 71세로 약 11년간은 건강하지 못한 삶을 영위하고 있어 건강수명과 평균수명의 차이를 줄여나가는 노력이 꼭 필요하다.
 건강수명과 평균수명의 차이를 줄여나가는 방법 중에서 가장 중요한 것은 바로 만성병을 잘 관리하는 것이다.
 만성병에는 고혈압, 당뇨병, 비만, 고지혈증 등이 있다. 이러한 질병의 특징은 완치보다는 평생 동안 관리하는 병이다. 성인의 경우 3명 중

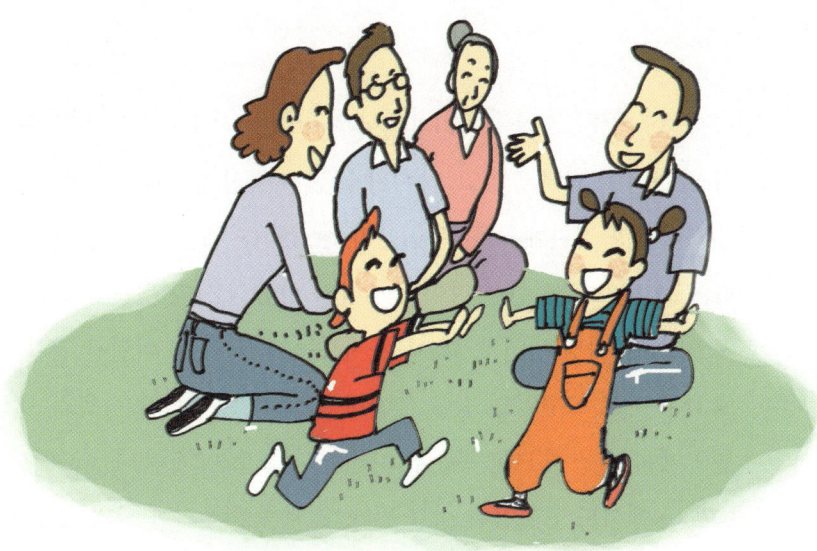

1명이 고혈압을 가지고 있고, 당뇨병도 10명에 1명꼴로 점점 증가하고 있으며, 비만도 현재 한국인의 30% 이상을 차지하고 있고, 고지혈증으로 인한 뇌졸중과 심장질환도 점점 증가하고 있다. 따라서 지속적인 관리를 해야 건강하고 행복한 노년을 보낼 수 있다.

★ **고혈압**

우리나라 30세 이상 성인 3명 중 1명이 고혈압을 앓고 있을 만큼 고혈압은 예방과 관리가 필요한 질환이다.

고혈압의 정의는 수축기혈압이 140 이상 이완기혈압이 90 이상일 경우를 이야기하는데, 수축기혈압은 심장이 수축할 때 가장 높이 올라가는 혈압이며 이완기혈압은 심장이 이완될 때 가장 낮게 내려오는 혈압이다. 이 기준으로 볼 때 60대에서는 40%, 70대에서는 60% 가까이 고혈압 발병이 보고되고 있고, 나이가 들면서 점점 증가하고 있다.

고혈압성 질환에 의한 우리나라 사람의 피해는 이미 심각한 상태이다. 고혈압으로 인한 사망이 우리나라 사람의 사망 원인 10위를 차지하고 있으며, 사망 원인 2, 3위를 차지하는 심장 질환, 뇌혈관 질환의 주요 요인이 바로 고혈압인 점을 감안하면, 실제로 고혈압은 우리나라 사망 원인에서 매우 중요한 부분을 차지한다고 보는 게 옳다. 세계보건기구(WHO)에서도 고혈압은 심장 질환 및 뇌졸중에 의한 사망 사례의 약 절반과 관련 있는 것으로 보고하고 있다.

그런데 문제는 고혈압이어도 별다른 증상이 나타나지 않기 때문에 자각하지 못하거나 병원에서 고혈압 치료를 권해도 필요성을 느끼지 못하고 거부한다는 것이다. 하지만 아무런 증상이 없다가도 갑자기 뇌졸중이나 심장마비 등의 심각한 합병증을 초래할 수 있는 것이 고혈압이다. 고혈압을 소리 없는 살인자라고 부르는 이유다.

또한 수명이 짧았던 이전에는 고혈압에 의한 혈관의 변성 및 합병증이 발생하기 전에 사망했기 때문에 고혈압의 심각성을 느끼지 못했지만 수명이 연장되면서 이러한 합병증이 나이가 들어 발생하는 경우가 있기 때문에 반드시 조절을 해야 한다. 최근 80세 이상의 초고령층의 어르신들도 고혈압의 경우 치료를 통해 그 효과가 입증되었기 때문에 적극적인 치료가 필요하다.

긴장이나 흥분상태일 때 일시적으로 높아지는 젊은층의 고혈압과 달리 노인고혈압은 몇 가지 특징을 보인다. 우선 고립성 수축기 고혈압이 많다. 즉, 수축기혈압이 높고 이완기혈압은 정상을 보이는 경우이다. 둘째, 하루 동안 변동이 심하다. 특히 오전과 오후의 혈압 변동이 심하다. 그래서 고혈압이 있는 분도 가끔 기립성 저혈압이 동반되는 수가 많다. 누워있을 때는 높지만 앉거나 서는 경우 신경적인 조율이 잘 되지 않아 혈압이 떨어지는 경우를 말한다.

고혈압에는 가성고혈압과 가면고혈압, 백의고혈압이 있다.

가성고혈압은 심한 동맥경화증으로 실제는 혈압이 정상이지만 측정한 혈압이 고혈압으로 진단되는 경우로, 약물치료를 하면 저혈압이 될 수 있으므로 주의해야 한다.

백의고혈압은 백색가운증후군이라고도 하는데 의사나 간호사의 흰 가운만 보면 혈압이 오른다는 뜻이다. 대개 병원의 의사를 만나기 30분 전부터 혈압이 오르기 시작하여 상승하였다가 의사 진료 후 혈압이 떨어지는 경우이며, 대개 노인환자의 20~30%에서 나타나고 있다. 원인은 교감신경계나 정신적 스트레스가 작용하는 것으로 보이며 이러한 경우는 진료실 밖의 대기실 혈압 측정이나 가정 혈압측정이 도움이 된다.

가면고혈압은 백색가운증후군과 반대로 집에서의 혈압은 높은데 진료실 혈압은 정상인 것으로 이는 고혈압 약제를 드시는 분이 가장 효력이 강할 때 외래에서 진료를 받을 경우 나타나는데, 이때는 가정혈압의 측정이 큰 도움이 되며 집에서 다양한 시간대에 혈압을 체크하여 비교, 조절해야 한다.

혈압 자체가 예민하고 변덕이 심하기 때문에 정확한 진단을 필요로 한다.

특히 노인고혈압의 경우 더욱 조심해야 한다. 동맥경화로 혈관이 굳어져서 우리가 혈압기로 재는 혈압과 실제 혈관 내압이 차이가 있는 경우가 있고, 좌우 팔의 혈압의 차이가 나는 경우도 많이 있기 때문이다. 이럴 경우는 양팔의 혈압을 재서 높은 쪽의 혈압으로 치료지침을 삼아야 한다.

고혈압의 위험성은 그냥 둘 경우 다른 질환으로 이어지기 때문에 무서운 것이다. 고혈압을 치료하고 조절하는 것은 결국 합병증을 막기 위함이다.

노인고혈압의 합병증도 젊은 고혈압의 합병증과 별 차이가 없다. 합병증으로는 뇌졸중(뇌출혈, 뇌경색), 협심증, 심근경색증, 심부전, 신부전증, 말초혈관 장애, 박리성 동맥류 등이 올 수 있다. 하지만 일반 고혈압보다 동맥경화증에 의한 증상, 심장기능의 감소에 의한 증상, 신경계의 반응 감소에 의한 증상 등 다양한 형태가 복합적으로 나타나므로 치료 시 조심해야 한다.

고혈압 예방 7대 생활 수칙을 잘 지키고 혈압을 잘 조절하면 100세시대에 건강한 삶을 유지할 수 있다.

① 음식은 싱겁게 골고루 먹는다
② 적정 체중을 유지한다.
③ 매일 30분 이상 운동을 한다. 운동이 부족할 경우 40세 이상부터는 근육량이 점점 감소하기 시작한다. 1주일 3~4회, 30~45분 이상의 빠른 걷기 운동, 수영, 조깅 등이 좋다.

유산소 운동은 혈압 감소, 혈중 지질 개선, 인슐린 예민성 증가 등을 가져오기 때문에 어르신이 꾸준한 운동을 하면 근량이 증가하고 근력이 증가할 수 있다. 또한 골밀도도 증가하여 골절감소효과가 있다.

④ 담배는 끊고 술은 삼간다
⑤ 지방 섭취를 줄이고 채소를 많이 먹는다.
⑥ 스트레스를 피하고 평온한 마음을 유지한다.
⑦ 정기적으로 혈압을 체크하고 의사에게 진찰을 받는다.

★ 노인의 당뇨병 관리

당뇨병이란 우리 몸이 섭취한 음식물을 적절하게 사용하지 못해 혈액 속의 포도당의 수치가 정상인보다 훨씬 높은 상태를 말한다.

2010년을 기준으로 30세 이상에서 당뇨병의 유병률은 10.1%로 전체 인구 중에서 320만 명이다. 더 중요한 문제는 이와 비슷한 수의 환자들이 당뇨병을 가지고 있지만 진단받지 못한 경우와 당뇨 전단계 상태에 있다는 것이다. 이것을 합치면 현재 성인 10명 중에서 3명이 당뇨병 환자 혹은 잠재적 당뇨병 환자이다. 앞으로 당뇨병은 계속 증가할 것이며 2050년에는 당뇨환자 수가 600만 명으로 추정된다. 지금보다 2배 정도 증가할 것으로 예상하고 있다.

당뇨병이 왜 생기는지의 자세한 기전에 대해서는 아직까지 확실하게 밝혀진 것이 없다. 다만, 당뇨병이 생길 수 있는 유전적 소인이 있는 사람이 후천적으로 당뇨병을 잘 일으키는 환경적 요소에 노출될 때 생길 수 있다고 한다.

당뇨병은 대개 혈당검사로 진단을 하는데 공복시 혈당이 126 mg/dL 이상이거나 무작위 혈당이 200mg/dL를 넘으면 당뇨라고 진단하고 있다. 정상 혈당은 보통 100mg/dL 미만이며, 100~125mg/dL 사이를 경계형 당뇨병이라고 한다. 경계형 당뇨병의 경우 25~30%가 당뇨로 진행되기 때문에 자주 혈당을 측정하여 당뇨병으로의 진행여부를 조기에 파악해야 한다.

특히 당뇨병은 그 자체보다는 합병증이 유발되면 굉장히 위험하기 때문에 더 조심해야 한다. 가장 심각한 합병증은 대혈관합병증으로 뇌졸중, 심근경색증, 동맥경화증 및 말초혈관질환이며 당뇨병 환자의 사망원인의 50~80%를 차지하고 있다.

미세혈관 합병증으로는 눈의 당뇨병성망막증, 백내장, 녹내장이 있으며, 신장에서는 단백뇨와 부종, 만성 신부전증을 야기하고, 사지의 감각 이상, 저린감, 통증, 배뇨장애, 성기능 장애 등의 신경적인 합병증을 유발할 수 있다.

당뇨병은 무엇보다 관리가 필요한데, 자가혈당 검사는 합병증 없는 건강한 삶을 살 수 있는 바른 길을 가도록 정보를 제공해주는 지도나 나침반과 같다. 기기를 잘 선택하면 당뇨 조절에 아주 많은 도움을 받을 수 있다.

혈당은 24시간 동안 수시로 변하기 때문에 당뇨병 치료를 위해서는 공복 또는 식후 2시간 혈당이 좋다고 하여 만족해서는 안 된다. 대부분 모든 시간에 정상을 유지해야 한다. 환자에 따라 어떤 특정한 시간에 특별히 높거나 낮은 경우가 있다. 그러므로 당뇨병을 가진 모든 환자들은 자신의 하루 24시간 동안의 모든 혈당수치에 관심을 가져야 한다. 이러한 의미에서 집에서 자신이 스스로 측정할 수 있는 자가혈당 측정이 중요하다.

혈당기를 구입해 집에서 자가혈당 검사를 할 때는 몇 가지 유의할 점이 있다. 최근 너무 다양한 종류가 나오다보니 구입하는 데 어려움이 있거나 사용에 오차가 나올 수 있는 경우가 많다.

먼저, 시험지 유효기간 및 코드를 확인해야 한다. 구입 후에는 시험지를 고온(30도 이상) 다습한 곳에 보관하면 혈당치가 정확하지 않으므로 실온에서 보관하도록 한다. 또한 혈당 측정 시 시험지의 코드를 반드시 일치시켜 사용해야 한다. 그리고 불충분한 혈액량은 부정확한 결과가 나오므로 기계에서 요구하는 적당한 양으로 검사한다.

측정할 때마다 많은 차이가 나서 기계를 신뢰하기 어려우면 다니는 병원에 가져가서 비교 측정하는 것도 도움이 된다. 대부분의 가정용 자가혈당측정기는 병원검사실에서 실시하는 혈당과 약 10~15% 차이가 날 수 있다.

최근 들어 당뇨 발병연령이 점차 낮아지고 있다고 하지만 여전히 당뇨는 어르신들에게 더 위험한 질환이다. 노인당뇨병의 특성은 기본적으로 급성·만성 미세혈관 및 대혈관 합병증의 위험이 청장년보다 높고, 하지절단, 심근경색, 시력장애, 말기 신장질환이 흔하다. 고혈당으로 인한 사망과 저혈당으로 인한 응급실 내원 빈도도 전체 당뇨병환자보다 2배나 높은 특징을 가지고 있다.

또한 노인당뇨병 환자는 대부분 당뇨병의 전형적 3대 증상인 다음, 다뇨, 다식을 동반하지 않는 경우가 특징이다. 그래서 초기 진단이 어려운 경우가 많다.

노인들의 경우 지나친 약물 섭취로 인한 저혈당도 문제가 될 수 있으므로 주의해야 한다.

대체로 저혈당 증상은 혈당이 70mg/dL 이하로 떨어지거나 혈당치가 비록 정상수준이더라도 급격히 떨어지는 경우에 생길 수 있다. 저혈당의 원인을 보면 너무 적은 양의 음식을 섭취하거나, 운동을 너무 많이 하는 경우, 혈당을 강하게 떨어뜨리는 약물의 사용 등이 있다. 어르신의 경우 제대로 식사를 챙기지 않고 당뇨약을 먹어 저혈당에 빠지는 경우가 있으며, 저혈당이 오더라도 그 증상을 느끼지 못해 생명에 위험을 초래하는 경우가 많이 발생하므로 적절한 식사를 꼭 해야 한다.

그리고 당뇨약 중에서 저혈당 유발 약제의 사용에 대한 주의가 필요하다. 최근에는 저혈당을 유발하지 않는 약들이 개발되어 있어 도움이 되고 있다. 그리고 노인들은 약제에 예민하므로 적은 용량으로 시작하여 1~2주 간격으로 용량을 늘리는 것이 필요하다. 특히 노인의 경우 여러 가지 질병으로 인해 많은 약들을 함께 먹는 경우가 많은데 이러한 약들이 당뇨약의 효과를 감소시키거나 증가시켜 고혈당이나 저혈당을 유발할 수 있다.

혈당을 높이는 약물을 보면 혈압이나 부종치료를 위한 이뇨제나 갑상선 호르몬, 결핵약, 부신피질 호르몬, 시럽제 등을 들 수 있고, 혈당을 내리는 약물은 뇌경색이나 고혈압 등에 사용하는 아스피린이나 항응고제, 그리고 통풍약과 항생제의 일부, 알코올 등을 들 수 있다. 그러므로 당뇨를 가진 분이 다른 약물을 복용할 때는 의사나 약사와 상담 후 복용해야 한다.

노인당뇨의 성공적인 관리를 위해서는 우선 건강한 식습관이 중요하다. 알맞은 양을, 골고루, 규칙적으로 먹는 식사습관이 필요하다. 당뇨 식이요법을 한다고 수십 년간의 해오던 식사습관을 무조건 바꿀 필요는 없다. 중요한 것은 식사를 규칙적으로 하는 것이다. 그리고 나이가 들면 미각, 후각의 변화, 소화기능의 저하가 있고, 또한 노인의 50%가 치아상태가 좋지 않아 음식섭취에 어려움이 있다. 그래서 무조건 입맛에 맞지 않는 식이요법보다는 알맞은 양을, 골고루, 규칙적으로 먹는 식사습관을 들여야 한다.

둘째, 운동이다. 운동은 콜레스테롤을 낮추고, 혈압을 개선시켜주며 스트레스를 해소해 준다. 자신이 좋아하는 운동을 하루 30분 이상 주 5회 시행하는데, 무조건 센 강도의 운동보다 옆 사람과 대화를 할 수 있을 정도의 강도가 적합하다. 실현 가능한 목표를 세워 실천하는 것이 중요하며, 운동 시 저혈당에 대비한 당분을 휴대하거나, 본인이 당뇨임을 알리는 증명서의 휴대도 필요하다.

셋째, 혈당관리와 합병증 관리를 위해 규칙적인 혈당검사를 통해 몸 상태를 확인하고, 정기검진을 통해 합병증을 예방해야 한다. 매일 혈당을 재서 당뇨 수첩에 기록하고, 발 상태를 점검하고, 금연, 치아관리, 그리고 정해진 약물을 정해진 시간에 복용하는 것이 필요하다. 병원 방문 시 당뇨 수첩을 지참하고 3개월 간격으로 당화혈색소 측정, 발 상태 측정, 혈압 측정을 하며 매년 1회씩 안과검사, 혈액검사, 소변단백검사, 발 검사, 심전도 검사를 실시하여 합병증을 예방한다.

넷째, 올바른 약물요법을 실천해야 한다. 당뇨를 가진 사람에게 권하는 여러 약제가 있는데 이런 약제의 올바른 복용법을 알아야 하며, 건강

보조식품이나 민간요법은 현재 복용하는 약의 효과를 방해할 수 있어서 상담이 필요하다. 다섯째, 합병증 위험요인을 줄이기 위해 금연, 정기적인 건강검진, 1년에 한 번씩 안과검진 받기 등을 실천해야 한다.

당뇨는 완치되는 병이 아니라 조절하는 병이다. 그리고 조절만 잘한다면 결코 두렵지 않다. 무엇보다 중요한 것은 당뇨를 가지고 있더라도 충분히 극복할 수 있다는 자신감으로 맞선다면 당뇨는 문제가 되지 않을 것이다.

★ 만성폐쇄성폐질환

만성폐쇄성폐질환은 호흡기 질환 가운데 대표적인 질환이다.

예로부터 흡연을 많이 하는 연세 드신 분들이 움직이면서 숨차고, 기침 나고, 가래 끓고 하면 '해소천식'이라고 해왔는데, 이것을 만성폐쇄성폐질환으로 이해하면 된다.

만성폐쇄성폐질환은 만성기관지염이나 폐기종 등에 의해서 기도를 통과하는 공기의 기류가 제한되거나 폐쇄가 나타나는 질병을 말한다. 즉 기관지에서 허파꽈리에 이르는 기도가 좁아져서 제대로 숨을 쉬지 못하는 경우인데, 이러한 경우에 나타나는 기도 폐쇄는 수년에 걸쳐서 서서히 나빠지고, 대부분 원래의 상태로 회복되지 않는 비가역적으로 진행되는 특성을 가지고 있다.

만성폐쇄성폐질환은 의학의 발전과는 무관하게 날로 증가세를 이어가고 있는데, 전 세계적으로 5대 사망원인이며 2020년에는 4대 사망원인에 이를 것으로 추정하고 있다. 대개 40세 이전에는 드물게 발생하고, 40세 이후 특히 55세~85세의 연령층의 약 10% 정도에서 나타나고 있다.

이 질환의 문제점은 질병 자체가 환자들의 직접적인 사망 원인으로 작용하기도 하고, 다른 질병으로 사망하는 데 작용하기도 한다는 점이다. 또한 입원을 하게 되거나 오랫동안 산소 치료를 받아야 하는 등 진료비의 직접적인 경제적 손실 외에도, 수명이 짧아지거나 신체의 장애를 초래하고, 일을 할 수 있는 작업 능력을 떨어뜨려서 삶의 질을 감소시키는 간접적인 손실을 일으킬 수 있다.

가장 큰 문제는 폐 기능의 50% 이상이 소실되기 전까지는 자각할 수 있는 호흡기 증세가 적기 때문에 초기 진단이 어려워 중증 이상의 증세가 나타난 이후에 진단, 치료를 시작하는 경우가 많다는 것이다.

또한 호흡곤란에 의한 사망위험도 높을 뿐더러, 심장혈관질환, 골다공증, 각종 암, 우울증 및 불안 등의 합병증을 동반한다는 점도 문제이다. 학계에 따르면 실제 만성폐쇄성폐질환 환자 중 20% 이상이 이러한 합병증으로 사망한다고 한다.

만성폐쇄성폐질환은 흡연이 가장 큰 원인이지만, 흡연에 의한 위험성은 개개인에 따라서 감수성의 차이가 있기 때문에 흡연을 하는 사람 모두에서 생기는 것은 아니며, 흡연자의 약 15% 정도에서만 발생한다. 그 외에도 일부 유해 물질에 의한 직업성 노출과 실내오염, 감염 등에 의해 생길 수 있다. 약 15~20% 가량의 환자들이 흡연경력이 없이 나타나고 있으며 아직 확실한 근거는 없지만 오랜 기간 천식을 앓은 환자에게서 발병할 수 있다.

만성폐쇄성폐질환의 초기에는 증상이 전혀 없을 수 있다. 그러나 일반적으로 이러한 환자들이 병원을 찾는 중요한 증상은 대부분 호흡곤란과 만성적인 기침이다. 때로는 객담을 동반하기도 하고, 숨을 쉴 때, 특히 숨을 내쉴 때 가슴에서 천명음이라고 하는 쌕쌕하는 소리를 들을 수

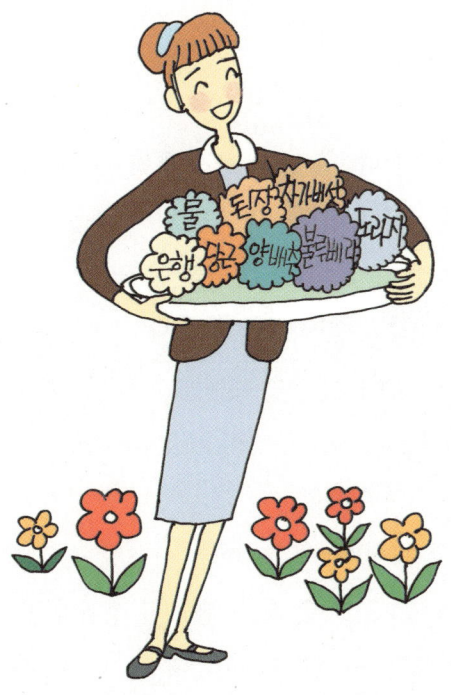

있다. 호흡곤란은 수년에 걸쳐 서서히 발생하며, 가만히 있을 때보다는 움직이거나 일을 할 때 호흡곤란 증상이 더욱 심해져서 결국 일상생활을 하는 데 지장을 초래하게 된다. 심한 경우에는 환자가 숨을 쉴 때 가슴 근육을 사용하면서 숨을 몰아쉬고, 매우 힘들게 호흡하는 모습을 볼 수 있으며, 입술과 손끝이 파래지는 청색증을 관찰할 수 있다.

예방과 치료를 위해서는 금연이 가장 중요하며, 감기가 증상을 악화시키는 하나의 원인이 될 수 있으므로 감기에 걸리지 않도록 건강관리에 힘써야 한다.

호흡곤란이 있는 경우에는 기관지 확장제를 투여하거나 감염의 증상이 있을 때는 항생제의 투여가 도움이 된다. 또한 적절한 습도 유지와 충분한 수분섭취가 가래를 보다 쉽게 배출하는 데 도움이 될 수 있다.

만성폐쇄성폐질환의 환자에겐 호흡 훈련도 매우 중요한데 숨을 내쉴 때 휘파람을 부는 것처럼 입술을 오므리고 숨을 천천히 내쉬도록 하는 것이 호흡 곤란의 정도를 줄일 수 있는 효과적인 호흡법이다. 대부분의 만성폐쇄성폐질환 환자들은 움직이면 숨이 차기 때문에 잘 움직이려고 하지 않는데 이러한 경우 근육의 약화로 호흡곤란이 더욱 악화될 수 있어서 가능한 적절한 운동을 하는 것이 필요하다.

최근에는 저산소혈증이 있는 환자들을 위해서 집에서 사용할 수 있는 산소치료기가 개발되어 이용되고 있다. 또한 대기오염이나 황사 등 미세먼지가 많은 날은 외출을 자제하고 충분한 수분을 섭취해 객담이 잘 배출될 수 있도록 하는 것도 도움이 된다. 꼭 외출을 해야 할 때에는 마스크를 반드시 착용하고, 외출하고 돌아와서는 몸을 깨끗하게 씻어주는 것이 중요하다,

물은 만성폐쇄성폐질환의 원인 중 하나인 흡연을 하는 경우에 몸속에 축적된 니코틴을 밖으로 배출해주는 역할을 하기 때문에 도움이 된다.

만성폐쇄성폐질환에 좋은 식품으로는 비타민A가 풍부하고 발암 물질을 해독하는 터핀이 함유되어 있어서 흡연자들에게 좋은 당근, 가래를 없애주고 폐를 맑게 해주는 효능이 있는 은행, 발암물질을 제거하는 역할을 하는 된장, 항산화 효과가 있는 블루베리와 양배추, 폐세포의 노화를 방지해주고 호흡으로 들어오는 외부세균을 없애준다고 하는 차가버섯 등이 있다. 또한 폐를 보호하고 기침을 멎게 해주는 오미자와 가래를 묽게 해주는 사포닌이 들어있는 도라지 등도 효과가 있다. 과일 중에서는 배가 도움이 된다. 배는 기관지가 영구적으로 확장된 상태인 기관지확장증에 의한 각혈이나 폐렴을 완화시켜주기 때문이다.

★ **골관절염**

골관절염을 노화 현상의 일부로 생각하였으나 최근에는 단순 노화 현상과는 다르게 관절 연골의 변화를 보이는 질환으로 생각하고 있다.

골관절염에서 가장 흔하고 초기에 호소하는 증상은 관절염이 발생한 관절 부위의 국소적인 통증이다. 대개 전신적인 증상은 없는 것이 류마

티스 관절염과의 차이점 중 하나이다.

통증은 초기에는 해당 관절을 움직일 때 심해지는 양상을 보이다가 병이 진행되면 움직임 여부에 관계없이 지속적으로 나타나기도 한다. 관절 운동 범위의 감소, 부종, 관절 주위를 눌렀을 때 통증이 발생하는 압통이 나타난다. 관절 연골의 소실과 변성에 의해 관절 면이 불규칙해 지면 관절 운동 시 마찰음이 느껴질 수도 있다. 이와 같은 증상들은 일반적으로 서서히 진행되며 간혹 증상이 좋아졌다가 나빠지는 간헐적인 경과를 보이기도 한다.

골관절염이 가장 잘 생기는 부분은 엉덩이 관절인 고관절과 무릎관절이다. 엉덩이 관절에 증상이 있는 경우 안정을 취하고, 비스테로이드성 소염제 복용, 온열 요법 등 물리요법을 시행한다. 근육경축이 심한 경우 견인을 시행할 수 있으며, 체중을 줄이고 근력 강화 운동을 하고 필요에 따라 지팡이를 짚게 하는 것이 장기적으로 도움이 된다.

수술적 치료는 크게 원래의 관절을 살리는 방법과 관절을 대치하는 방법의 두 가지가 있다.

무릎 관절의 경우는 대부분 보존적으로 치료를 시작해야 하며, 일상생활이나 작업 활동, 여가 활동을 변경하고, 체중 감소로 병변의 진행을 막을 수 있다. 또한 보조기, 목발이나 지팡이, 비스테로이드성 소염제, 관절 내 스테로이드 주사, 진통제의 사용 등을 고려할 수 있다.

심한 통증이 지속되거나 관절의 불안정성, 변형, 운동 제한 등이 진행되면 수술적 치료를 하게 된다. 수술적 치료는 관절경적 세척술 및 변연 절제술부터 인공관절치환술까지 많은 방법이 있다. 환자의 나이와 기대 활동 수준, 골관절염의 정도, 관절염이 진행된 무릎 관절 구획의 수에 따라 선택할 수 있다.

골관절염 개선을 위해서는 가장 먼저 생활습관을 개선하는 것이 필요하다. 나쁜 자세나 습관, 생활이나 직업, 운동 활동 등 관절에 무리가 되는 것은 가급적 자제해야 통증의 감소는 물론 관절의 손상을 방지할 수 있다. 비만이 체중 부하 관절의 퇴행성관절염 발생과 밀접한 관련이 있어 체중 감량이 증상 개선에 도움이 될 수 있다. 그러나 무절제한 체중 감소는 영양 결핍을 초래하여 뼈와 관절에 부정적인 영향을 미치므로 뼈와 관절에 적절한 영양 공급을 위한 균형 잡힌 식사가 필요하다. 또한 지팡이 등의 보조 기구를 사용하여 관절에 가해지는 부하를 줄여주는 것도 효과적일 수 있다.

그리고 관절 주위의 근육을 강화함으로써 관절의 부담을 줄여줄 수 있기 때문에 근육강화 및 신장운동이 도움이 된다. 관절염의 증상으로 근육 위축이 나타날 수 있기 때문에 근육 강화와 운동 범위의 회복은 관절의 부하를 감소시킬 수 있다. 그래서 수영, 자전거 타기 등을 이용한 운동치료나 물리치료를 초기치료로 병행할 수 있다.

연골 손상의 예방과 치료에 항산화 영양소의 섭취가 도움이 될 수 있으므로 비타민C, 비타민E, 베타카로틴, 셀레늄과 같은 항산화 영양소가 많이 함유된 채소와 과일을 충분히 섭취하는 것이 골관절염 개선에 좋다. 또한, 평소 뼈와 관절의 주요 영양소인 칼슘과 칼슘 흡수를 촉진하는 식품을 섭취한다.

카페인은 과다섭취하지 않고, 저지방식사 및 싱겁게 먹는 것이 필요하다.

고관절염에 좋은 음식에는 등푸른 생선(고등어, 연어, 청어, 꽁치 등으로 오메가3 함유 지방산이 관절염을 유발하는 화합물을 억제하여 통증을 완화하고 치료에 도움을 준다), 고칼슘 음식(칼슘이 풍부한 식품인 두유, 우유, 미역, 김 등으로 우리 몸에 필요한 미네랄을 보충해주고 퇴행성 관절염을 치유해준다), 도정을 최소화한 곡물(현미는 염증을 약화시키는 셀레늄 성분이 있어 퇴행성 관절염에 좋다) 등이 있다.

★ 뇌졸중

뇌졸중은 뇌의 일부분에 혈액을 공급하고 있는 혈관이 막히거나 터짐으로써 그 부분의 뇌가 손상되어 나타나는 신경학적 증상을 말한다. 뇌졸중은 뇌혈관 질환과 같은 말이며, 우리나라에선 흔히 '중풍'이라는 말로도 불리고 있다. 최근에는 뇌졸중에 의한 사망률은 점차 줄어들고 있으나 발병률은 여전히 높은데, 특히 뇌경색의 발생이 증가하는 추세이다.

뇌졸중은 통계청의 사망원인 통계자료에 따르면 사망원인 2위를 차지하고 있는 한국인의 주요 사망원인이다. 50세 이상에서는 특히 더 중요한 사망원인이다. 뇌는 일단 한번 손상이 되면 완전 회복이 어려운 경우가 많다. 그러므로 평소에 뇌졸중에 관한 정확한 지식을 습득하고, 스스로 생활습관을 관리하여 뇌졸중 발병을 예방하는 것이 건강한 삶에 무엇보다 중요하다고 할 수 있다.

뇌졸중의 가장 중요한 원인은 동맥경화증이다.

동맥경화란 혈관 내에 기름기가 침착이 되면서 혈관이 두꺼워지고 탄력성을 잃게 되는 것을 말한다. 그리고 이 동맥경화가 계속 진행이 되면 혈액속의 여러 세포들이 반응하여 물질을 분비하는데 이것이 모여 혈관 내에서 죽상반이라는 것을 형성하여 동맥이 좁아지고 혈류가 잘 흐르지 않게 되어 여러 가지 문제를 일으키게 된다. 마치 오래된 수도관 내에 녹이 슬고, 그 녹이 수도관 내에 침착되고 있는 것으로 생각하면 된다. 인체의 모든 병은 혈액이 원활하게 돌지 않아 발생하게 된다. 그래서 동맥경화증은 현대병의 원인이 되기도 한다.

혈전이 점차 커져서 여기를 통과하는 혈류의 양이 줄어들면 뇌에 영향을 미치게 되며, 또한 이것이 떨어져 나가 색전증으로 뇌경색을 유발할 수 있으며, 고혈압이나 동맥류, 혈관기형 등으로 인해 뇌내 출혈이 발생할 수 있다.

뇌는 좌우측, 또는 각 부분마다 기능이 다르므로 뇌의 어떤 부위에 손상이 왔느냐에 따라 증상이 다양하다. 뇌졸중은 대개 갑자기 나타나는 것이 특징이며, 초기의 흔한 증상에는 다음과 같다.

① 한쪽 방향의 얼굴, 팔, 다리에 멍멍한 느낌이 들거나 저린 느낌이 온다. ② 입술이 한쪽으로 돌아간다. ③ 말이 어눌해지거나 상대방의 말이 잘 이해가 안 된다. ④ 걸음을 걷기가 불편해진다. ⑤ 갑자기 머리가 아프면서 토한다. ⑥ 한쪽 방향의 팔, 다리에 마비가 오고 힘이 빠진다. ⑦ 눈이 갑자기 보이지 않는다. ⑧ 어지럽다. ⑨ 하나의 물건이 두 개로 보인다.

위와 같은 증상이 수분에서 수십 분가량 있다가 저절로 사라진 경우는 일과성 뇌허혈이라 한다. 이것은 겉으로는 다 나은 것처럼 보여도 검사를 해보면 이미 뇌졸중이 와 있기도 하고, 조만간 심각한 뇌졸중이 올 수 있다는 경고 신호이기도 하므로 반드시 병원을 찾아가야 한다.

이러한 증상이 없다 하더라도 위험인자를 가진 분들은 질환에 대한 지속적인 관리와 함께 정기검사를 통한 예방관리를 해야 한다. 뇌졸중의 위험인자 중에는 나이나 성별, 가족력, 뇌졸중의 과거력 등 스스로 조절할 수 없는 인자가 있고, 고혈압, 고지혈증, 당뇨병, 심장병, 흡연, 과음, 비만, 운동부족, 스트레스와 생활습관병 등 조절할 수 있는 인자가 있다.

뇌졸중을 의심하는 증상들이 나타났을 경우, 일반인들이 구급약이라고 생각하는 약을 먹이는 행동은 바람직하지 않다. 뇌졸중이 발생했을 경우 많은 환자들이 삼키는 기능에 장애가 생기는데, 이 경우 약을 먹였다가 약이 숨 쉬는 길을 막을 수 있으므로 위험하다. 특히 의식이 나쁜 환자인 경우 집에서 약을 먹이는 행동은 매우 위험하다.

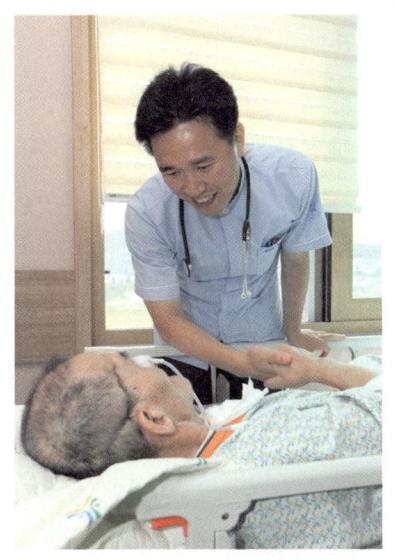

환자 본인이 평소 먹던 혈압약을 추가로 더 먹는 경우도 있는데 이 경우 급격한 혈압강하로 오히려 뇌졸중이 악화될 수 있다. 뇌졸중 초기의 혈압상승은 뇌혈액 순환을 도우려는 자연스러운 현상이므로 당황하지 말고 빨리 가까운 병원으로 가서 적절한 조치를 받는 것이 가장 좋다.

또한 흡연은 뇌혈관 손상을 가속화시킨다. 흡연은 그 자체가 동맥경화를 일으킬 수 있을 뿐 아니라 고혈압, 당뇨병, 심장병과 같은 뇌졸중의 원인질환을 가지고 있는 환자의 경우 뇌혈관 손상을 가속화하여 뇌졸중 위험을 훨씬 더 증가시키는 것으로 알려져 있다.

또한 과음이나 폭음은 뇌졸중의 위험을 증가시키며, 특히 뇌출혈을 잘 일으킬 수 있다. 소량의 음주(하루 2잔 이내)는 뇌졸중 예방에 도움이 될 수 있다는 연구 결과도 있으나 앞으로 더 검증이 필요하다.

뇌졸중은 시간이 생명을 좌우한다. 늦어도 발병 1시간 내 병원도착이 중요하다. 한번 죽은 뇌세포는 다시 살릴 수 없으므로 되도록 빨리 병원에 가서 원인을 밝히고 그에 맞는 치료를 시작해야 한다. 대개 5시간 이내에 치료하지 않으면 치료기회의 90%를 상실할 수 있다.

뇌졸중은 어느 날 갑자기 찾아오는 것 같지만, 눈에 보이지 않지만 애써 외면하고 있는 생활습관들이 뇌졸중이라는 큰 사고로 이어지게 된다. 미리 미리 생활습관을 바로잡는다면 예방이 충분히 가능한 질병이다.

① 환자 스스로 할 수 있는 뇌졸중 예방 치료 중 가장 중요한 것이 금연이다. 일반적으로 담배를 피우는 사람이 담배를 피우지 않는 사람에 비해 뇌졸중 발생률이 2~3배나 높으며, 하루에 피우는 흡연량이 많을수록 더 위험해진다. 1년 금연하면 뇌졸중 발생위험도를 50% 감소시킬 수 있으며, 5년 이내에 그 위험도가 비흡연자와 거의 비슷한 수준으로 떨어진다는 보고가 있다.

② 주종과 상관없이 매일 7잔 이상의 술을 마시면 뇌졸중 위험이 3배나 높아진다. 과도하거나 만성적인 음주는 부정맥과 심근수축 이상을 유발할 수 있으며 혈압을 급격히 상승시킨다. 그리고 뇌동맥 혈관에 손상을 주기 때문에 뇌출혈이나 뇌경색에 걸릴 위험이 커진다.

③ 비만인 경우 혈중 지방과 콜레스테롤 농도가 높아지면서 혈액의 흐름에 방해를 받는다. 비만인 사람들은 그렇지 않은 사람들에 비해 2~3배 정도 뇌졸중 위험이 높다.

④ 규칙적인 운동은 혈압을 낮추고 비만을 예방할 뿐만 아니라 스트레스를 풀어준다. 1주일에 3회 이상 규칙적으로, 매회 30분 이상 해주는 것이 중요하며, 걷기, 수영, 에어로빅 등 산소를 많이 소모하는 운동이 도움이 된다.

⑤ 우리나라 사람은 하루 평균 15~20g의 소금을 섭취하는데 이는 서양 사람들의 섭취량에 2~3배에 해당하는 양이다. 소금의 과다섭취는 혈압을 상승시킨다. 싱겁게 먹는 식습관이 뇌졸중을 예방한다.

⑥ 뇌졸중이 이미 한번 발병했던 사람의 경우 5년 내에 4명 중 1명이 재발하는데, 특히 발병 후 첫 30일이 가장 위험하다. 이러한 경우 재발하지 않도록 지속적인 약물치료 등 2차 예방을 위한 노력이 절실하다.

★ 노인암

이제 암도 고혈압이나 당뇨병처럼 약물 등으로 조절이 가능해지면서 만성질환으로 바뀌었다. 전체 암 환자 70만 명 중 65세 이상 노인 환자는 40만 명에 육박하는 것으로 나타났다.

2013년 말, 보건복지부와 중앙암등록본부가 발표한 '2011년 국가암등록통계'에 따르면 우리나라 국민들이 평균 수명인 81세까지 생존할 경우 암에 걸릴 확률은 36.9%였다. 즉 국민 3명 중 1명은 암에 걸린다는 분석이다.

통상 암은 세포의 돌연변이로 생긴다. 따라서 돌연변이 횟수가 축적

되는 중, 노년층에서 발생률이 당연히 높아진다. 중년기는 건강검진도 많이 하고 암 진단과 치료도 적극적으로 한다. 반면 노인 환자에 대해선 여명이 짧고 치료과정이 힘들다는 생각에 치료 자체를 포기하는 경우가 많다. 어차피 돌아가실 나이에 생긴 병이라 치료하면 고생만 한다는 보호자와 환자 자신의 자신감 상실이 주요 원인이다.

그러나 실제 노인 암 환자의 치료효과는 특별한 지병 없이 건강한 노인의 경우 암 치료를 하면 87%가 젊고 건장한 사람 못지않게 좋은 효과를 볼 수 있으므로, 수술이건 항암치료건 필요한 치료를 받는 게 좋다.

물론, 고혈압, 당뇨병, 심장병 등 지병이 있는 노인환자는 개개인의 상태에 따른 맞춤 치료가 필요하다. 특히 75세 이후 고령 암환자에게 생긴 암은 노화되고 세포분열이 활발하지 않은 세포에서 자라기 때문에 암 진행이 더디기도 해 효과와 부작용이 모두 적은 치료를 사용해야 한다.

젊은 환자보다 약의 용량을 줄이거나 치료기간을 늘리는 등의 항암치료로 암을 뿌리 뽑지는 못해도 암 세포가 '늘어났다 줄어들었다'를 반복하며 지낼 수 있다. 즉 암과 더불어 사는 치료를 받는 셈이며, 여명이 짧다고 생각되는 노인 암환자는 완치를 위한 적극적 치료보다 통증 등 암으로 인한 불편한 증상을 제거해 삶의 질을 높이는 치료가 더 필요하다.

노인은 병이 들어도 증상이 잘 나타나지 않는 게 특징이다. 또한 몸에 불편함을 느껴 병원을 찾을 땐 대부분 말기일 경우가 많아 암 치료가 어렵고 사망률이 높아지는 원인이 된다. 따라서 노인들의 암 조기 발견을 위해서는 중년기부터 권장하는 정기 검진을 노년에도 실천하는 것이 필요하다.

이전까지는 가족 중에 암환자가 발생하면 본인에게 알리지 않고 숨기는 경우가 많았다. 특히 노인의 경우 대부분 알리지 않았다. 그렇다보니 정작 암을 가지고 있는 본인은 전혀 알지 못해 생의 마지막을 정리하지 못하는 경우가 많았다. 이것을 효도라고 생각했던 것이다. 그러나 이제 시대는 많이 달라졌다.

그리고 암도 이제 불치의 병이 아니라 만성병으로 조절해 나가는 병으로 바뀌었다. 따라서 암에 걸렸을 경우, 사실을 알리고 적극적인 치료를 할 필요가 있다. 나이가 많다고 해서 치료를 아예 포기하는 것은 어리석은 일이다.

만일 암 진행이 많이 되어 수술이나 다른 치료를 하지 못하는 경우는 호스피스 완화의료를 이용할 수 있다. 호스피스 완화의료는, 말기 암 환자와 가족의 고통을 줄이고 삶과 죽음의 질을 향상시키는 데 도움을 준다. 대개 6개월 내에 사망이 예상되는 암 환자와 그 가족이 호스피스 대상이 되며, 이들에게 발생할 수 있는 신체적, 정신적, 사회적, 영적 문제들을 해소하는 다양한 전인적인 의료를 제공하고 있다.

★ 파킨슨병

파킨슨병은 진전(떨림), 근육의 강직, 그리고 몸동작이 느려지는 서동 등의 운동장애가 나타나는 질환이다. 파킨슨병은 적절한 치료를 받지 않으면, 운동장애가 점점 진행되어 걸음을 걷기가 어렵게 된다. 일상생활을 전혀 수행할 수 없는 상태가 되는 것이다. 주로 노년층에서 발생하는 질환으로 연령이 높아질수록 이 병에 걸릴 위험은 점점 커지게 된다. 나이가 많이 들어서 발병하는 대부분의 경우는 유전적 요소가 거의 영향이 없다고 알려져 있다. 하지만 40세 미만의 젊은 나이에 발생할 경우, 일부에서 유전적 요소가 관련이 있는 것으로 알려져 있다.

파킨슨병은 진행속도가 느리지만 매우 심각하고 무서운 병이다.

대부분의 파킨슨병 환자는 서서히 병의 증상이 나타난다. 증상이 악화되는 속도는 사람마다 차이가 있지만 대부분 매우 느리게 진행되므로 적절한 치료를 받으며 오랜 기간 동안 큰 불편함 없이 일반적인 사회활동을 할 수 있다. 병이 아주 심해져도 파킨슨병 자체로 사망하지 않고, 파킨슨병으로 인한 내과적인 합병증(폐렴, 욕창, 요로감염 등)이 발생하여 사망한다.

약물치료에도 불구하고 도파민 신경세포의 변성은 서서히 진행한다. 처음에 시작하였던 약물치료가 어느 시점에서는 효과가 떨어져 새로운 문제들이 나타나게 된다. 즉, 파킨슨병의 치료는 한 번 처방으로 끝나는 것이 아니라 환자의 상태에 따라 수시로 바꾸어 치료해야 한다. 가장 적절한 치료방법을 환자와 의료진이 같이 찾는 것이 이 병을 극복하는 최선의 방법이다.

파킨슨병의 증상에는 다음과 같은 것이 있다.

① 떨림(진전)

주로 환자가 쉬고 있을 때 나타나는데, 처음에는 대개 사지의 원위근육에서 시작된다. 종종 엄지손가락과 둘째손가락을 비비는 듯한 동작을 특징적으로 보이다가 팔, 다리 전체를 침범하기도 하며 때로는 턱, 혀, 머리에서도 볼 수 있다. 수의운동을 할 때에는 일시적으로 사라졌다가 정지하면 다시 나타난다. 수면 중에는 없어지고 흥분하면 심해진다.

② 서동

서동이란 몸의 움직임이 느려지는 것을 말한다. 서동으로 인한 증상에는 운동 완서(느린 행동), 운동 불능증, 얼굴표정 감소증, 발음 감소증(목소리가 작고 어눌해짐) 및 글쓰기 장애 등이 있다. 의자에서 일어나거나 누웠다 일어나기 어려움 및 팔 운동장애 등이 일어난다.

③ 근육의 강직

강직이란 몸이 뻣뻣하게 되는 것을 말한다. 몸이 굳어서 운동할 때 마치 로봇과 같이 움직이는 듯한 인상을 주는 상태이다. 이때 검사자가 환자의 관절을 움직여 보면 뻣뻣하여 유연성이 없음을 느끼게 된다. 전형적인 환자의 경우 환자의 팔을 굽힐 때, 마치 납으로 만든 파이프를 굽히는 것 같은 기분이 느껴진다. 천천히 굽혀보면 톱니바퀴를 돌리는 것처럼 규칙적으로 오는 저항감을 느끼게 되는데 이를 톱니바퀴성 강직(Cogwheel rigidity)이라고 한다.

④ 자세 이상증

파킨슨병 환자는 몸 전체가 굽어있어 엉거주춤한 자세를 보인다. 뿐만 아니라 반사 능력이 소실되어 잘 넘어지므로 크게 다치는 경우도 있다. 이러한 자세 이상은 보행장애를 일으킨다. 보행장애는 한 번 앉으면 다시 일어서기가 힘들거나 걸음의 첫 동작이 잘 안 떨어지고 안절부절못하며 처음 행동에 주저함이 심한 경우를 말한다. 반면에, 걸음을 걷기 시작해서 어느 정도 진행하면 보행 속도가 조금씩 빨라져 나중에는 마치 뛰는 듯한 걸음(종종걸음)으로 달려가다 앞으로 넘어지는 경우도 있다. 또 환자에게 많은 고통을 주는 증상으로 동작동결이 있다. 이는 의도적으로 어떤 일을 하려고 할 때 몸이 마치 얼어버린 것처럼 꼼짝하지 않는 증상이다.

파킨슨병을 앓게 되면 이 외에 손가락, 발가락이 꼬일 수도 있고 우울증, 불면증 및 기타 정신적 증상들이 나타날 수 있다. 그리고 저혈압증,

호흡 부조화, 얼굴 달아오름, 땀흘림, 변비, 배뇨장애, 침 흘림, 손발의 부종, 피로, 이상 감각 증세 및 근육 통증 등 전신의 여러 가지 증세들이 일어날 수도 있다. 그러나 파킨슨병의 초기에는 특징적인 증상들이 나타나지 않거나 증상이 있다 하더라도 다른 질환과의 구분이 어려워 병이 한참 진행된 후에 파킨슨병이라는 것을 알게 되는 경우도 있다.

파킨슨병 환자에게 있어서 적절한 약물치료는 매우 중요한 치료수단이다. 파킨슨 치료제로 사용되는 약은 환자의 하루 일과 및 환자의 운동능력을 정확히 평가하여 결정된다. 정확한 용량과 시간에 투약해야만 최대의 효과를 기대할 수 있다. 노인환자 또는 의지가 약한 환자의 경우, 약물 효능과 운동성 혹은 생활형태를 고려하는 계획치료를 한다. 물론, 보호자는 질병에 대해 이해하고 치료를 위한 환자의 의지를 고취할 수 있어야만 치료효과를 극대화할 수 있다. 이러한 계획적인 투약을 위해 환자 또는 가족들은 투약상자를 두고 일기 및 투약 시간표를 작성하면 좋다.

파킨슨병 환자에게 근육통과 허리통증은 흔한 일이다. 심한 경우, 관절이 굳고 근육이 약화되어 움직임 자체가 힘들 수 있다. 약물치료 과정에서도 근육 이상이나 근육통 등이 생길 수 있다. 이때 물리치료는 굳어진 근육 및 관절을 풀고 운동량을 늘려 증상을 호전시키는 중요한 치료법의 하나이다. 물리치료에는 반복적 물리치료, 자세교정, 보행훈련, 호흡훈련 및 말하기 등이 포함된다. 물리치료가 길어지면 환자들이 지칠 수 있다. 환자의 가족이나 보호자는 환자의 치료 의지가 생길 수 있도록 환자를 도와주고 파킨슨병을 앓고 있는 다른 환자들과 함께 운동하는 등 심리적 부담을 덜어야 치료효과를 극대화할 수 있다.

그리고 오랜 약물 복용으로 그 효과를 더 이상 기대하기 어려운 경우에는 수술 치료를 할 수도 있다. 수술에는 병들어 있는 뇌조직을 부분적으로 파괴시키는 신경파괴술과 과민해져 있는 뇌 부위를 전기로 자극하여 신경전달을 차단하는 방법인 심부뇌자극술이 대표적이다. 수술의 선택은 환자의 연령, 증세의 심한 정도, 동반 증상 및 이전 수술여부 등의 경우를 고려하여 결정하고 진행한다.

★ 노인에게 꼭 필요한 예방접종

2009년의 인플루엔자 감염이 유행할 때에도 알 수 있듯이 백신접종은 사회적인 파급력이 상당히 크기 때문에 그 중요성이 더욱 강조되고 있다. 또한 백신의 접종은 질환 발생의 억제뿐만 아니라 입원율 및 사망률의 감소에도 좋은 효과를 나타내며, 특히 나이가 들면서 질환에 노출되면 자연 면역력이 생기지만 이것만으로는 부족하기 때문에 노인 연령층에서는 더욱 백신접종이 필요하다.

미국 질병통제센터에서 발표한 성인예방접종 권고안에는 65세 이상의 노인에서 일반적으로 인플루엔자, 폐렴구균, 파상풍 및 대상포진에 대한 예방접종을 권장하고 있다.

① 인플루엔자

인플루엔자 감염은 흔히 발생하지만 또한 쉽게 완치될 수 있으므로 중요성을 느끼지 못할 수 있다. 하지만 노인은 독감이 악화될 수 있고 이로 인한 입원율 및 사망률이 높아질 수 있다. 실제 인플루엔자와 관련 있는 사망의 약 90%가 65세 이상의 연령층에서 발생하는 것으로 알려져 있다. 그리고 85세 이상 초고령층에서의 사망률은 65~69세의 사망률보다 16배가 높은 것으로 나타났다.

인플루엔자를 비롯한 감염질환은 노인에게 필요한 신체적 기능을 저하시켜 이러한 장애로 인하여 의존적인 생활을 하게 되고 결국 병원에 장기간 입원하게 되는 악순환을 겪게 된다. 장기간 입원으로 겪을 수밖에 없는 수액치료, 침상고착, 가족과의 고립 등으로 인하여 신체적, 정신적, 심리적 기능의 저하를 가져올 수 있다.

그러므로 노인에게 예방접종은 감염질환의 예방, 입원율 및 사망률의 저하라는 관점과 더불어 노인의 기능저하를 예방함으로써 삶의 질 향상에 크게 기여할 수 있기 때문에 꼭 맞는 것이 좋다.

② 폐렴구균

폐렴이 나이가 든 노인에게는 흔하면서도 치명적인 질환이 되고 있다. 폐렴구균 백신 접종은 노인 환자에서 균혈증, 수막염을 동반한 폐렴과 같은 감염증에 대한 방어 능력을 높여준다.

현재 2가지의 폐렴구균 백신이 시판되고 있는데 23가의 다당백신과 13가의 단백접합 백신이다. 23가 다당백신은 고연령층에서는 폐렴의 예방효과에 한계가 있고 재접종 시 반응율이 떨어지는 한계가 있다.

2014년의 성인예방접종 개정 권고안을 살펴보면, 65세 이전에 폐렴 예방 접종을 하지 않은 65세 이상의 만성질환자의 경우 먼저 13가의 단백접합 백신을 맞고 6~12개월(최소 8주 간격) 후 23가다당 백신을 재접종하도록 권하고 있다. 이전에 13가단백접합 백신을 접종한 경우는 마찬가지로 6~12개월(최소 8주 간격) 간격으로 23가다당 백신을 접종하면 된다.

65세 이전에 23가다당 백신을 접종한 경우는 65세 이후 13가단백접합 백신을 맞고 6~12개월(최소 8주 간격)개월 후 다시 23가다당 백신을 접종하는 것이 새롭게 개정된 내용이다.

인플루엔자 백신과 폐렴 백신은 동시에 접종을 할 수 있다.

최근 연구에서는 폐렴구균 백신을 인플루엔자 백신과 동시에 접종하였을 경우 합병증의 발생이나 입원율의 저하에 보다 효과적인 것으로 나타났다.

③ 파상풍

파상풍의 경우 어릴 적에는 대부분 접종을 하는데 어른이 된 후부터는 접종을 잘 하지 않는다. 그동안 인플루엔자와 폐렴구균에 비하여 상대적으로 노인에게서 파상풍 백신에 대한 필요성이 간과되어 왔다. 하지만 2004년도 발생된 파상풍 보고 자료에 의하면 47%가 60세 이상의 연령층이었고, 노인의 파상풍 감염증에 의한 합병증이 보다 심하게 발생하는 것으로 보고되고 있다.

예방접종이 시작된 것이 1958년부터라서 이 이전에 출생하신 분은 DPT 백신 접종 기회가 없었기 때문에 접종하는 것이 필요하다. 접종하는 방법은 첫 번째 접종을 하고, 1개월 내에 두 번째 접종을 하며, 이후 6개월 내지 12개월 후에 세 번째 접종을 시행한다.

예방효과는 거의 100%에 달하여, 예방 접종이 정확히 이행된 경우에는 파상풍은 거의 발생하지 않는 것으로 알려져 있다.

④ 대상포진

대상포진은 일반적으로 수포성 발진을 동반하는 고통스러운 질병으로, 옛날에는 단이라고 불렸다.

대상포진은 이전에 수두바이러스에 감염된 적이 있는 경우 균이 잠복하여 있다가 대상포진으로 발병하는 것으로 알려져 있다. 세계 여러 국가들에서의 역학 연구를 보면 50세 이상 성인 95%는 이전에 수두바이러스에 감염된 적이 있어 대상포진 발병 위험이 있다.

조스타박스 백신은 노인의 대상포진 발생 위험을 51%로 낮춘다. 대상포진을 앓고 나면 약 4%에서 재발하며, 특히 면역력이 떨어진 사람에게서 더 흔히 나타나는데, 포진 후 신경통은 매우 위중한 합병증으로 역시 나이가 들어가면서 심해진다.

 70세 이상의 연령보다는 60~69세 연령층의 대상포진 발생 예방이 보다 효과적인 것으로 나타나고 있으며, 포진 후 신경통의 예방 정도는 70세 이상의 연령층에서 보다 효과적이었다. 즉 대상포진 백신은 고령일수록 대상포진의 발생 예방보다는 질환의 중증도 예방이 더욱 도움이 된다고 할 수 있다.

 대상포진 백신의 적응증은 대상포진 병력과 상관없이 만성 질환자를 포함하여 60세 이상 성인에게 투여하도록 되어 있다. 단, 비용이 비싼 것이 흠이다.

노인에게도 내일이 있다
존엄케어, 4무2탈

초판 1쇄 │ 2015년 6월 23일
초판 2쇄 │ 2019년 3월 25일
발행일 │ 2015년 6월 30일

지은이 │ 손덕현
펴낸곳 │ 북마크
펴낸이 │ 정기국
책임편집 │ 이헌건
디자인 │ 서용석 안수현
관리 │ 안영미

주소 │ 서울특별시 동대문구 왕산로23길 17(제기동) 중앙빌딩 305호
전화 │ (02) 325-3691
팩스 │ (02) 335-3691
홈페이지 │ www.bmark.co.kr
등록 │ 제 303-2005-34호(2005.8.30)

ISBN │ 979-11-85846-15-6 13510
값 │ 15,000원

이 책은 저작권법에 따라 보호를 받는 저작물이므로 무단전재와 무단복제를 금하며,
이 책 내용의 전부 또는 일부를 이용하려면 반드시 저작권자와 북마크의 서면동의를 받아야 합니다.

* **메디마크**는 도서출판 북마크의 **의학전문 브랜드**입니다.